U0069286

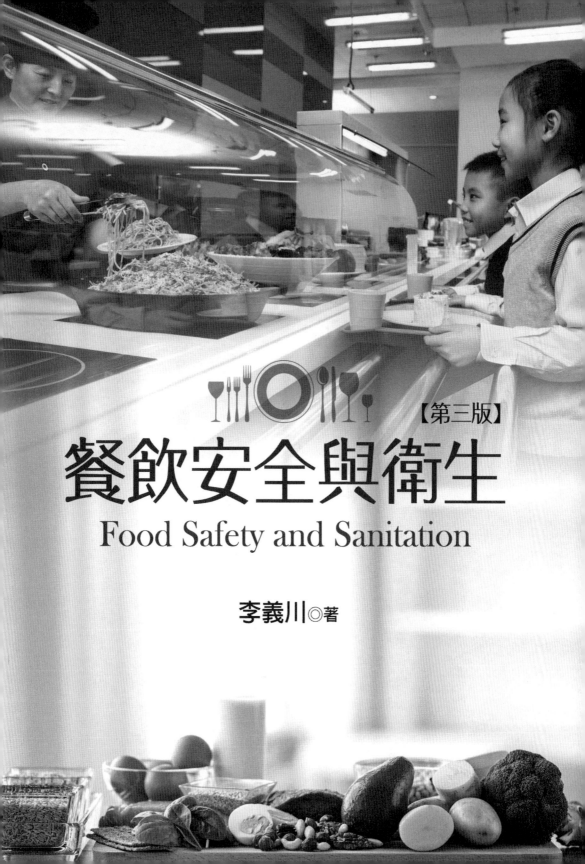

【第三版】

餐飲安全與衛生
Food Safety and Sanitation

李義川◎著

三版序

「春蠶到死絲方盡，蠟炬成灰淚始乾。」這耳熟能詳的名句出自名詩《無題》：「相見時難別亦難，東風無力百花殘。春蠶到死絲方盡，蠟炬成灰淚始乾。曉鏡但愁雲鬢改，夜吟應覺月光寒。蓬萊此去無多路，青鳥殷勤為探看。」作者李商隱，又名李義山；李義山是我的大哥，我是李義川。

過去臺灣人由於物質貧乏，沒有足夠的食物，因此對於餐飲的基本要求是吃的飽；後來社會經濟獲得改善，吃飽已不再是問題，人們因此改變要求吃的好、吃的營養、吃的精緻及吃的有文化內涵；然而，假如說一餐豐盛的滿漢全席，卻要民眾付出食用後上吐下瀉的代價，那恐怕也是沒有人願意嘗試；所以「餐飲安全與衛生」，一直是供應餐飲的基本要求。但是臺灣過去卻持續不斷爆發食安違規案件，讓社會大眾不禁怨嘆起最後都不知道到底該吃什麼才好；而相關管理單位，往往在違規案件發生，除了被民眾痛罵狀況外，往往也只能束手無策；臺灣中下游食品相關業者，則在發生食安危機，面對預防性下架，或處理消費者不理性要求時，常常只能說：「我也是受害者！」。其實食品衛生管理，只要透過確實完善的預防性措施管理，做到讓任何可能「不安全」的食材，無法進入食品供應鏈，就可以確保供應消費者安全食品；講起來雖然很簡單，其中卻都要透過許多管理措施與落實執行程序才能完成。從產地到餐桌的「餐安」，管理之重點在於針對重要但不緊急的餐飲安全與衛生管理措施；成功之道，必須透過平時多花費時間與功夫努力執行重要但不緊急的餐飲安全與衛生管理措施，最後始能產生正面的蝴蝶效應，也才能真正確保民眾食的安全。本書就是在探討餐飲安全與衛生管理措施如何落實執行，以獲得真正的餐飲安全與衛生。

　　筆者過去曾從事食品衛生稽查工作長達十年，也在醫院擔任實際管理膳食時間長達二十多年；面對醫學中心評鑑時經常同時肩負管理組、醫療組與教學組三組負責人，同時還得供應全醫院員工伙食與評鑑委員便當；加上曾擔任國內各學校機構評選工作，及在各大專院校教書的經驗，希望能將上述管理經驗紀錄保存，讓有興趣從事餐飲衛生的人能在基礎理論之外，提供其實務方面之參考。另外，筆者過去在學校擔任講師時，每當要選擇參考書籍供學生使用時，總是需要大費周章，花費許多時間進行參考比較，為的是希望能夠找到理論與實務兼顧，希望在提供理論知識的同時，也能提供實務及故事性的書籍，並期盼選擇的書籍，還能讓讀者因此能夠學習快樂。

　　在撰寫《餐飲安全與衛生》時，因為牽涉諸多理論基礎、法令規章條文與管理等理論，當筆者以前述標準進行檢視時，發現要達到這樣的標準與目標，還真是不容易。撰寫本書實是不容易，因為期間臺灣仍然持續不斷的發生餐安違規案件，導致法規與管理工作不斷配合修改；基於理想與實際總是有所差距，雖經再三努力，但是還需要諸多先進不吝指正，以為改善。編撰過程，非常感謝揚智文化范湘渝編輯的不厭其煩地一次再一次的協助修改，使得本書能順利完成，僅此一併致謝。

李義川　謹誌

前高雄榮民總醫院營養室主任

2006年～2014年

目 錄

Chapter 1

緒論

學習目標

- ■認識食品安全與餐飲衛生的重要性
- ■食品衛生法規對於餐飲安全的保護性

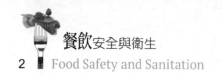
第一節　前言

　　「吃飽了沒？」這句話，過去一直是中國人傳統見面的問候語，也是中國人的大事。過去的人，由於物質貧乏，沒有足夠的食物，是否能夠吃飽是件大事，所以見面時會用詢問：「吃飽了沒？」互相關懷基本需求獲得滿足沒有；而此時愛面子的人為了充面子，表示吃得很好，於是在每天出門之前，會用豬皮將嘴唇塗亮，目的是讓人以為不但有東西吃，而且吃得很好，飲食有肥肉且數量不少，所以嘴巴會呈現出亮亮的油光。

　　然而，隨著社會經濟狀況的改善，吃飽不再是問題，人們改變為吃得好、吃得精緻及吃得有文化內涵；然而，假設食用一餐滿漢全席，需要付出上吐下瀉的代價，那恐怕也是沒有人願意嘗試的。所以，吃得安全成了餐飲的基本要求，今日的餐飲安全與衛生，除了要吃得安全、吃得好之外，更要能吃出健康。

　　二〇一一至二〇一五年臺灣因為持續發生許多重大食安事件，導致民眾食不安心，也讓馬英九政府的滿意度在二〇一五年時掉到最低的16%，雖然民眾的滿意度下跌有諸多因素存在，但也相對看出民眾對食安方面的重視與要求。科學唯一不變的事，就是它會變，而且持續在變；食安事件發生後，民眾才發現過去許多的美食，原來是靠違法添加塑化劑、毒澱粉或違規添加物所獲得。例如全球連鎖的潛艇堡業者所使用的麵包，之所以麵筋具有彈性，竟然是使用塑料發泡劑，是一種用於製作瑜伽墊、橡膠鞋底的偶氮二甲醯胺（俗稱的麵粉改良劑，詳見第六章漂白劑的說明）。

　　現在的健康飲食原則民眾已知是低鹽、低油、低糖及高纖維，過去大家都聚焦於飲食內容要低油飲食，認為如果油脂攝取太多，將導致日後易罹患心血管疾病；然而二〇一六年臺灣新光金控吳東進卻推展與大量購

買天然椰子油，每天用椰子油煎蔥油餅給媽媽食用；因為之前吃了二至三個月後，老人痴呆的媽媽，突然開始會認人；於是吳東進朋友的媽媽，也如法炮製，每餐食用二至三湯匙椰子油後，後來眼神已可以聚焦，證明椰子油可以改善老人癡呆；而糖尿病治療飲食原則，在一九二〇年以前是採用水飲食（water diet），即禁食（NPO），一九二〇年以後則改採用高脂肪的生酮飲食；現在則與正常人健康飲食內容差不多。

以前，科學實驗認為椰子油雖然是天然植物油，但因內容含有太多飽和脂肪酸，將導致高血脂與心血管疾病，而建議避免攝取；但是近期的研究發現，椰子油的飽和脂肪酸，係屬於低、中鏈脂肪酸，因此人體在吸收以後，並不走淋巴系統，也不需要膽酸（汁）乳化；而直接由血管吸收送至肝臟門靜脈（見圖1-1），進入肝臟代謝；而進入肝臟粒線體時，一般的長鏈脂肪酸需要肉鹼（carnitine，見圖1-2）的幫助才可進入，而椰子油的低、中鏈脂肪酸則不需要，可以直接進入粒線體內；而所有脂肪酸一進入粒線體後，都進行 β－氧化作用，分解產生乙醯輔酶A（acetyl-CoA）；而當大量堆積乙醯輔酶A時，則會產生酮體（ketone body）；而酮體是人體目前已知，唯一能夠代替葡萄糖的替代能源。利用人體所產生的酮體，在過去的一百年裏一直持續被用於治療頑固性癲癇，現在則應用於治療許多癌症，主要的治療原理是基於癌細胞只能利用葡萄糖當能量來源，加上癌細胞因為缺乏粒線體酵素，無法使用酮體，因此當提供生酮飲食予癌症患者時，透過葡萄糖的限制供應，大量供應酮體食物的方式（生酮飲食的內容屬於高脂肪、適度蛋白質及低碳水化合物），認為可以讓癌細胞餓死，而正常細胞則靠著供應的酮體繼續存活。

吳東進很早就認定椰子油可以抗失智，後來又發現椰子油可以除斑、減肥，甚至止癢；他每天一早起來，先用椰子油漱口。吳東進表示，椰子油含在口中沒多久，就會化成液體，不但一點都不油，還能抗菌。他發現斷食後，吃椰子油能讓身體製造酮體，可以消耗脂肪幫助減

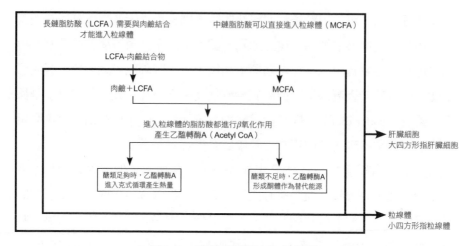

圖1-1　脂肪酸於肝中之代謝

資料來源：修改自美國臨床營養學雜誌（1982）。

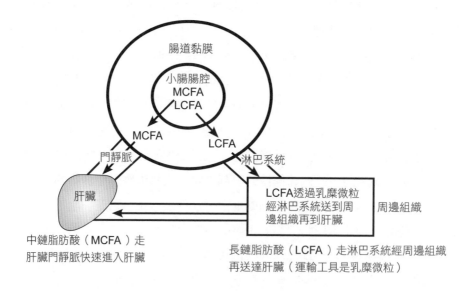

圖1-2　脂肪之消化、吸收及運送

資料來源：修改自美國臨床營養學雜誌（1982）。

肥；而他最得意的，其實是手中的斑因為塗抹椰子油而消失，他認為自己的一隻手臂便是因為常常塗抹椰子油，最後連斑都變不見了。吳東進因此大力向女性同胞推薦椰子油，認為只要經常塗抹，比美白還好用。

經查二〇一五年的研究，椰子油係從椰子果實所衍生，歷來被認為含有高濃度的飽和脂肪酸；然而，因為大多數其他膳食脂肪是屬於長鏈脂肪酸，而椰子油則含有中鏈脂肪酸（MCFA）。MCFA是獨特的，因為很容易被吸收並透過肝臟代謝，轉化成為酮體。酮體是大腦重要的替代能源，可以改善記憶障礙，如對阿茲海默症可能有益，也因此椰子油後來被歸類為高營養的「功能性食品」。此外，在椰子中發現的酚類化合物和激素（細胞分裂素），可協助預防體內澱粉樣蛋白β肽聚集，而可抑制阿茲海默症的發病。此外，二〇一二年Nature期刊刊登一篇與「精製糖」有關的文章指出糖（精製糖）的毒性大，認為糖與酒精同具「成癮可能性」、「毒性」、「對社會之負面性」及「不可避免性」等四項特性，建議飲食攝取應該受到規範。同時指出，糖會誘導許多慢性疾病的發生，並與代謝症狀群有關，包括高血壓、血脂異常及糖尿病等非傳染疾病，並會加速身體老化。而果糖對於肝臟的毒性反應則與酒精類似，例如會引起肝功能不良或胰臟炎等。另外，糖與癌症、認知功能降低也有關；糖也會影響體內荷爾蒙，降低飽足感及進食後的歡愉感，使人因此攝取更多食物，因此建議避免攝取有礙健康之含糖飲料。但同樣也有很多人認為，糖類攝取可以使人心情愉悅、增加食慾。所以，科學唯一不變的事，就是它會變，而且持續在變，而本書的重點在於吃得安全、吃得好，與吃得健康。

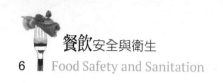
第二節　學習目的、定義與範圍

一、學習目的

　　一般人習慣將吃東西的地方稱為餐廳，此種說法源於法國，稱為 "restaurer"，係指提供營養食物，使人們在吃完東西後可以恢復體力，消費者可在不同餐桌坐下，可從菜單上點餐，並有指定的營業時間。 "restaurer" 原文的意思指的是「讓人恢復體力元氣，供應營養與食物之場所」。一七八九年法國因為發生大革命，導致飲食業同業公會解散，貴族開始逃亡四散，當時留下大批擅於烹調的傭人，再加上各個不同省份的民眾湧入巴黎後，需要解決膳食方面的問題，於是巴黎如雨後春筍般開設了許多餐廳。演變到後來，人們開始以restaurant作為特定場所提供餐食、點心及飲料，讓消費者獲得營養及充分休息，而能恢復體力場所之稱呼。根據近期針對餐飲業之研究顯示，專業人士對於中餐廚師應具備之能力，主要是著重在「食品衛生安全管理」一項，而且注重之程度遠超過其他烹飪學的相關知識，如食物製備能力、菜單設計分析及食物供應管理能力等項目。餐廳供應之食物無論多麼美味可口，如果因為管理疏失，導致其中一個小細節出差錯，造成食品中毒事件發生時，將導致餐廳多年辛苦建立的信譽毀於一旦，除了罰鍰外，負責人甚至還有牢獄之災。因此，餐飲衛生安全與管理工作之重要性實不容輕忽。

　　為什麼要學習食品安全與餐飲衛生這門課程？其目的無非是希望藉由基礎原理的講解，配合實務案例分析與探討方式，將理論落實於實際工作之中，使人人具有稽查人員之能力，進而達到能保護餐飲從業人員健康，及保障消費者用餐之安全，並符合食品安全衛生管理法，及食品良好衛生規範準則等相關法規之要求；而其中最重要的目的，當然是保護消費者及從業人員。

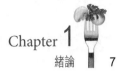
二、定義與範圍

　　有人稱檳榔是臺灣的口香糖，後來因販賣檳榔所衍生的臺灣檳榔西施之名氣更是聲名遠播，甚至傳到國外與對岸大陸，據聞檳榔最早的發源地是在雙冬，早期銷售人員是以中年婦女為主，後來卻改走清涼的少女路線，之後還有加入走唱的卡拉OK、跳豔舞等方式，服裝上則有護士裝、水手服、性感小野貓及學生制服等。二〇一六年吳念真執導綠光劇團舞台劇「人間條件」系列長跑十五年，主角之一鍾欣凌，回憶當年第一次演出《人間條件1》時，還是一個未婚小姐，時隔十五年後已經從未婚、結婚，到生下兩女，號稱史上「最大尺碼檳榔西施」再登台，笑稱是劇組中戲分最少卻最忙碌的演員，除了要挑戰忍胃痛咬牙快速換裝，還要大唱“Let it go”，耍起《冰雪奇緣》裏的艾莎製冰招。而在十五年後，前第一次聽到公司經紀人說：「吳念真要找你演戲。」時，簡直興奮到快飛上天，沒想到一聽到是要求演出「檳榔西施」的角色，以為是開玩笑，還說：「去你的！」但最後還是接下角色，當時認為只要有人敢找、她就敢接。相隔十五年再登台演出「檳榔西施」，鍾欣凌感嘆體力已經大不如前，直言「胖子本來就容易喘」，她說接戲前曾掙扎過，但心想此次不演，以後恐怕再沒機會。而在政府經費短缺的情況之下，滿街的檳榔攤林立，稅捐單位心想如果不加以課稅，豈非失職？於是，許多檳榔業者被要求申請執照與繳稅，然而檳榔業申請執照時，究竟該以什麼名目申請，要歸到哪一類行業呢？有一段時間，檳榔業者是以「食品業」名目提出申請的，為什麼？因為跟食品安全衛生管理法的定義有關。食品安全衛生管理法第三條明定食品是：「係指供人飲食或咀嚼之產品及其原料。」而因為檳榔是供人咀嚼的產品（臺灣口香糖），所以檳榔業者才會以食品業名目提出申請。

　　如上所述，眾多規範在實質意義上實不可不查，否則難免會發生像

下面這樣的小笑話：有一位從城裏來的小姐在第一次參觀農場時，發出驚呼：「天啊！」她指著農場裏的一頭牲畜說：「那頭牛為甚麼沒有角？」農場的農夫一本正經的解釋道：「牛會沒有角，其中有許多原因，有的是發生意外折斷了，有的是我們鋸斷的，有的特別品種則是生來不長角的……至於這頭沒有角的牛，只有一個原因：『牠是一匹馬。』」

食品安全衛生由於涉及許多專業名詞，需要事先明瞭其定義，才不會產生混淆，不然發生指鹿為馬或指馬為牛的笑話可就貽笑大方了；例如「清潔作業區」、「準清潔作業區」及「一般作業區」等，表面上看起來差不多，但是其實質意義則完全不同，需事先注意並加以釐清觀念。以下是食品安全衛生管理法中最常見的專業名詞：

1. 食品：係指供人飲食或咀嚼之產品及其原料。（第三條）
2. 食品添加物：指為食品著色、調味、防腐、漂白、乳化、增加香味、安定品質、促進發酵、增加稠度、強化營養、防止氧化或其他必要目的，加入、接觸於食品之單方或複方物質。複方食品添加物使用之添加物僅限由中央主管機關准用之食品添加物組成，前述准用之單方食品添加物皆應有中央主管機關之准用許可字號。（第三條）
3. 食品器具：「指生產或運銷過程中，直接接觸於食品或食品添加物之器械、工具或器皿。」（第三條）
4. 食品容器、食品包裝：「指與食品或食品添加物直接接觸之容器或包裹物。」（第三條）
5. 食品用洗潔劑：「指使用於消毒或洗滌食品、食品器具、食品容器及食品包裝之物質。」（第三條）
6. 食品業者：指從事食品或食品添加物之製造、加工、調配、包裝、運送、貯存、販賣、輸入、輸出或從事食品器具、食品容器或包

裝、食品用洗潔劑之製造、加工、輸入、輸出或販賣之業者。（第
三條）

7.標示：指於食品、食品添加物、食品用洗潔劑、食品器具、食品容
器或包裝上，記載品名或為說明之文字、圖畫、記號或附加之說明
書。（第三條）

8.營養標示：指於食品容器或包裝上，記載食品之營養成分、含量及
營養宣稱。（第三條）

9.查驗：指查核及檢驗。（第三條）

10.基因改造：指使用基因工程或分子生物技術，將遺傳物質轉移或
轉入活細胞或生物體，產生基因重組現象，使表現具外源基因特
性或使自身特定基因無法表現之相關技術。但不包括傳統育種、
同科物種之細胞及原生質體融合、雜交、誘變、體外受精、體細
胞變異及染色體倍增等技術。（第三條）

11.從業人員、作業場所、設施衛生管理及其品保制度要求：「食品
業者之從業人員、作業場所、設施衛生管理及其品保制度，均應
符合食品之良好衛生規範準則。」（第八條）

此外，關於餐飲衛生安全方面，世界衛生組織（World Health
Organization, WHO）組織法的前言便開宗明義的指出：「享受最高可獲
得之健康水準乃人類之基本權利之一，此權利不分種族、宗教、政治信
仰、政治或社會狀況。」世界衛生組織更指出：

1.清潔：所標示之清潔一詞，係代表餐飲衛生中可能仍含有看不見的
髒污之問題存在。

2.食品衛生：食品衛生係指「由食品種植、收成、加工到被人消費食
用止，為求每一階段都能達成確保食品安全性、完整性與健全性等
而必須採取的一切手段。」

綜合以上,「衛生」係指提供消費者符合安全健康的食物,是「沒有危害健康的物質,創造並維護健康與衛生的環境」。而餐飲衛生安全即是將有益於人體健康的食物材料,在採取必要的措施下,從生產、製造、前處理及製備烹調,一直到被消費者攝取為止的所有階段,為保持未受病媒等污染而採取的一切手段。

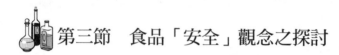

第三節　食品「安全」觀念之探討

一、臺灣過去發生之食品安全案例

(一)狂牛效應

民國九十四年六月,美國再度爆發疑似狂牛症案例,由於臺灣是美國牛肉之消費大國,於是美國牛肉的安全問題,引起臺灣消費者團體的質疑,為了消除臺灣人的疑慮,美國在臺協會臺北辦事處長當時還罕見地出來公開露臉,親自示範大啖美國牛排,並且「掛保證」說:「雖然臺灣媒體非常注意美國牛肉的安全問題,但是美國出口到臺灣的牛肉,『保證百分之百安全!』」。美國駐臺代表雖然信誓旦旦地保證,但隨後美國仍又一次爆發狂牛症。只是事後卻發生一個很有趣的現象——有些民眾因為害怕罹患狂牛症,嚇得不敢碰,也不敢吃美國牛肉,有些人則擔心以後停止進口,將吃不到好吃的美國牛肉,反而衝到賣場逆向操作,大肆蒐購儲存,以免日後沒有美國牛肉可以吃,輿論界則一直質問:「在消費者安全未確保的狀況下,衛生單位到底該不該開放美國牛肉進口?」

(二)回收油事件

民國七十多年時,發生令國人震驚的「餿水油事件」。當時商人為

了賺錢，竟然回收餐廳的餿水，利用油層分離技術，將油再度回收，製成食用油，出售給路邊攤與自助餐廳牟利，後被查獲判刑。此事件發生後，因為實在令人覺得太噁心，使得當時市面上的自助餐廳及路邊攤販的生意一落千丈。

　　類似事件也有發生在民國九十四年六月，苗栗某公司，以低價收購麵筋工廠生產剩餘下來的一般用來餵豬的粉漿廢棄物後，先摻入化學藥物碳酸鈉以中和其酸性，在乾燥研磨成粉後，冒稱是自泰國進口的糯米粉進行高價出售，供應廠商製造米苔目、水晶餃、粉粿及粉圓等民生小吃牟取暴利。

　　二〇一四年，在相隔三十年後臺灣竟然又再度發生餿水油食安事件。這次還包括味王、牛頭牌、台糖及盛香珍等知名大廠也都涉入使用餿水油的名單。其中頂新集團，由於從二〇一三至二〇一四年總共已經出包三次，包括發生油品摻銅葉綠素[1]、味全產品用到餿水油，及以飼料用油混入食用油。於是消基會大力抨擊指出，以頂新集團如此龐大的企業體，但卻無把關能力，而連續三次榜上有名，顯示出業者毫無自省。消基會因此呼籲，消費者在頂新無法證明自身產品安全無虞前，應抵制購買，以給業者最嚴厲的警告。後來頂新劣油風波延燒，除問題產品持續增加外，知名的老品牌「乖乖」產品及味丹四款泡麵等品牌也跟著淪陷。導致全臺的抵制聲浪，消費者串連網路，「滅頂行動」開始延燒，頂新與味全產品受到極大的衝擊，在市場乏人問問，出現滯銷。除此之外，連帶著中國大陸國家質量監督檢驗檢疫總局，也公布暫停臺灣正義公司食用油之進口。

　　二〇一六年六月鑫好企業負責人涉嫌將飼料用油品，賣給頂新集團旗下正義油品後混充食用豬油，再製成知名豬油產品，負責人銷售豬油原

---

[1]是一種食品添加物，最常見的是含鈉／銅的衍生物，也用在替代醫學。銅葉綠素為一種食用色素，稱為天然綠色三號。

油給正義公司,供正義生產食用豬油商品,負責人油品供應商的豬油來源,都來自越南、香港等地,係以飼料用油名義進口,以規避20%進口豬油關稅,同時規避輸入食品及相關產品查驗。主觀有詐欺取財及違反食品安全衛生管理法。臺南地院因此判處六年六個月。同時科罰鑫好企業新臺幣五百萬元,不法所得一千三百四十二萬四千九百三十二元全數沒收,如果全部或部分無法沒收時,將改以鑫好企業的財產抵償。負責人利用不知情的正義員工犯案,將越南進口「飼料用魚油」賣給正義油品,及媒介將「工業用不可食動植物混合油」賣給正義油品,再由正義製成「維力清香油」、「維力香豬油」、「正義香豬油」等一百一十七項知名豬油產品,不法利益高達新臺幣四千五百零六萬九千七百四十一元,臺南地檢署二〇一四年十月三十日依食安法、詐欺罪起訴。

　　至於頂新集團旗下的正義公司涉販售劣油案,高雄地方法院於二〇一六年四月,以正義員工不是故意採購問題油判決全案,導致高雄地檢署不服判決,認為合議庭輕判全案,因此向高等法院高雄分院提出上訴,請求從重量刑。高雄地檢署認為,裕發公司販賣到正義油品,經裕發證實是飼料油,油罐車載運油品到正義,次數至少三十四次,正義人員不可能全然不知。上訴書指出,一九九七年口蹄疫事件後,國內豬油供應量嚴重不足,收受部分油品「攙偽、假冒」不符收油標準的油品,顯然不在乎油品是否可供人食用便加工製造、販賣給消費者,行為明顯「具有不確定故意」,除了違反食品安全衛生管理法,更應該以加重詐欺取財罪,從重量刑。正義劣油案,高雄地方法院依食品安全衛生管理法,分別判處何育仁和胡金忞八個月及四個月的徒刑,可易科罰金,正義公司與四名採購人員則無罪,另依加重詐欺、詐欺及違反食安法等罪,判決供油給正義的裕發公司負責人何吳惠珠五年十個月、仲介油商林明忠四年二個月,並科裕發公司罰金六百萬元。由於判決太輕,輿論譁然,導致民眾又主動開始新一波的進行抵制購買頂新產品活動。由於頂新案判決結果與社會期待落差太

大，連政治人物都呼籲全民持續執行「滅頂計畫」，不要手軟。頂新劣油案判決頂新前董事長魏應充等六人無罪，政壇一片譁然。包括法律人、前副總統均認為此一判決是司法史上最大的恥辱。

正義發生劣油事件後，二〇一六年七月臺灣消保會為五千三百一十五人提出集體訴訟，每人求償九萬元，二〇一六年六月十五日高雄地院一審判決，正義油品應賠償九百三十六萬九千元，此判決僅針對其中的三千一百二十三人判賠每人三千元，另二千一百九十二人則因證據力不足未獲賠償。這是國內首件食品安全集體訴訟求償，臺灣消保會理事長表示，一審結果僅約六成消費者獲賠，賠償金額更只有求償金額的3%，實在令人無法接受，認為修正後的「消保法」免除消費者損害舉證責任，法官卻仍僅判賠精神撫慰金、懲罰性賠償金，未同意賠償健康上的財產損害，吃了劣油雖然當下未有病症，但未來影響難估計，而僅認定正義油品侵害消費者身體權、健康權。

二〇一五年七月因為強冠公司販售黑心油品引發國內食安風暴，重創臺灣美食形象及消費者信心，全案經屏東地方法院近九個月的審理後，以地下油行業者郭烈成及其員工施閔毓，涉嫌收購動物飼料用油、餿水油、皮革油，經過攪拌、烹煮等方式，熬煉成劣質油品後，再供貨給強冠公司牟利，葉文祥、戴啟川二人以每公斤二十六到三十元價格購買後製成「全統香豬油」，再以每公斤四十到五十五元的價格，販售給全臺二百三十五家下游廠商，不法獲利超過三千八百萬元。此外，強冠公司並涉嫌從香港進口工業用豬油，混在食用油販售，引發一連串食安風暴，造成社會人心動盪，屏東地檢署將葉文祥、郭烈成、戴啟川、施閔毓等四人，依違反食品安全衛生管理法，並涉嫌對二百三十五家廠商詐欺，請求法官採一罪一罰從重量刑。合議庭判決，葉文祥及戴啟川違反食安法及涉及加重詐欺罪，其中食安法部分共有一百七十三家受害廠商提告，二人共犯一百七十三罪，合併應執行有期徒刑二十年，其中五年得易科罰金，

十五年不得易科罰金，郭烈成犯食安法、加重詐欺及槍砲罪，合併應執行十二年有期徒刑，併科罰金五萬元，施閔毅違反食安法及加重詐欺罪，判刑八年，強冠公司違反食安法，判罰五千萬元。

(三)毒澱粉

二〇一三年五月，臺灣爆發「毒澱粉順丁烯二酸」事件。由於毒澱粉會傷害人體腎臟，因此有人質疑過去臺灣擁有洗腎王國的不名譽封號，洗腎人口曾是全世界第一名，便是由於「毒澱粉」的殘害。

學者懷疑，國人過去肝腎疾病及癌症發生率居高不下，係因為長期食用毒澱粉等不安全食品所造成。順丁烯二酸係用在工業方面的黏著劑、樹脂原料與殺蟲劑之穩定劑，或當作潤滑油之保存劑。美國食品藥物管理局明令順丁烯二酸不得添加於食品中。由於臺灣許多主食類米製品、粉製品、魚漿製品、芋圓、粉圓、黑輪、粄條及涼肉圓，甚至有些麵粉製品，為了增加食品的口感，往往都會使用修飾澱粉，以期能夠增加製品的口感及美味。而毒澱粉造成病變的症狀，包括發生糖尿、蛋白尿及無法排除體內的有毒酸性物質，長期下來就可能導致慢性腎病變與增加終生洗腎風險。學者認為，許多人進行血液檢驗結果雖然正常，尿液卻檢出糖分，可能就是因為毒澱粉，導致近端腎小管發生損傷所造成的結果。

二〇一三年五月的毒澱粉案於二〇一五年七月經臺南地院一審判決，其中茂利公司負責人被判二年十個月徒刑，下游廠商仙知味食品公司，向彰化地院提出民事求償，院方判決，茂利必須付給仙知味一百三十萬餘元的賠償金。仙知味公司自民國一〇二年一至七月間持續向茂利公司購買，不料這兩種產品，均被檢出未經核准使用的順丁烯二酸，導致仙知味所生產的「茂中清」粉等產，也被驗出順丁烯二酸。事發後，仙知味公司因信任茂利所提具之抬頭為「利洲實業有限公司」的合格報告，仍繼續銷售商品，事後才發現被告所提供的衛生檢驗合格證明竟是惡意張冠李

戴，導致仙知味遭受蒙蔽，無法及時處理，損害一直擴大，總損失金額為一百四十一萬六千多元。由於仙知味向茂利購買的產品頗多，且之前已有部分退貨，經法院精算後，茂利應返還一百三十萬二千餘元給仙知味。

(四)黃麴毒素

民國七十七年，國內有某大宗原物料進口業者，緊急採購泰國玉米四萬九千噸，因被檢出含有黃麴毒素量過高，被經濟部封存凍結九天。經過經濟部邀集有關機關及學界人士開會討論，本來決定把這批玉米，利用與含毒較低的美國玉米混合，來稀釋前者的毒素含量方式處理，專供飼料使用，不作為人類食用，消息經過媒體發布之後，舉國譁然。有人甚至指出，此乃「恐怖的決策」，因為飼養後的動物，日後還是會供人類食用。在強大的輿論與民意壓力之下，經濟部才改變初衷，再度邀集相關單位開會研商，最後決定將這批問題玉米移作工業澱粉之用，才紓解民眾的恐慌。

黃麴毒素是惡名昭彰的致癌劑（詳見第四章第四節），只要一點點的量就有可能導致人體罹患肝癌。會產生黃麴毒素的黴菌，多半存在於玉米、花生及穀類等食品。由國人十大死亡原因發現，癌症一直高居榜首，而國人罹患肝癌比率也一直偏高，所以黃麴毒素對國人健康威脅的陰影，事實上存在已久，許多人在食用花生及其製品時，均缺乏安全感，也因此有些人甚至不敢吃花生或其製品。

(五)口蹄疫事件

民國八十六年臺灣爆發豬隻口蹄疫事件。口蹄疫是二蹄類動物的傳染病，由致病的病毒（virus）引起，由於並不是人畜的共同疾病，人類並不會因為吃了豬肉而受到感染，吃了有病的豬肉也不會生病。口蹄疫之後，臺灣各地一直傳聞有不肖商人，宰殺病死豬流入市場圖利。民國

九十四年五月屏東市發生某知名肉粽店，因不知情購買了病死豬豬肉作為肉粽內餡原料，被查獲時正逢端午節，致商譽大受損傷，生意比往年端午節掉了約七、八成，還被退貨約達新臺幣百萬元。

(六)農藥殘留

民國七十六年刑事局抽驗蔬菜，發現蔬菜、水果中有殘留農藥的問題，有些種菜的農民不敢吃自己種來銷售販賣的菜，自己要吃的，一定必須另外闢墾一區單獨耕種，特點是表面有蟲咬的，因為沒有放農藥。

(七)塑化劑

二〇一一年五月，臺灣衛生福利部查獲全球首件業者在飲料食品中違法添加有毒塑化劑DEHP（鄰苯二甲酸二酯）事件。臺灣最大的起雲劑製作供應公司為了降低生產成本，持續三十年來一直使用被列為第四類有毒物質的工業塑化劑，用來代替棕櫚油生產起雲劑，其下游至少供應四十五家飲料與乳品製造商，其中甚至包括生產健康食品的生物食品科技公司與藥廠。總計上萬噸的違法起雲劑，後來被製成濃縮果粉、果汁、果漿及優酪粉等五十多種食物香料，當時預估臺灣約有三分之的一市場，都遭到違法添加物所污染，其中也包括多家知名飲料與食品廠商產品均涉入在內。

常用的塑化劑DEHP被歸類為疑似環境荷爾蒙，具有雌激素與抗雄激素生物活性，因此會造成人體內分泌失調，阻礙影響生物體的生殖機能，包括造成降低生殖率、流產、天生缺陷、異常的精子數及睪丸損害，還可能因此引發惡性腫瘤或導致產下畸形兒。而綠色和平二〇一六年七月舉行記者會表示，經查塑膠污染已經擴散到民眾常吃的魚貝類和甲殼類海鮮中，累積在海鮮裏的塑膠含有塑化劑、雙酚A、壬基酚及多氯聯苯（PCBs）、多環芳香烴（PAHs）等有毒物質。根據國外統計，塑膠占全

體海洋垃圾的六到八成，每年約有八百萬噸的塑膠流入海中，這些塑膠風化後會變成「微塑膠」釋放有毒物質，被浮游生物、貝類誤食進入魚體和人類的食物鏈中。國外研究發現，英吉利海峽拖網船的漁獲樣本中，有36.5%的魚體內含塑膠，一百二十一種來自地中海中部的魚類，發現18.2%的旗魚、大西洋黑鮪和長鰭鮪，含有塑膠碎片。另外，挪威龍蝦、淡菜、紫殼菜蛤、大西洋的牡蠣等，也都曾被驗出含有微塑膠。海洋污染嚴重，人類塑膠製品用得過多，這些東西最後確實可能會因為食物鏈而影響到人類。

塑化劑也稱為增塑劑或可塑劑，屬於一種增加材料柔軟性或材料液化之添加物，添加的對象包括塑膠、混凝土、乾壁材料、水泥及石膏等，也是化妝品中最常見的防腐劑之一（Wang et al., 2013）。種類多達百餘種，但最普遍是一群稱為鄰苯二甲酸酯類（DEHP）的化合物。添加塑化劑以後，將可使成品擁有各種軟硬度與光澤；而塑膠當材質愈軟時，所需添加塑化劑的數量就會愈多，毒害也就更深。

(八)瘦肉精

二〇一三年臺灣著名王品集團旗下品牌「原燒」，經桃園縣衛生局檢出，原味燒肉所使用的美國菲力牛肉，其中含有規定不得檢出的瘦肉精「齊派特羅」（Zilpaterol）劑量達0.5ppb。瘦肉精又稱為瘦體素，是屬於用來增進家畜增長瘦肉的乙型交感神經受體劑（β adrenergic agonist），簡稱「受體素」，臺灣早期稱為「健健美」。

肉品的瘦肉精種類可多達二十餘種，其中經常被使用的有七種，以培林（ractopamine，萊克多巴胺）對於人體健康風險的危害最低，因此臺灣政府後來同意在「動物用藥殘留標準」中予以增列培林，但是其他瘦肉精則仍禁用。動物食用瘦肉精後，將可有效提升肌肉蛋白質的形成，並降低其中脂肪的堆積，因此不但可以讓豬隻體型健美，肉質食用時也比較不

會有油膩感覺。但是，瘦肉精攝取過量卻有可能導致急性中毒的發生，症狀包括心悸、四肢肌肉顫抖、頭暈及心跳過速，若碰上罹患交感神經功能亢進患者，例如罹患冠心病與甲狀腺機能亢進患者，將更容易發生以上不適的症狀（美國牛肉瘦肉精請參考第五章第四節）。

二〇一一年臺灣市場的美國牛肉突然供應大量減少，因為約近2%的牛肉陸續被檢出含有瘦肉精，而被海關拒絕輸入（在這之前是因為政府沒有進行檢驗，而非產品合格），卻因此導致臺灣與美國貿易發生緊張關係，甚至臺美貿易暨投資架構協定（TIFA）會議也因此宣告停擺。瘦肉精在二〇一二年一變成為國際政治問題，而非單純的食品衛生安全案件。最後因為國際食品法典委員會（由聯合國糧農組織與世界衛生組織共同設立，制訂食品法典標準，供所屬一百八十五個會員國參考，以避免某些國家以單獨標準作為貿易壁壘手段）同意動物用藥萊克多巴胺，可以作為動物用藥並訂定建議量，其中包括美國、加拿大、香港等二十六個國家及地區，已經允許培林作為飼料添加物，並訂有殘留限量（Maximum Residual Limit，MRL值），臺灣於是援照標準使用，添加於牛肉的瘦肉精事件因而獲得解套。

(九)其他

二〇一四年還發生鼎王假鴨血、以康寶雞湯塊當湯底、大陸茶冒充頂級茶等事件。二〇一四年一月，臺北市衛生局稽查餐廳鴨血等原料，結果發現全部鴨血都混有雞血等成分，其中也包括知名餐廳鼎王；二月，鼎王接著被爆使用大骨粉調湯頭，而非該餐廳過去一直強調的天然湯頭，後來鼎王承認的確有使用康寶雞湯塊進行提味；之後稽查其湯底所宣傳添加的三十二種中藥，結果發現只有十幾種。另外，鼎王旗下「囍壺人間茶館」，又遭到臺北市政府衛生局抽驗頂級綠茶，驗出其中含有殺蟲劑芬普尼殘留量超標高達三倍，而後陸續經南投縣政府衛生局，追查確認該批問

題綠茶，其實是自越南進口，根本並非其所標榜的臺灣國產茶葉。之後又發現鼎王集團賺取暴利的「無老肉」其實只是來自高雄的冷凍豬肉；而販售咖啡標榜在臺灣生產，結果卻發現是進口咖啡豆。三月，鼎王餐飲集團旗下一直大肆廣告的「鹽選燒肉」，過去宣傳係斥資千萬打造的製鹽工廠，並且必須經過繁複工法，加入法國松露始能製成的招牌「鹽之鑽」，結果遭到壹週刊踢爆也都是假的，經過臺中市政府衛生局追查，竟然是出自一家幽靈工廠所生產。之後鼎王餐飲集團再遭爆料，旗下各地分店都有違建，經過都發局、經發局和衛生局等聯合稽查小組連續查緝，發現都違規使用與變造建築結構，後鼎王竹北店被當地縣府列為優先拆除之對象。

　　二○一三年發生假麵包、混米及假橄欖油。知名連鎖麵包店「胖達人」，經網友踢爆產品係添加人工香精，與標榜天然不符，涉嫌廣告不實；開始揭開臺灣二○一三年一連串食品安全風暴之序幕；之後臺灣包裝米市占率第三大的山水米，經消費者自行送驗，發現產品係以進口劣質米假冒臺灣米；而過去擁有三十六年歷史、市占率逾一成的臺灣老牌「大統」食用油品公司，二○一三年十月爆發使用香精及各式添加物，調和混充成橄欖油販售，外觀標示「百分之百特級橄欖油」，結果不但是使用廉價葵花油及棉籽油混充，甚至為了讓色澤能夠好看，還額外添加銅葉綠素添加物，混充橄欖油，且其所製造生產的十五款花生風味調理油，裏面其實都沒有任何花生，完全是藉由添加香精所調製。所以，當時的媒體與網路戲稱臺灣的橄欖油沒有橄欖、花生油沒有花生、芝麻油沒有芝麻；大都是使用香料與添加物所混和調製而成。

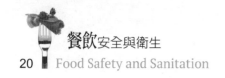

二、其他食品安全案例

(一)黑心素食

二○○四年六月臺北市關懷生命協會於臺北市虎林街及吳興街市場，採購送檢二十一種傳統市售加工素料食品，經衛生福利部藥物食品檢驗署檢驗，發現其中十五種攙雜有動物肉品成分，超過送檢種類的70%（71.42%）。之後繼續抽檢市售素料，發現部分素料也添加有動物成分。十年後，二○一四年臺北市衛生局素食抽驗結果公布，二十六件中有八件不符合規定（31%違規），違規情節較十年前減少約一半；其中五件檢出動物性成分（占19%），知名的鈺善閣、寬心園、長春素食、蓮香齋、富田素食日本料理均中標，分別檢出素肉中含有雞、牛及魚等成分。

(二)黑心澱粉、糯米粉

二○○五年臺北市岡泉食品公司將原本用作餵豬的下腳料予以加工除臭，製成澱粉或者糯米粉後，冒稱是泰國進口的糯米粉，之後高價出售給食品加工業者。

(三)孔雀綠石斑魚事件

二○○五年經政府部門嚴格檢驗認證合格的石斑魚，被檢測出含有還原性孔雀石綠殘留。負責認證的臺灣養殖魚產運銷合作社，在檢驗養殖場一至兩池養殖池後，就會先發給認證標章，但是後來養殖業者魚目混珠，利用沒有全部檢查的漏洞，將沒有經過查驗的石斑魚，予以貼上合格的認證標章，再與合格魚貨一同出貨，而導致石斑魚被抽查到殘留孔雀綠。

二○一五年十月桃園明泉公司余姓負責人，把含有孔雀綠的回收毒鰻魚，私自加工販售，檢察官依違反食品安全衛生管理法起訴。余姓男子二○一五年二月初，接受屏東一家水產公司委託，提供三千公斤、價值

三百萬元的活鰻，準備製成蒲燒鰻外銷；余氏於是透過中間人，向雲林縣謝姓養殖業者購買活鰻供應。由於這批蒲燒鰻計畫要外銷日本，水產公司進行自主管理檢驗出活鰻含有孔雀綠及還原型孔雀綠等兩種禁藥，而將半成品和成品退還給明泉公司。余氏因為不甘損失，把回收的蒲燒鰻成品和半成品，貯藏於公司的冷凍庫內，要求不知情員工混雜其他鰻魚片製成「蒲燒鰻魚片」，販售給不知情業者。

二〇一六年衛福部食安稽查抽驗結果，市售水產六十件水產品中，有九件驗出違規使用動物用藥（15%），已知產品流入大潤發、家樂福和部分小吃攤。九件不合格水產品，包含四隻金錢仔、四隻鱉、一隻大閘蟹。四隻金錢仔，被驗出已禁用的還原型孔雀綠；四隻鱉則被驗出含不得使用於鱉身的廣效型殺菌劑、抗生素等；大閘蟹中則被驗出含已禁用硝基呋喃代謝物AOZ。

(四)豬飼料酵母粉

二〇〇六年台糖用製作豬飼料酵母粉當食品賣了十三年，後被臺南檢調發現，台糖將使用的動物用酵母粉當做正常酵母粉，予以製作成健素、香健素及健素糖。

(五)工業用防腐劑福馬林

二〇〇九年五月雲林縣水林鄉一間農產加工廠製作的菜脯蘿蔔乾，被驗出添加了禁用的工業用防腐劑甲醛「福馬林」，且經查至少已違法添加「福馬林」三年以上，年產量約十三萬公斤。

(六)毒茶葉

二〇〇九年十一月基於外界過去一直盛傳臺北故宮販賣有毒茶葉，臺北市衛生局於是進行抽驗，後於故宮所販售的茶葉中發現，烏龍茶被檢

出含有殘留農藥氟芬隆及愛殺松。氟芬隆具有致癌性；而長期接觸愛殺松，則可能造成神經病變。

　　二〇一六年六月衛福部統計近三年（二〇一三至二〇一六年第一季）二萬一千三百七十九批、約九萬八千五百二十三公噸的進口茶葉的抽驗結果，公布的農藥殘留超標的不合格率達3.76%，不合格的前三名國家則分別為印度、日本及越南。以印度來講不合格率是8.1%左右，日本的不合格率是7.7%左右，越南的不合格率是4.6%。日本進口的綠茶無論在不合格件數及不合格比率方面都排名第二，結果頗令國人意外。經查係因為臺灣對農藥「賽果培」的殘留標準，訂得比日本嚴，因此造成日本輸臺綠茶，比較容易出現不合格的情形。

(七)戴奧辛鴨事件

　　繼二〇〇五年發生有毒戴奧辛鴨蛋事件之後，高雄縣在二〇〇九年十一月又發現有養鴨場遭到「世紀之毒」戴奧辛（dioxins）的污染，當時的立委質疑在近四年來可能有十萬隻毒鴨已經流入市場。

(八)工業用鹽充當食用鹽

　　二〇〇九年十一月十八日經查獲有上萬公斤致癌的工業用鹽充當食用鹽流入市場。廠商以致癌的工業用鹽混充食用鹽販售，當時估計有數萬包、上萬公斤，以透過大賣場銷售方式而流入市面。

(九)過期奶粉

　　二〇一二年八月查獲台紐乳品臺灣分公司將蓋有「非供人食用」的過期奶粉，轉賣予號稱連續五年獲食品金牌獎的冠欣食品，以及不知情的清涼食品與亞世佳食品公司，再陸續製成羊、牛奶、調味乳及兒童奶粉，賣到全國各地的早餐店等供人食用，當時估計約有十公噸黑心奶粉已流入市面。

三、安全與數量之相對觀念

在探討國人的「安全」觀念之後，對於有關食品安全衛生，首先有一個觀念需要建立，就是這個世界上，根本沒有所謂絕對、百分百安全的食物！有人說：「藥即是毒！」，其實食品也是「毒」！安全與否，端視食物的「量」與消費者的年齡、性別、體重、健康及營養等狀況而定。

舉個簡易的例子來說，鹽是烹調過程中重要的調味料，缺乏鹽將使得食物難以入嚥，而一下子吃下大量的鹽，對於身體健康也會產生重大問題，長期過量食用，也會造成高血壓，甚至癌症等問題。

再舉一例，蛋白質是建構身體組織的主要成分，因此許多媽媽為了自己的小孩子能夠提早比別的小孩「長成大樹」並贏在起跑點，經常在自己孩子還是嬰兒時，自作聰明花大錢，購買所謂高蛋白質食物，添加於食物之中，希望自己的小孩，比別人多攝取一些蛋白質，可以快快長成大樹。卻不知道嬰兒的腎臟因為發育不完全，驟然給予大量蛋白質，不但不能使自己的小孩贏在起跑點，很有可能還沒起跑，就因為腎臟負荷過重身體被搞壞（日後或許需要洗腎），反而有停在起跑點，甚至因此被迫退出人生競賽的可能。

因此，任何食物或食材的過量攝取都不是件好事。而餐飲從業人員的第一項使命，就是將安全的食物送給顧客！雖然有上述諸多的不安全訊息，透露出我們周遭似乎都沒有安全的食物，但也不用過於悲觀，因為還是有許多有責任的生產者與企業，不停地努力產製安全食品，雖然販賣之單價比較高，但卻值得餐飲人員大量採用，以為鼓勵，讓產製好的、安全的生產者，能生存延續下去，否則日後我們真的沒有安全的東西可以吃了。當然，消費者也應該建立健康的飲食觀，大家一齊努力，以讓餐飲衛生安全又健康。

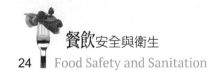
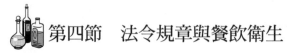

第四節　法令規章與餐飲衛生

一、餐飲安全與衛生之保障

食品衛生法令規章，是用來保護消費者與從業人員的，其法令規章之訂定則是透過過去發生的案例與經驗，經過分析原因後找出對策，進而利用法令規章的規範來予以落實，以保證從業人員切實執行時可以達到上述保護之目的。

食安探討　「傷寒瑪麗」（Typhoid Mary）

瑪麗‧梅隆（Mary Mallon）為愛爾蘭裔，於一八八三年獨自移民至美國，瑪麗是一名廚房工作人員，也是美國第一位被發現的傷寒健康帶原者。一九〇七年紐約市衛生官員以造成公共健康危險的罪名將她逮捕，並從此將她叫做「傷寒瑪麗」。

瑪麗是一名廚師，由於她是一名健康的帶原者，經過其處理過的食材至少造成五十三人感染、三人死亡，因而遭到逮捕，但她堅決否認這項事實，也拒絕停止下廚。調查人員發現，她透過烹飪工作，無意中將傷寒疾病傳染給食用者，事發後她被關閉在一個小島上。三年之後，官員決定釋放她，條件是她不能再為別人做飯；但是在十五年，她被稽查發現在一家婦科醫院的廚房裏面工作，更不幸的是，在那裏又再度爆發傷寒。這一次，她被送到一個島上監禁，度過在那之後的一生歲月，最後於隔離期間去世。

　　為了避免類似「傷寒瑪麗」個案再度發生無法可管，世界各國都會訂定相關法令規章加以管理，例如「食品良好衛生規範準則」（附錄三）附表二與「食品業者良好衛生管理基準」第二條中規定：「新進從業人員應先經衛生醫療機構檢查合格後，始得聘僱。僱用後每年應主動辦理健康檢查乙次。食品從業人員經醫師診斷罹患或感染 A 型肝炎、手部皮膚病、出疹、膿瘡、外傷、結核病、傷寒或其他可能造成食品污染之疾病，其罹患或感染期間，應主動告知現場負責人，不得從事與食品接觸之工作。」目的在保障基本的餐飲衛生安全。此即透過法令規章，以確保執行後能保護消費者與從業人員之衛生安全。

二、餐飲安全與衛生之基本概念

　　相信大部分的人一定有聽過著名的「混沌理論」。一九七二年，美國氣象學家羅倫茲提出「蝴蝶效應」一詞，指出一件表面上看來非常微小而毫無關聯的事情，在不可測的混沌中將扮演著深具影響的關鍵性角色，並招來巨大的改變。餐飲衛生與安全最基本的概念，簡單地說就是透過一切必要的措施，來產生正面的蝴蝶效應，以防止任何危害的產生；換句話說，也就是將所有會導致餐飲不安全原因的負面蝴蝶效應，透過分析彙整後，進行排除或管理監控的工作，以達到預防之目的。

　　下面是一小則有關蝴蝶效應的故事：

　　　「話說臺灣數十年前，有一位數學資優生，我們暫且叫他阿拉丁，他背負著親朋好友的期盼，遠渡重洋赴美，進一步求學深造，期日後學成歸國光宗耀祖。抵達美國之後，阿拉丁經過多方探聽，發現有一位氣象學大師勞倫斯先生，頗負盛名，學有專精，因此阿拉丁打定主意，決定投入勞倫斯大師門下，期盼勞倫斯能擔任其指導教授。

　　雙方見面時，大師出題考試：『最近襲擊臺灣的瘋馬颱風，其形成原因根據我的研究，是因為在菲律賓群島上方，有一隻蝴蝶扇動其翅膀所造成的，請問你相信不相信？』

　　一隻蝴蝶扇動翅膀，會產生強烈瘋馬颱風，哪有可能？再笨的人都知道，這是不可能的事情。『當然不相信！』阿拉丁斷然回答。

　　大師馬上說：『這裏有一扇門，你可以從此門出去！』

　　勞倫斯大師下達逐客令，阿拉丁不明白為什麼？但大師卻覺得，你既然不相信我的理論，為什麼還要來找我當指導老師。

　　此時阿拉丁的手掌開始冒汗，腳底發麻，心裏想起遠赴重洋拜師求學的目的，深覺不能就此作罷，古時韓信都能忍跨下之辱，我阿拉丁雖非大將軍，但也算是臺灣的菁英分子，所謂『識時務者為俊傑』，想到這裏，心中了然，脫口而出：『我相信！』阿拉丁說出之後如釋重負。

　　此時只見大師不疾不徐，問他：『你為什麼相信？』

　　阿拉丁心想我怎麼會知道為什麼蝴蝶扇動翅膀會產生颱風？這個教授真不識相！難道看不出來，我只是為了討好他，才如此回答的！阿拉丁頭皮發麻，想了半天仍是沒有答案，只得默然以對，希望以不變應萬變，結果大師還是讓他自那扇門走出去，阿拉丁只得黯然走出去。 阿拉丁回去後，發揮臺灣人苦幹實幹的精神，到圖書館認真找資料，努力去瞭解大師的研究理論基礎與背景。之後，終於阿拉丁肯定的喊出了：『我相信！』

　　『我真的相信，一隻蝴蝶持續扇動翅膀，會產生強烈且有巨大破壞威力的瘋馬颱風！』」

　　為什麼故事中的男主角會相信這樣的理論？雖然這只是一則有趣的故事，但「一隻蝴蝶持續扇動翅膀，會產生強烈且有巨大破壞威力」這樣的說法你可相信，但如果這樣的情景套在網友串聯上，反而會讓人覺得心驚，驚訝於所造成的破壞力會有多大，讀者可以參考筆者所列的**表1-1**的假設公式與結果，來瞭解一件表面上看起來非常微小而毫無關連的事情，為何足以產生難以估算的數值，從而引發巨大而不可預期的後果。

　　由**表1-1**蝴蝶效應說明之假設公式中，以初值一‧○○○○○○一來看，其數值實在很小，一如蝴蝶的翅膀扇動下所產生的影響力般，微乎其微；然而當蝴蝶的翅膀，繼續扇動第二次、第三次，乃至第十次，產生的數值仍然很微小，也沒有太大之影響，但是只要蝴蝶的翅膀持續扇動不停，當其產生的數值超過二時（見第二十三次產生值），如果再持續扇動，將產生難以估算的數值（見第二十九次產生值），也代表著將產生類似颶風般的毀滅性結果。這就是著名的「混沌理論」，在一九七二年由美國氣象學家羅倫茲（Lorenz）提出的「蝴蝶效應」（The Butterfly Effect），指出一件表面上看來非常微小而毫無關連的事情，在不可測的混沌中，將扮演深具影響的關鍵角色，並招引巨大的改變。

　　混沌理論是指出在混沌系統中，一開始初始條件的微小變化，可能將造成後續產生劇烈且巨大的改變。此理論最為人所知的論述之一，即氣象大師羅倫茲的蝴蝶效應：「一隻蝴蝶在巴西持續輕拍翅膀，可能會引起一連串大氣擾動，最後導致在美國德州發生龍捲風。」羅倫茲發現，混沌理論被發現的過程其實就屬於一種「混沌現象」。一九六一年的冬天，羅倫茲以電腦作天氣模擬，在進行第二次運算時，為了省事，便從上一次模擬的中段開始，輸入第一次模擬結果所列印出來的數據，讓電腦繼續運算。差別在於，第一次的電腦運算結果，列印只顯示到小數點後三位的○‧五○六，而非完整的小數點後六位：○‧五○六一二七數字。而這個遠小於千分之一的差異，竟然造成第二次的模擬結果和第一次完全

表1-1　蝴蝶效應說明之假設公式與結果

假設公式	$Y_{n+1} = Y_n^2$
初值	$Y_0 = 1.0000001$
第1次產生值	1.0000002
第2次產生值	1.0000004
第3次產生值	1.0000008
第4次產生值	1.0000016
第5次產生值	1.0000032
第6次產生值	1.0000064
第7次產生值	1.0000128
第8次產生值	1.0000256
第9次產生值	1.000051201
第10次產生值	1.000102405
第11次產生值	1.000204821
第12次產生值	1.000409684
第13次產生值	1.000819536
第14次產生值	1.001639743
第15次產生值	1.003282174
第16次產生值	1.006575121
第17次產生值	1.013193475
第18次產生值	1.026561018
第19次產生值	1.053827524
第20次產生值	1.110552451
第21次產生值	1.233326746
第22次產生值	1.521094862
第23次產生值	2.313729578
第24次產生值	5
第25次產生值	29
第26次產生值	821
第27次產生值	674,530
第28次產生值	454,991,362,408
第29次產生值	207,017,139,865,568,000,000,000

不同。羅倫茲從這個驚人的結果中發現，想要準確預測天氣，只是屬於人類的幻想。後來他把這個發現寫成研究論文，於一九六三年出版，並於一九七二年提出了「蝴蝶效應」這個著名的名詞。

　　這個故事說明了，餐飲從業人員必須牢記，任何會導致餐飲不安全的因子，切忌勿因事小而予以輕忽，小小的一個輕忽往往產生輕則致病、毀損商譽，重則導致人命喪失、企業瓦解的嚴重後果。知名的食品業者頂新集團便是最好的例子。

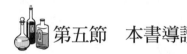 第五節　本書導讀

　　本書的第二、三章介紹基礎微生物。微生物有好也有壞，除了細菌、黴菌與酵母菌等微生物之基本介紹外，也會提及微生物對人類的貢獻，進而讓讀者瞭解微生物的優點與危險，特別是細菌與黴菌食品中毒菌。第三章食品腐敗將介紹食品腐敗的原因與過程，與如何防止食物腐敗的方法；希望藉由瞭解微生物特性後，能夠將其對餐飲衛生安全之破壞性減至最低。

　　食物腐敗係指食物經過採收、製造或儲存的過程，因為環境變化、酵素作用及微生物繁殖等作用而發生分解，當失去商品價值及可利用性時，稱為腐敗。微生物在現實生活，可以幫助人類釀酒及製醋，與供應特殊風味的乾酪、優酪乳與臭豆腐等；使用醋酸菌可以產醋及製成健康食品；而食物因為微生物污染滋生而導致腐敗、變味，以致不能食用時，可能還會產生毒素，造成食品中毒。

　　瑞典的國寶，除了Volvo（富豪汽車）和Ikea（宜家家居）之外，還有一項Surstromming，就是瑞典傳統美食醃鯡魚罐頭；這號稱天下第一臭的瑞典鯡魚罐頭 "Surstromming" 氣味雖然是奇臭無比，連冰島沙封鯊魚

都不是其對手，網路更將此食物予以稱為「最難以想像的最臭食物」，但是卻是屬於瑞典人的美食。有趣的是，多家國際航空公司在二○○六年時，以「可能發生爆炸」為由，把鯡魚罐頭列為與鞋子炸彈同級的危險物品，禁止帶上飛機。當然這只是食材本身具有的風味，食物唯有在其失去商品價值及可利用性時，才會稱為腐敗；而一般所謂的腐敗菌，除了致病菌造成腐敗致病以外，其實很多狀況，只是目前人們尚未發現其可利用價值，而將之稱為腐敗菌；例如病原菌肉毒桿菌產生的毒素雖然會讓人致死，但是如果應用在醫學美容方面，一公克的肉毒桿菌毒素，卻可製造出三千三百三十三億元的產值。目前的工業技術方面已經常應用微生物來生產許多可以提供人類使（食）用的代謝產物，其中包括抗生素、酵素、有機酸、生物農藥或污水淨化處理等。更別說人類過去利用微生物進行發酵的長久歷史，例如製造產生優酪乳、酒類、醬油、醋及麵包；應用於健康食品方面，則可以製造出冬蟲夏草、靈芝、香菇綠藻與乳酸菌等等諸多產品。

在一般人的食品安全觀念中，對於食品中毒多半以為是細菌所造成，其實造成食品中毒的原因，除了細菌以外，尚還包括有黴菌、酵母菌、毒菇及河豚等等。在第四、五章中，探討病原性與細菌性食物中毒，除可瞭解導致病原性與細菌性食品中毒之菌種外，也將學習如何避免病原性與細菌性食品中毒之方法。病原性與細菌以外之食物中毒則提及天然毒素、化學物質（重金屬）類過敏食品中毒與寄生蟲等非病原性與細菌性所造成的食物中毒。

第六章食品添加物，介紹合法與有害食品添加物，及食品添加物之合法使用範圍與用量標準。國人對於添加物，總以為有毒或有害健康，其實不然，違法添加物當然有害人體健康，合法添加物則在規定用量以內使用則是安全的，要注意的是，要避免錯誤使用範圍及使用量方面要符合規範用量。

　　第七章清潔消毒與殺菌，介紹有效殺菌方式與食品清潔劑使用注意事項；所謂殺菌方式百百種，但是重點是到底有沒有達到「有效」殺菌；目前許多新科技的殺菌方式，包括高壓加工技術、臭氧、光觸媒、超音波及奈米銀等，均將有所介紹與說明。

　　第八章餐具的清洗管理中，除了對於餐具清洗與管理進行說明外，更有餐具清洗效果之簡易檢查介紹，以確定餐具之清洗效果。

　　第九章餐飲從業人員衛生管理，針對餐飲從業人員個人衛生與個人衛生稽查管理方面進行探討。除了基本規定外，日後如何進行稽查與管理也是重點，以確保員工能遵守所制定之工作準則與衛生規定。

　　第十章危害分析及重要管制點系統制度（HACCP），介紹危害分析及重要管制點，與在安全管理實務上如何應用及其實施步驟，並提供實務講解。

　　第十一章介紹餐飲法規，希望藉由範例與案例之討論，讓餐飲業者確實瞭解法規訂定之精神，並落實配合執行，以符合法令基本要求，除保障衛生安全外，由於食安事件後法規罰則大幅加重，依據二〇一四年二月四日新法，罰鍰最重已高達二億元，刑責最重無期徒刑；因此從業人員唯有瞭解法規，才能避免日後觸法與傷及長期辛苦建立之商譽。

重點回顧

一、食品安全與餐飲衛生即是將有益人體健康的食物材料，在採取必要的措施下，從生產、製造、前處理及烹調製備，一直到被攝取為止的所有階段，為求不受病媒污染而採取的一切手段。

二、食品安全與否與數量有關。

三、法令規章之訂定是為了保護餐飲衛生安全。

四、餐飲衛生安全管理工作，即在於產生多一點的正面蝴蝶效應，並同時減少負面蝴蝶效應，而為了達到此目的，需要訂定一些管制管理措施，以確保安全，防止任何危害的產生。

課後學習評量

一、選擇題

（　　）1.椰子油的飽和脂肪酸，係屬於低、中鏈脂肪酸，因此人體在吸收以後，並不走淋巴系統，也不需要膽酸（汁）乳化；而直接由血管吸收送至：(1)肝臟門靜脈　(2)肺臟　(3)胰臟　(4)腎臟。

（　　）2.脂肪酸進入肝臟粒線體時，一般的長鏈脂肪酸需要：(1)維生素A　(2)肉鹼　(3)矽　(4)蛋白質　的幫助才可進入；而椰子油的低、中鏈脂肪酸則不需要，可以直接進入粒線體內。

（　　）3.所有脂肪酸一進入粒線體後，都進行：(1) α－氧化作用　(2) β－氧化作用　(3) γ－氧化作用　(4) δ－氧化作用　，分解產生乙醯輔酶（acetyl CoA）。

（　　）4.(1)胺基酸　(2)脂肪酸　(3)酮體　(4)醛酸　是人體目前已知，唯一能夠代替葡萄糖的替代能源。

（　　）5.2012年 *Nature* 期刊指出，糖與酒精同具「毒性」、「對社會之負

　　面性」、「不可避免性」及：(1)愉悅性　(2)親近性　(3)固體性
　　(4)「成癮可能性」　等四項特性，因此建議飲食攝取應該受到
　　規範。

(　　)6.排盤裝飾用的生鮮材料不能和熟食接觸，其目的在防止：(1)還原
　　作用　(2)乳化作用　(3)氧化作用　(4)細菌感染。

(　　)7.含有10%蛋白質的麵粉屬於：(1)特高筋麵粉　(2)中筋麵粉　(3)
　　低筋麵粉　(4)高筋麵粉。

(　　)8.保存板豆腐（傳統式豆腐）的好方法是：(1)用鹽醃　(2)放入冷
　　凍庫　(3)通風的室溫　(4)泡在清水中放於冰箱冷藏並經常換
　　水。

(　　)9.廚房工作中最後下班的檢查人員應：(1)檢查水電開關即可　(2)
　　全部細心檢查完畢，再填檢查表格並簽名以示負責　(3)將檢查表
　　格填好即可　(4)將視線範圍內的工作進行檢查。

(　　)10.餐飲業原料成本＝期初存貨＋進貨－期末存貨－員工的
　　(　　　　)：(1)交通成本　(2)膳食成本　(3)薪資成本　(4)服裝
　　成本。

(　　)11.餐廳內之廚房面積，應占營業場所多少比例以上？(1)1/30
　　(2)1/15　(3)1/20　(4)1/10。

(　　)12.隨著現代科技的發達，我們保存食物比古代多了很種方法，請
　　問下列何者不適當？(1)以-20℃～-70℃保存　(2)用罐頭包裝
　　(3)將水果塗上石蠟　(4)以α射線照射食物。

(　　)13.下列何者是餐飲業必須遵守的最基本法令？(1)憲法　(2)食品安
　　全衛生管理法　(3)廢棄物清理法　(4)行政法。

(　　)14.經烹煮後顏色較易保持綠色的蔬菜為：(1)小白菜　(2)大白菜
　　(3)空心菜　(4)芥蘭菜。

(　　)15.肉類貯藏時會發生一些變化，下列何者為非？(1)肉色改變　(2)

脂肪酸流失　(3)重量減少　(4)腐敗。

（　）16.將米加水煮成飯，是由於何種作用所致？(1)澱粉老化　(2)油脂氧化　(3)澱粉糊化　(4)蛋白質變性。

（　）17.中國菜餚講究溫度，試請安排下列三道菜的上菜順序：(甲)清蒸鮮魚(乙)紅燒烤麩　(丙)魚香烘蛋　(1)乙丙甲　(2)甲乙丙　(3)乙甲丙　(4)丙甲乙。

（　）18.廚房內放置清潔用品應採取下列何種方式？(1)放置專屬區域　(2)採小量包裝　(3)放置於易於取用的地方　(4)與乾料物品放在一起以節省儲放空間。

（　）19.下列敘述何者為錯？(1)冷藏溫度在7℃以下　(2)蒸汽殺菌溫度在100℃以上　(3)氯水殺菌餘氯量在300ppm以上　(4)冷凍溫度應在-18℃以下。

（　）20.欲供應帶骨的炸豬排每片約2兩半（125克）重，購買1斤帶骨的豬排時約可切成：(1)4片　(2)2片　(3)10片　(4)6片。

解答：
1.1　2.2　3.2　4.3　5.4　6.4　7.2　8.4　9.2　10.2
11.4　12.4　13.2　14.4　15.2　16.3　17.1　18.1　19.3　20.4

二、問題與討論

1.食品添加物的定義？目前有幾類？政府擬修改為幾類？

2.販賣食品添加物算不算食品業者？

3.請簡述「傷寒瑪麗」。

4.請列舉兩件臺灣過去曾發生過的食品安全問題。

5.清潔作業區與準清潔作業區有何不同？

Chapter 2
基礎微生物的認識

學習目標

- ■認識細菌、黴菌與酵母菌等微生物
- ■瞭解微生物對人類的貢獻
- ■瞭解微生物的危險性，如細菌與黴菌等
  食品中毒致病菌

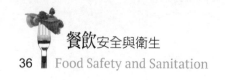

第一節　前言

　　微生物是指形體很小，需以寄生或腐生等方式來生存的生物；而酵則是人類歷史中，文字（《聖經》）記載最早的微生物。酵這種微生物，到底是好的還是不好的呢？其實酵就是酵母菌，是最早用來製造麵包的微生物。

　　《聖經・出埃及記》第十二章第八、十五與十七節中記載：「當夜要喫羊羔的肉，用火烤了，與無酵餅和苦菜同喫。你們要喫無酵餅七日。頭一日要把酵從你們各家中除去，因為從頭一日起到第七日為止，凡喫有酵之餅的，必從以色列中剪除。你們要守無酵節，因為我正當這日，把你們的軍隊，從埃及地領出來，所以你們要守這日，作為世世代代永遠的定例。」

　　這段經文記載著以色列人當年遭受埃及人虐待，當奴隸的時候，上帝拯救他們，領他們走出埃及，前往上帝已經賞賜給他們的迦南美地時，因為出發的時間很緊迫，沒有足夠時間準備食物，而只能吃無酵餅，並且在到達迦南美後，規定日後每年均需吃無酵餅守節，以紀念出埃及此事之過程，這也是以色列人逾越節的由來；著名電影《出埃及記》即描述此過程。

　　一直到十九世紀，法國人巴斯德（Louis Pasteur）找出酵母菌與酒精之間的關聯，並提出殺菌及保存食物之方法，使得微生物在經濟利用及食品腐敗防治上，進入全新的紀元。微生物在目前的現實生活中，可以幫助人類釀酒及製醋，供應特殊風味的乾酪、優酪乳與臭豆腐，例如醋酸菌可產醋及製成健康食品；然而當食品保存不當時，食物將因微生物污染、滋生而導致腐敗、變味，以致不能食用，甚至產生毒素造成食品中毒。

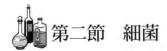 第二節　細菌

　　細菌屬於單細胞生物，構造上具有細胞膜、細胞質及莢膜等組織，大小則因其種類或環境而有不同。細菌與人類生活息息相關，有些提供人類飲食所需，如優酪乳、乳酸菌及醋等；有些病原菌則會造成中毒生病，危害人體健康，甚至威脅生命。

一、細菌的分類與繁殖

(一)細菌的分類

■ 依形狀分類

　　依據細菌的形狀，可以區分為球菌（球狀）、桿菌（桿狀）、螺旋菌（螺旋狀）：

1. 球菌：球菌是其外觀呈現球形或近似球形的細菌。而根據分裂以後排列方式之不同，球菌又可分為：
   (1) 單球菌：腸球菌。
   (2) 雙球菌：肺炎雙球菌、淋病雙球菌。
   (3) 鏈球菌：化膿性鏈球菌、乳酸鏈球菌。鏈球菌是球形的革蘭氏陽性細菌，此類細菌在進行細胞分裂時，總會沿一個軸進行，形狀通常會因此成對或變成鏈狀，也因為這些特徵而被稱為「鏈球菌」，作為與沿多個軸分裂而形成一團的「葡萄球菌」之區別。鏈球菌屬包含很多種類，多數存在於人和動物的表皮與呼吸道等處，也有對人類有益的菌種，如嗜熱鏈球菌，但其中也有相當數量屬於致病性菌種。

(4)四聯球菌：四聯加夫基菌。

(5)八聯球菌：啤酒八聯球菌、藤黃八疊球菌。

(6)葡萄狀球菌：金黃色葡萄球菌。是革蘭氏染色陽性球菌，因為常常堆聚形成葡萄串狀而得名。在生物學分類中，葡萄球菌係芽孢桿菌目下的一個屬，多數的葡萄球菌屬於非致病菌，少數則會致病，例如金黃色葡萄球菌與白色葡萄球菌等。

2.桿菌：桿菌指外觀呈桿狀之細菌。有害人體之桿菌，如嗜肺退伍軍人協會桿菌，係引起退伍軍人症之致病原；有益人體之桿菌，如保加利亞乳酸桿菌，可以用來製作優酪乳。桿菌根據其外觀，又可以區分為：

(1)短桿菌：結核桿菌。

(2)長桿菌：破傷風梭形桿菌。

(3)鏈狀桿菌：炭疽鏈桿菌。

(4)梭狀桿菌：梭狀芽孢桿菌。

3.其他：

(1)螺旋菌：種類僅次於球菌、桿菌，在細菌家族中名位列第三。生存超過一週以上的螺旋菌稱為螺旋菌，不滿一週的則被稱為弧菌，有鞭毛，體大而柔軟；細菌的外觀呈現旋轉或彎曲狀，如梅毒螺旋菌。

(2)弧菌：如腸炎弧菌、霍亂弧菌及創傷（性）弧菌，又稱海洋弧菌。

(3)幽門桿菌、幽門螺桿菌或幽門螺旋桿菌、幽門螺旋菌（Helicobacter pylori, H. pylori）：生存於胃部及十二指腸的細菌，係造成胃（十二指腸）潰瘍、胃炎之主因。

如上所述，細菌是生物的主要類群之一，也是所有生物中數量最多的一類，因談及餐飲安全而於下面對生存於胃部及十二指腸的細菌作說明。

一九八三年澳洲的Marshall與Warren自人類的胃中，分離出幽門螺旋桿菌，打破過去人類認為胃中因高酸性不可能存活細菌的觀念。幽門桿菌是主要引起人類胃炎之致病菌，可以存留在胃內長達十年，一旦人體遭到幽門桿菌感染，可能會因此罹患慢性胃炎、十二指腸和胃潰瘍，甚至演變為胃癌或胃黏膜相關組織淋巴瘤；不過，超過80％的帶原者，並不會發生病症。螺桿菌屬源自古希臘詞彙，代表螺旋或纏繞，其屬名則指「幽門的」或幽門閥（胃部通往十二指腸的圓狀括約肌），源自古希臘詞彙，代表守門人。家中成人若罹患「胃幽門桿菌」時，共同生活的孩童也有可能會遭受到感染。

根據流行病學的統計研究發現，胃幽門桿菌的感染率與社會經濟、家庭衛生環境、教育水準及個人衛生習慣有極大的關係。生活於人口雜處、家庭衛生條件較差、教育水準較低，或個人飲食衛生習慣較差的地區者，會有較高的胃幽門桿菌感染罹患率。幽門桿菌的感染率約有一半的世界人口，臺灣地區一至七十四歲的人口中，感染率為54.4％，其中男性感染率為53.7％、女性為55.2％；也是超過一半。孩童的感染率隨著年齡增長而增加，一至三歲之嬰幼兒感染率為0.9％、三至六歲3.7％、六至九歲13.2％、九至十二歲19.4％；而罹患十二指腸潰瘍病人的幽門桿菌的感染率為87.4％、胃潰瘍為76.2％、胃癌為60.3％、非潰瘍性消化性不良為55.5％、一般健康民眾幽門桿菌感染率為58.1％，所以此菌與胃部疾病呈現明顯的相關性。

母親身體的細菌生態會直接影響到胎兒。嬰兒一生下來就從母體及環境接受相關的細菌至嬰兒體內。估計一般人腸內細菌量經常約有一百兆（1×10^{14}）。有趣的是，幽門桿菌自古代（如木乃伊體內）以及現代未開發的區域內（如非洲或南美洲叢林）均發現它的存在；值得探討的是，當時民眾大部分胃內均有幽門桿菌，但是之後卻沒有罹患胃部疾病，到了現代工業社會製造與提供良好衛生環境，自小居住在城市者，其幽門桿菌由

於沒有共生在人的胃中，導致成人後當幽門桿菌侵入胃部時，反而引起胃炎、胃潰瘍，甚至胃癌等疾病；又如在已開發國家中，過敏、氣喘及各種自體免疫疾病非常普遍，而且似乎在愈乾淨的地方反而愈多。

其實上述這類疾病，在以前很少有人罹患，現在則增加很多；而很有趣的，在現代未開發國家中則幾乎沒有這類疾病。是否是因為已開發地區太乾淨，導致太少細菌刺激免疫系統所致？英國研究發現，過敏及氣喘病增加，係與幼兒不再罹患從前經常得到的麻疹、腮腺炎及德國麻疹等疾病有關；其他的研究也有類似發現，即幼兒早期呼吸器官如果感染比較多時，未來罹患氣喘及過敏者反而會減少；此現象反倒應了過去的俗諺──「不乾不淨、吃了沒病」。

■依功能特性分類

依據細菌的功能特性，可區分為：

1.產酸菌：
(1)產生醋酸：將乙醇氧化成醋酸，以產製醋酸或造成酒類酸敗；釀醋工業，利用此類菌種，以類似製酒之過程，先將澱粉予以糖化（澱粉為多醣類，具有糖化能力之細菌作用，可以將澱粉分解成單糖或雙糖；單糖如葡萄糖），再經具有醇化能力之細菌，將葡萄糖轉變成酒精，然後再轉變成醋（酸）。
(2)產生乳酸：可以將醣類轉變成乳酸。
(3)產生丙酸：將醣類轉化成丙酸，或由醇類轉化成丙酸。
(4)產生丁酸：將醣類轉化成丁酸。
(5)產生麩胺酸：利用醣類或碳氫化物，轉化成麩胺酸，即味素。
2.分解菌：
(1)蛋白質分解菌：分解蛋白質後之成分，經常造成臭味。
(2)脂肪分解菌：將脂肪分解為脂肪酸及甘油。脂肪又稱為三酸甘油

酯，由甘油及三個脂肪酸所組成。

(3)醣類分解菌：將多糖及寡糖分解成單糖或雙糖。醣類可以分為單糖、雙糖、寡糖與多糖。

3.腸內菌：如大腸菌。大腸菌為食品衛生之指標菌，因其存在於人類及動物腸道中，因此一般食品檢驗均會檢查大腸桿菌群，主要原因是因為致病性的病原性大腸桿菌之檢驗比較費時，而大腸桿菌群檢驗時間比病原性大腸桿菌快速很多；而當檢出大腸桿菌群時，即代表食品受到糞便污染，表示食品已經受到二次污染，可能同時含有傳染菌或食品中毒菌，因此屬於不潔淨的食品，得據以判定食品不符合規定（衛生標準）。

4.其他：產氣菌、色素生成菌、黏液生成菌及食物中毒菌等（詳見第四章）。

■依「可利用性」分類

依據細菌之可利用性，可以簡易分成三大類：

1.發酵菌類：

(1)釀醋：醋酸菌可生產纖維素及產生醋等產物，其中纖維素又可以進一步製作成健康食品、醫療或化妝品敷料。

(2)乳酸菌（優酪乳）：一般市售的AB優酪乳菌種是指Acidophilus及Bifidus。乳酸菌的清楚定義並不存在，一般所指之乳酸菌，是指可利用碳水化合物進行發酵，而產生多量乳酸之細菌總稱。

2.腐敗菌類：微生物災害（biodeterioration，亦稱microbial deterioration）意指經由微生物生長作用，所造成的材料發生變形或腐蝕。這些腐敗菌，除了致病菌以外，很多菌種是人類尚未發現其可利用性，而將之統稱為腐敗菌。

3.致病菌：屬於餐飲安全與衛生的大敵，因為已知會引起細菌性食物

中毒，傷害人體健康，嚴重時會危及生命安全。

(二)細菌的繁殖

■分裂繁殖

二分裂或橫分裂屬於細菌最普遍的繁殖方式，要注意的是細菌的繁殖是以幾何方式（二的n次方）增加的，即一→二→四→八→十六→……；而不同的細菌繁殖所需的倍增時間（即世代時間，指細菌分裂繁殖增加數目一倍所需要的時間）會有不同，而當細菌達到一定數量（致病閾值）或產生毒素時，便會造成食品中毒而對人體健康產生危害。食物在生長、收成、加工、儲存及調製時，被細菌或其毒素直接或間接（二次）污染而被食用時，將導致食品中毒之情況發生。

細菌的主要繁殖方式通常是無性方式，而其最主要的方式為二分裂法。二分裂法是指由一個細菌細胞的細胞壁進行橫向分裂，形成兩個子代細胞，在分裂的時候可進行遺傳因子重組。其他的繁殖方式包括：

1. 突變：突變係細菌細胞進行自身遺傳密碼時發生隨機改變，並透過此種方式，細菌可以轉變成具有抗藥性之新菌種。由於新菌種經過抗生素處理後，仍然可以存活，因此會造成使用抗生素治療卻無效的情況。

2. 轉化：細菌沒有修飾的DNA，從一個細菌轉移到另一個細菌中，並成功予以整合到另一個細菌的DNA上，使之變成具有新的遺傳特徵者稱之。

3. 轉染：病毒的或細菌的遺傳基因物質DNA，或者兩者的DNA，藉由噬菌體當載體，予以轉移到另一個細菌之中。

4. 接合：藉由兩個細菌間，形成特殊蛋白質結構，進行接合，將細菌的DNA，轉移到另一個細菌，細菌可因此獲得基因片段，之後再透過分裂，將重組後的基因組傳給細菌的後代。

5.芽孢：有些細菌在面對惡劣的環境時，可以形成芽孢結構。由於芽孢能夠耐受高溫、乾旱或強輻射等極端惡劣環境，有利於細菌度過嚴苛的不良環境，使細菌得以保持延續生命。

■分枝繁殖

細菌的分枝繁殖是指細菌像樹枝生長方式般，先長出分枝再分離出去的繁殖方式。

■接合繁殖

部分的細菌會以兩菌接合，交換物質，而以更新原生質之方式進行繁殖。一般是由正、負（類似男生與女生）交配型的兩個個體發生接合，其中一個細菌的遺傳物質去氧核醣核酸（DNA）在接合過程中會經由接合處轉移到另一個細菌體內，使接受者的遺傳物質與其發生重組，而增加菌種遺傳特性的變化。細菌接合的目的，多半在於基因重組，而非增加數量。

■孢子繁殖

細菌為了抵抗惡劣環境，會使用孢子方式進行繁殖。所謂孢子繁殖方式，常見於植物的蕨類，在其葉子背面，常見有褐色的斑點及條紋，這些其實就是一些無性生殖的孢子，可隨風發散，當遇到適當環境時就發芽成長。許多較低等的植物，也會進行孢子繁殖。

二、環境對於細菌的影響

影響微生物生長的物理性環境因素，包括：溫度、壓力、光線、放射線等；化學性環境因素，包括：氧氣、水分、氫離子濃度、營養物質、抗微生物性物質等；生物性環境因素，包括：共生、偏利共生（commensalism）及拮抗等。

　　科學家發現，將細菌放在不同成分的培養基讓其生長，例如放在葡萄糖培養基裏添加多種營養成分的豐富培養基，和在基礎培養基等不同成分之環境中，結果會發現細菌的生長狀況各有差異，這表示生長環境之優劣會影響細菌的生長。科學家把細菌放在新的環境中，觀察細菌如何及需要多久時間來適應新環境；例如將含有豐富營養的培養基加到貧乏的培養基中，觀看細菌細胞數目增加的情況，發現當營養增加時，細菌細胞的品質會馬上增加，但是細胞的數量卻是一直到後來才有明顯增加。為什麼細菌細胞的質與量之增加會有差距？最簡單的解釋就是，細菌生長在貧乏的環境中會比在營養的環境中體型小，所以把細菌換到營養的環境時會先變大。它們一開始只有變大，並沒有進行分裂，導致生長速率一開始不是以直線方式成長，而是稍有遲延。所以，在餐飲安全與衛生方面，想要控制細菌等微生物的發展，初期時間之掌控是非常重要的，因為一開始細菌數目並不會立即大量增加，而當環境合適（指營養、溫度及酸鹼值等）及時間充裕時，細菌才會大量增殖或產生毒素（毒素型），進而危及到餐飲安全。只要在初期細菌數目還沒有大量繁殖時予以殺滅，便可避免細菌大量增殖產生毒素。

　　「迅速」因此是餐飲安全與衛生管控非常重要的一個觀念，以下分別敘述影響細菌的環境因子。

(一)溫度

　　一般菌體的最低生長溫度是-24℃，最高為90℃。細菌依其生長喜好溫度，分為：

1. 嗜冷菌：可在0℃或0℃以下生存；最適生長溫度＜20℃，大部分最適溫度在12℃至18℃之間，例如海水中的菌類。
2. 嗜中溫菌（mesophiles）：25℃至45℃。
3. 嗜熱菌（thermophiles）：45℃至60℃。

4.通性嗜熱菌（facultative thermophiles）：喜好溫度範圍，在嗜中溫菌與嗜熱菌之間。

5.狹溫域菌（stenothermal）：係指生長溫度範圍較窄之微生物。

6.廣溫域性菌（eurythermal）：係指生長溫度範圍較廣之微生物。

　　由於溫度對於細菌繁殖非常重要，在餐飲安全與衛生管理上，為了避免提供細菌大量生長之危險溫度，因此法律規定，烹調後之成品，若不是將食品保存於60℃以上高溫，就是要求儲藏於7℃以下低溫，其目的就是為了要避開細菌大量增殖的危險溫度範圍。因此，「加熱」或「冷藏」也是餐飲衛生安全管理的重要觀念。

　　為了讓食物避開危險溫度，對於冷凍、冷藏庫或熱藏等設備，除了要求裝置溫度計，以實際掌控設備運作時之溫度外，也要求從業人員每天定期檢查，並做成溫度紀錄備查，以確保食物確實被儲存於安全溫度範圍內，避免細菌在合適環境下，大量增長並產生毒素。

(二)養分

　　細菌養分為能源、氮源、維生素、礦物質及相關生長因子：

1.原營菌（prototroph）：微生物能自行合成所有生長所需的養分需求者稱之。

2.營養變異菌（auxotroph）：原營菌如果因為發生變異，而導致失去合成某種生長因子之能力，則變成營養變異菌；此時若想要培養營養變異菌，就必須添加其所無法合成之因子於培養基中。

3.無機營養微生物：即自營菌（autotroph），指營養自給細菌。

4.有機營養微生物：即異營性細菌（heterotroph）。有機營養微生物通常無法利用二氧化碳作為唯一碳源，而需要藉由有機化合物獲取碳元素。

(三)脂肪

脂肪對於微生物可以提供保護作用，主要是脂肪會影響細胞之濕度，而增加細菌的抗熱性，例如大腸桿菌在肉湯加熱十分鐘之致死溫度為61℃，而在脂肪量高的奶油中，其致死溫度須提高至73℃。

(四)水分

水分為微生物生長所不可少的，水活性（Aw）是衡量微生物可使用的自由水分子，以○到一‧○來表示；致病性細菌於食物生長最好的水活性在一‧○至○‧八六之間，法規要求罐頭食品水活性為○‧八五或以下，臺灣真空包裝食品良好衛生規範規定水活性為○‧八五以下。（見**表2-1**）

表2-1　微生物生長與Aw之關係

微生物	Aw（水活性）
細菌	0.9-1.0
酵母菌	0.8-0.88
黴菌	0.75-0.80
嗜鹽性細菌	0.75
耐旱性黴菌	0.60-0.65
嗜滲透壓性酵母菌	0.60-0.65

資料來源：王進琦（1999）。

(五)酸鹼值

不同的菌體，各有其最適當的生長酸鹼值，一般是七‧○（六‧六至七‧五），由於在四‧六以下不容易生長，因此低酸性食品即以四‧六作為分界點。微生物在其最合適的酸鹼值時，抗熱能力最大。以肉毒桿菌為例，其在酸鹼值四‧六以下時不容易生長，因此一般加工技術經常利用

添加有機酸等酸類，以降低酸鹼值，進而不用耗費太多熱能，即可達到殺死肉毒桿菌之目的。

(六)抗菌抑制劑

　　大自然中許多的物質具有抗菌抑制劑，如蛋白具有溶菌素、小紅莓具有苯甲酸、肉桂具有肉桂醛；此外，乳酸菌也可產生抗菌抑制劑，而這些成分，均具有抑菌的效果。

　　當培養基存在有抗生素及抑菌劑（如防腐劑苯甲酸）等物質時，微生物之抗熱能力會降低，因此食品工業經常利用適量添加合法食品添加物，再配合適當加熱殺菌過程，來達到保存食品之目的。

(七)氧化還原電位

　　新鮮的食物，其氧化還原電位較高（即處於氧化狀態），適合好氣菌生長，而厭氧菌則喜好低（負）氧化、低氧化還原電位差（即偏向還原狀態），例如：

1. 絕對好氧菌（strict aerobes）：一定需要有氧才能生存，如硝化菌。
2. 絕對厭氧菌（strict anaerobes）：無法在有氧環境下生存，如肉毒桿菌、硫還原菌、甲烷菌、紫硫菌、綠硫菌。
3. 兼性好氧菌：本為厭氧菌，但在少量氧時亦可生存，如脫硝菌；也有本為好氧菌，但在缺乏氧時亦可生存，如Beggiatoa。

　　食品若適當添加還原性物質如維生素C時，可以對氧化電位產生變化，具有較好的緩衝力，因此香腸等肉類製品經常藉由添加維生素C達到保鮮之目的。

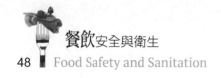

(八)氧氣

細菌依其對於氧氣需求區分為好氣性細菌（對於氧氣需求量高）、嫌氣性細菌（不喜歡氧氣）和兼性細菌（介於兩者之間）。

一般在缺乏氧氣的狀態下，例如二氧化碳（CO_2）含量達到10%時，即具有防腐之效果，因此現在的食品包裝，有添加或灌充二氧化碳以及其他惰性氣體作為防腐用，這與魚肉利用一氧化碳來保持肉品鮮紅顏色之機轉不同。

(九)其他

1.鹽分：

(1)中度嗜鹽菌（Moderate Halophiles, Mesohalophilic）：耐受1%至10%的氯化鈉濃度。

(2)極度嗜鹽菌（Extreme Halophiles）：可以耐受12%以上的氯化鈉濃度。

(3)耐鹽菌（Halotolerant）：既能在0.5%至4%的低鹽度下正常生活，又能在＞20%氯化鈉濃度的高鹽度環境下生活。

2.光線：

(1)光自營菌（photoautotroph）：能藉由光合作用自行合成所需之能量。

(2)光異營菌（photoheterotroph）：須依賴其他生物或有機物來獲得能量。

3.微波：如利用微波爐進行食物加熱。微波的殺菌原理，主要是利用電流在電容器與磁感應器間不斷來回，加速電子在電路上振盪生熱所造成，而隨著電場方向，分子進行高頻率的轉換，置於電場中之物質會因微波的吸收，造成電位引力的差距，產生極性分子及離子的快速旋轉、移動，非極性分子則產生極化、振盪、摩擦而生熱。

微波爐的「熱效應」係電磁波通過介質，產生離子極化及偶極摩擦作用，因位能消耗而產生整體加熱現象，微波加熱使食品溫度升高，導致微生物體內的蛋白質、核酸等分子結構變性，使菌體受到損害而死亡。目前微波除了使用於家庭以外，也開始被應用於食品工業中的能源加熱、食品加熱、與蒸氣混合加熱、乾燥及輔助傳統能源與化學製程之加熱等用途。

4.其他：輻射（放射線）、壓力、真空及其他等。

三、控制與應用

一般人一聽到細菌，直覺就認為一定是與腐敗有關的壞角色，然而事實卻非如此。人們製作麵包、饅頭、釀醋及製造優酪乳等食品，都會利用到細菌，所以對於細菌，首先不要有先入為主的錯誤觀念，認為細菌不好，重點是如何利用與控制細菌；利用得好便可產生不同的效能，例如毒性很強的食品中毒病原菌肉毒桿菌，現今還成了美容去除皺紋的聖品，一公克的肉毒桿菌毒素，可稀釋成三百三十萬針的美容針劑，每針價值二、三百元，因此一公克的肉毒桿菌毒素算一算可價值千億臺幣。當然，細菌若控制不當，如製酒過程被污染，導致腐敗或產生甲醇，酒就不再是酒，就變成是危害人體的毒品了。

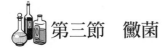第三節　黴菌

黴菌（molds）雖然與酵母菌都同屬真菌（fungi，單數為fungus），然而卻與單細胞生物的酵母菌不同，係屬多細胞生物。透過光學顯微鏡，可以觀察到黴菌的形狀如細絲，因而又稱黴菌為絲狀真菌。黴菌之絲

狀體，包括菌絲團及孢子；菌絲團係由菌絲所組成，菌絲係由多數細胞所連結而成。黴菌是部分絲狀真菌的通稱，外型的菌絲呈現長管與分枝狀，會聚集成為菌絲體。一般經常以孢子顏色來稱呼黴菌，如黑黴菌、紅黴菌或青黴菌。人類感染黴菌會導致罹患心內膜炎、嚴重氣喘、頭皮剝落及鼻竇炎等疾病。只要控制得好，黴菌可以被應用於蔬菜育苗、有機益菌肥及農業病害防治。黴菌中的真菌種類約有六千屬，超過六萬種，其他黴菌的種類應該超過三萬種。臺灣氣候因為高溫多濕，非常適合黴菌的生長，所以在餐飲場所中常常因為加熱後，水蒸氣增加，凝結水滯留，提供黴菌容易生長之環境。引起植物生病的微生物，以黴菌最多，其次依序為病毒及細菌；例如尖胞梭黴菌，是植物病原性黴菌，可引起番茄枯萎病（萎凋病）、包心菜之黃萎病。

對食品而言，黴菌是兼具有用與有害之兩面微生物。黴菌可以用來製酒，發酵食品則應用於味噌、醬油及乳酪等，與我們日常生活息息相關，還可利用黴菌在發酵工業上，製造各種酵素、抗生素與荷爾蒙等醫藥品。在有害方面，黴菌會使食物腐敗，引起農作物病害，使木材與牆壁腐朽污穢，甚至使人體遭受感染，侵入皮膚（如富貴手）及指甲（如香港腳）。

一、黴菌的形態與生長需求

黴菌的形態有：

1.菌絲：
　(1)依功能分成有性菌絲與營養（或生長）性菌絲。
　(2)依構造分成有隔膜菌絲與無隔膜菌絲。
2.菌絲體：由多數菌絲所組成。

另外，黴菌的生長需求與下列因素有關：

1. 水分（水活性）：黴菌發育需求的水活性多數是〇‧八〇以上，嗜旱性黴菌則可以耐到〇‧六〇。

2. 溫度：發育適溫為25℃至30℃，最低溫度可達10℃以下，通常冷藏溫度設定4℃左右的溫度，對於抑制細菌發育非常有效；只是，在這個溫度下黴菌仍能維持遲緩發育。

3. 氧氣：黴菌屬於嗜氧性，在發育上需要氧氣，當氧氣濃度降低時，發育會受到抑制。

4. 酸鹼值：大多數黴菌可於中性附近發育，喜好微酸性，於pH值四至八範圍內均能發育，但亦有報告指出能於pH值一至九以外發育。

5. 食物（營養素）。

6. 抑制劑。

二、黴菌的生殖及其作用

(一)黴菌的生殖方式

黴菌的生殖方式，包括有性生殖及無性生殖：

1. 無性生殖：屬於黴菌的主要繁殖方式，繁殖時菌絲先向上分枝成為直立菌絲，頂端孢子囊可以產生孢子，一旦孢子落在有機物上面，在環境適合生長時，便可以萌發生長；黴菌的無性孢子，直接由生殖菌絲分化而成，常見有節孢子、厚垣孢子、孢囊孢子及分生孢子。黴菌的分生孢子，並不屬於黴菌的有性孢子，因為它是經由「無性」生殖所產生。

2. 有性生殖：黴菌的正、負型菌絲，彼此互相靠近，並且各自長出短側枝，經過接合過程形成合子；當合子成熟萌發時，經過減數分裂產生孢子囊，孢子囊再破裂釋出孢子，之後萌發成為菌絲。黴菌產

生的有性孢子，並非黴菌的主要生殖方式，往往只會在特殊條件下
產生，常見的有：

(1)卵孢子：菌絲分化成形狀不同的雄器與藏卵器，雄器與藏卵器結
　　合後所形成的有性孢子稱之。

(2)接合孢子：由菌絲分化成兩個形狀相同，但性別不同的配子囊，
　　進行結合而形成的有性孢子稱之。

(3)子囊孢子：菌絲分化成產囊器和雄器，兩者結合形成子囊，在子
　　囊內形成的有性孢子稱之。

(4)擔孢子：菌絲經過特殊分化與有性孢子結合形成擔子，在擔子上
　　形成的有性孢子稱之。

(二)黴菌的作用

黴菌對於農產品的危害主要是以果實類較多，一般是造成水果變
質、外觀不良及黴菌毒素污染等，而導致必須廢棄，造成經濟上的損
失，其作用分為下列五種：

1.使植物腐爛。

2.可用來作為酒麴、醬油麴的製作。

3.可作為乾酪、乳酪的製作。

4.可作為豆腐乳的製作。

5.糖化菌（發酵工業用）：將碳水化合物（多醣類）轉變成糖類。

黴菌污染食品主要發生於糕餅，因為黴菌生長時，肉眼很容易就能
辨識出來，大部分業者很快便能進行回收。污染食品誤食後有時會引起下
痢、腹痛及嘔吐等症狀，此時一般均屬於輕度；不過，黴菌毒素之黃麴毒
素，由於是目前致癌物質中最強烈的一種，因此建議長霉的食物均應予以
丟棄。

三、黴菌的種類及其污染途徑

黴菌的種類有：

1. 藻狀菌：例如接合菌絲與卵菌族。
2. 子囊菌：與餐飲業最相關的是麴菌科，又分為麴屬、青黴屬與紅麴屬。
3. 擔子菌：與餐飲的關係較少。
4. 不完全菌：不完全菌為前三類以外之黴菌，又區分為具分生胞子與不具有分生胞子二種。

至於黴菌的污染途徑則有來自於食品原料及副原料之污染，或是導因於製造環境之污染。

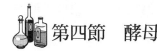

第四節　酵母菌

很多人一聽到酵母菌，就會聯想到酵母粉或健素糖，感覺是健康食品之類的，酵母粉也確實可以提供現代人飲食不均衡所缺乏的維生素與礦物質，只是酵母菌並不單單是酵母粉，也與許多食品腐敗有著密不可分的關聯。

一、酵母菌的形態與生長需求

酵母菌可分為真正酵母菌科、胞子射出酵母菌科與隱球酵母菌科三種，而其形態有卵圓形、橢圓形、圓筒狀、菌絲狀、臘腸狀、紡錘（檸檬）狀與球形等。另外，其生長需求有物理性、化學性及營養性因子。物理性因素有溫度、水分與光線；化學性因子有鹽、亞硫酸、乳酸與酒精

等；營養性的因子如下：

1.碳源：

(1)單糖：葡萄糖、半乳糖、果糖。

(2)雙糖：蔗糖、麥芽糖、乳糖。

(3)多醣：澱粉、糊精。

2.氮源：

(1)有機：蛋白質與其分解後之胺基酸。

(2)無機：銨鹽、硝酸鹽。

3.其他無機物：磷酸鹽、鉀、鈣、鎂、鐵。

二、酵母菌的生殖及其作用

酵母菌繁殖的主要方式是透過出芽方式進行無性生殖，也可以形成子囊孢子，進行有性生殖，其生殖方式分述如下：

1.出芽無性生殖：屬於酵母菌一般最常使用的生殖方式。在環境條件適合時，先從母細胞上長出一個芽，逐漸長到成熟的大小以後，再與母體分離。

2.分裂無性生殖：當環境適當時，酵母菌會快速進行無性分裂生殖方式，以迅速增加個體數目；因為分裂時間短，可以在很短的時間內快速增加大量數目。

3.孢子有性生殖：當酵母菌的環境營養狀況不好時，會透過形成子囊孢子方式，進行有性生殖，直到遇到條件適合時，孢子再開始萌發，以協助酵母菌，能夠順利度過惡劣的環境而繼續存活。

4.接合有性生殖：兩個酵母菌進行接合，彼此交換基因遺傳物質，之後將會產生不同的個體，此舉將有利於酵母菌適應不同的環境，增

加後代的存活率。

酵母菌的作用如下：

1.提供作為啤酒及蒸餾酒等酒類製造。

2.可產生紅色色素。

3.可作為醋酸之製造。

 ## 第五節　微生物的控制與應用

一、食品與微生物

　　人類約於西元前六千多年開始懂得製造食物，同時也因為保存問題，產生食物腐敗與食品中毒之問題。西元前二千多年，以色列人在埃及時代已懂得利用酵母菌作為製造麵包的菌種。西元九三四年，法國發生四千人死於麥角菌（生長於裸麥與其他穀類的真菌）之食品中毒事件。一六五九年Kircher描述牛存在有細菌。約一六八〇年時，荷蘭人安東尼・范・李文虎克（Antonie Van Leeumenhoek）利用其自行製作的顯微鏡，觀查到細菌等微生物。一七六五年，L. Spallanzani將牛肉湯煮一小時之後，密封保存在無菌狀態之下，發現不會變壞。一八〇九年，糖果商人Francois（Nicholas）Appert成功將肉品保存於玻璃瓶中，並於一八一〇年加以公開且申請到專利。一八二〇年，德國人Justinus Kerner描述香腸中毒及其致死率。一八三七年，法國人巴斯德指出，牛奶之發酵是因為微生物的原因，後於一八六〇年提出低溫殺菌方法可殺死導致酒類變壞之菌體，並找出酵母菌與酒精間之關聯，提出食物殺菌及保存之方法，使得微生物在經濟利用及食品腐敗防治上，進入全新的紀元。一八八四

年，T. Denys指出，金黃色葡萄球菌與食品中毒有關。一八九六年，Van Ermengem發現肉毒桿菌。一九六〇年發現細菌Aspergillus Flavus會產生黃麴毒素。

二、微生物的控制方法

(一)空調設計

微生物在高溫高濕的環境下會迅速繁殖，因此在防止微生物之設計上，主要多以控制溫度及濕度來避免微生物之污染，尤其是對於出貨前的包裝室要求最嚴格。例如，在準清潔區及清潔區，室溫需控制在20℃以下，若處理加熱殺菌且冷卻後之未包裝食品，則溫度應更為嚴格的控制在10℃以下；濕度方面應加以控制，使牆壁、食品接觸面或食品表面不致於產生凝結水，一旦有凝結水時就會滋長黴菌，而日後黴菌之孢子也將成為污染源。

(二)高壓加工技術

高壓加工技術又稱為高靜水壓加工技術或超高壓加工技術，係除了高溫殺菌以外的第二大食品滅菌技術。高壓處理技術有高靜水壓、超高壓、冷殺菌、冷煮或Bridgmanization（這個技術係紀念Bridgman於一九一四年發現雞蛋蛋白在高壓下，可以使其變性的現象而命名）。

高壓可以使微生物的酵素失去活性，且不至於影響到食品風味及營養素，目前主要應用於冷藏的、高酸性食品方面的殺菌，以及作為延長保存期限等方面之應用，如果能再配合加熱處理及脈衝式高壓技術，則其應用範圍更廣，可增加至無菌及儲存安定的低酸性食品上面。

所謂的高壓食品是指以壓力100Mpa至1,000Mpa（見**表2-2**）處理千分之一秒至數分鐘之食品。食品在高壓處理的過程中，食材在液體介質中體

表2-2　常用壓力單位換算表

Kgf/cm^2	MPa	atm
1	0.0980665	0.96784
10.19716	1	9.8692
1.01972	0.1	0.98692
0.010197	0.001	0.009869
0.0010197	0.0001	0.0009869
0.07031	0.006895	0.06805
0.0001	0.0000098	0.0000967
0.0013595	0.0001332	0.0013157
1.033228	0.101325	1

積被壓縮，超高壓產生的極高靜壓，不僅會影響細胞形態，還能使生物巨分子立體結構的氫鍵、離子鍵和疏水鍵等非共價鍵發生變化，導致蛋白質凝固及澱粉等物質變性，酶失去活性或啟動，細菌等微生物因此能夠被殺死，也可以改善食品組織結構或生成新型食品。

　　高壓處理因為是物理過程，因此對維生素、色素及風味物質等小分子化合物的共價鍵沒有明顯的影響，使食品能夠保持原有的營養價值、色澤和天然風味，這也是高壓技術在目前各種食品殺菌、加工技術領域所獨具的特點。目前常規的高壓加工技術，是將食物置於400MPa以上的壓力單獨處理或結合加熱處理，使食品微生物失去活性或改變食品特性，以獲得令消費者滿意的食品；該項技術適合加工各種各樣的液體和固體食品，尤其適合對熱敏感的食品和芽孢不宜生長的高酸食品之加工。與熱處理相較，高壓具有對食品中的小分子化合物，如風味化合物、維生素和色素影響較小的特點。

　　透過400MPa的壓力，可使大多數植物性細菌失去活性（芽孢除外），同時能保持食品品質和天然口味與延長食品的保存期限，這項高壓加工技術作為食品保存方法，已有一個多世紀。一八八五年，Roger首次披露高壓能夠殺死細菌；一八九九年，Hite將高壓技術應用於保存牛奶

上，發現新鮮牛奶在139MPa的壓力條件下處理一小時後，在常溫條件下可以保存四天；此外，還發現經過十至十二小時加熱和463MPa加壓併用的條件，牛奶保鮮期可以獲得更進一步的延長。早期由於設備技術的不成熟，限制了高壓加工技術在食品領域的進一步發展與應用，一直到二十世紀八〇年代，一些專家對用於食品的高壓設備進行改造，使容器中的壓力能夠達到680MPa，高壓加工技術才得以推廣。

正常水的沸點是100℃，經過加壓以後（例如使用壓力鍋），可以使水的沸點上升超過120℃以上，而獲得足以殺死細菌孢子的效果，現在更是將技術更進一步研發，已可用於廚房用品，在一般家庭中壓力鍋的使用已相當普遍。高壓處理目前已成為巴氏滅菌的替代方法，因為高壓加工技術能夠在無需加熱的情況下對許多食品，尤其是冷凍即食食品，進行類似加熱殺菌方法般的滅菌處理，此效能主要歸功於超高壓對微生物的破壞作用；目前這一部分已被美國食品及藥物管理局（FDA）和美國農業部（USDA）所接受，已經正式用於食品加工過程。美國食品微生物標準顧問委員會（NACMCF），也因此推薦更新巴氏滅菌法（pasteurization）的定義，將高壓方法列為替代性的非加熱巴氏滅菌法；另外，高壓加工技術，也已公認是對即食肉類熱滅菌後處理的有效方法，並證實具有殺傷肉類食品中常見的李斯特氏菌的能力。

熱滅菌後處理的目的是繼續殺死任何在熱加工過程中殘留的細菌，使食品更加安全，同時減少廠家需要回收遭受感染食品的機率，與避免後續遭到顧客投訴；此外，對含有乳酸鹽的即食肉類的測試結果，證實李斯特氏菌在高壓處理之後，細胞即使沒有當場死亡而只是受傷，最終也不能存活；此外，高壓加工技術也能夠殺死沙門氏菌，滿足美國農業部對滅菌過程的要求。

用於高壓加工的肉類，可以先填裝於塑料袋中，然後再進行高壓處理，產品可以一直停留於袋內，不會受到二次污染，從而產生無菌食

物。對於臺灣人經常食用的帶殼海鮮，利用高壓加工技術，可抑制甲殼海鮮類產品中的危險病原體，譬如墨西哥灣牡蠣沾染的弧菌等。例如，美國加利福尼州要求對牡蠣採用經過批准的滅菌方法處理，以使弧菌降低到檢測不到的數值才能上市。高壓加工技術是該類經核准的滅菌技術之一，能夠用於處理牡蠣以達食品安全要求；而針對新鮮蔬果，高壓加工技術可抑制水果和蔬菜中的沙門氏菌、大腸桿菌與李斯特氏菌，食品加工業者能夠在危害分析及關鍵點控制（HACCP）程序中，透過加入高壓技術，達到食品及藥物管理局的要求。高壓加工技術用於水果和蔬菜類的加工，不僅能夠增強食品安全，同時能增加產品的價值，鱷梨（牛油果，avocado）的加工就是一例。成熟鱷梨經過高壓處理後，不但內含的微生物均被抑制，保質期也因此可以延長至三十天；而透過高壓加工的鱷梨，較普通鱷梨將更安全、可保存更長時間，標價也就更高，增加業者的利潤。此外，透過鱷梨製成的鱷梨醬（Guacamole）經過高壓處理也同樣在保存其自然形態的同時，增加了食品的安全性和保質期。有不少的西方消費者，係在第一次品嚐到由高壓生產出來的自然冷凍鱷梨醬後，才開始瞭解這種新式的高壓加工技術。

(三)化學藥劑殺菌

化學藥劑一般有次氯酸鹽、碘化物、酒精及甲醛等。理想的化學藥劑用於殺菌的要求特性應具有：

1.可以殺死細菌、芽孢及病毒。
2.性質穩定，在與其他物質接觸時不會造成變性，且對於主要的病原菌，具有快速抑制殺菌作用。
3.安全性高，即使高濃度，也對人體及動物沒有傷害。
4.無臭、無味、沒有刺激性，最好還能兼具除臭特性。
5.殺菌作用不受糞、尿、血液、分泌物及其他有機物的影響。

6.消毒作用能持久。

7.於常溫下可以使用。

8.不會腐蝕機具表面。

9.在環境中存在一段時間後可自然分解，沒有污染環境之公害問題。

10.病原菌對該消毒劑沒有抵抗力。

11.易於計量及偵測。

12.符合經濟效益，可以大量使用且費用不高。

■次氯酸鹽

次氯酸鹽，也就是漂白水，是目前最常大量使用的殺菌劑，於正常溫度及中性pH狀況之下，作用只須幾秒至幾分鐘，即可殺死90%以上的微生物。餐飲業一般是使用漂白水次氯酸鈉（NaOCl）作為殺菌劑，其中的次氯酸成分，是主要扮演殺菌的主角。

具有消毒的次氯酸鹽種類，分別是氯氣、次氯酸鈣及次氯酸鈉等，而在進行殺菌消毒時，由於氯會與水中的有機物結合，產生三鹵甲烷（trihalomethanes, THMs）等具有致癌性之消毒副產物；為此有建議改使用二氧化氯者，因為使用二氧化氯取代次氯酸鈉進行淨水處理時，約可減少30%總三鹵甲烷的生成，因為二氧化氯能將大分子有機物質氧化成小分子，可以有效分解三鹵甲烷的生成，降低生成量。此外，使用二氧化氯作為消毒藥劑時，對於水中大腸桿菌群、病毒、梨形鞭毛蟲及隱孢子蟲去除率可高達99%以上。

據查次氯酸的生成與pH值有關，當pH值降至四‧○以下時，次氯酸很容易因此變成氯氣，因此漂白劑不可接觸鹽酸等酸性物質，一旦接觸，所產生的氯氣將具有毒性，過去還曾經發生多次致死案例，必須特別慎重小心。當pH值在六‧○以上時，次氯酸根離子生成比例增加，因為氯氣與次氯酸根離子並沒有殺菌效果，因此將pH值維持在四‧○至六‧○，是漂白水進行安全殺菌的最佳範圍。

■ 酒精

市售藥用酒精濃度為95%。工業用酒精（顏色為紅色）由於含有甲醇毒性大，不可使用於餐食中。50%至95%濃度的酒精均具有高程度殺菌力，殺菌力最好的濃度為75%左右，調配時一般以95%、100cc.之市售藥用酒精加入25cc.至30cc.的水即可。

酒精可以殺死繁殖型細菌，但無法殺死其繁殖孢子或病毒。由於酒精會使蛋白質變性，因此不宜直接使用於傷口或黏膜，以免引起疼痛。

■ 碘化物

碘化物具有性質穩定及沒有腐蝕性等優點，但使用後會有碘色素殘留及成本較高等問題，因此餐飲業並不經常使用。碘化物的殺菌效果雖強，但需要較長之作用時間，是屬於比氯或銀更為可靠的潔淨化學消毒方法；當自來水受到嚴重污染，在使用氯可能無效時，才會考慮使用碘。一般會利用70%酒精添加1%至2%的碘，可以作為良好的皮膚殺菌劑（碘酒）；需要注意的是，碘對皮膚及組織有刺激性，因此不能使用碘「水」溶液，因為在水溶液中，容易發生游離出碘離子致燒傷皮膚。

■ 甲醛

甲醛食用時有毒，容易揮發，毒性易透過皮膚接觸或呼吸對人體造成傷害，為醫療器具使用之液態殺菌劑（也可作固著劑），進行殺菌時需要較長的浸泡時間。製作標本所使用的福馬林，屬於甲醛水溶液之商品名，其中約含34%至38%的甲醛，並含有少量甲醇作為安定劑，以防止甲醛聚合成為固體的聚合甲醛。福馬林可以用來作為消毒劑，對細菌的營養細胞、真菌及很多病毒有效，對細菌孢子及耐酸性染色陽性細菌，則作用遲緩，因易於蛋白質作用而減低其殺菌效果，且其穿透性不大，而易聚合於表面。福馬林在消毒劑方面之實際應用，多用於醫療器材及排泄物之消毒；另一重要應用則屬於動植物組織學之固定劑，優點在於不使組織產

生過度之收縮或膨脹，其作用原理主要為與組織中多種成分之活性根作用，而產生聚合作用，用於固定劑。使用時通常配成10%福馬林水溶液，並使呈中性至微鹼性，一般想要消滅微生物的芽孢，必須浸泡長達一天以上的時間。甲醛可藉由多聚甲醛，分解變成氣態殺菌劑，最早的沙克小兒麻痺疫苗便是利用此種方式進行消毒。

(四)過濾除菌與空氣過濾設備

過濾的原理是將等待過濾之液體，加壓使其通過濾材，如果液體中之粒子大於濾材的孔徑就會被擋住，而達到分離的目的，因此濾材孔徑如果比目標微生物小，就可以除去目標微生物。礦泉水或生啤酒最常利用過濾方式來進行除菌，以避免因為加熱而破壞其風味。一般依過濾細菌之大小可區分為精密過濾或微過濾，空氣過濾器分為三個等級，分別是：(1)初級過濾網（PF）；(2)中效率過濾網（MF）；(3)高效率過濾網（HEPA）。

細菌之粒徑約為0.2至5.0mm，病毒約為0.015至0.2mm（細菌之十分之一至二十五分之一），真菌約為5.0至10mm（細菌之二至二十五倍），黴菌約為2.0至10mm（細菌之二至十倍，見**表2-3**）；初級過濾，往往只能過濾大部分的真菌及黴菌，中效率則可過濾部分細菌等微生物，但是不能過濾病毒，只有高效率過濾網可以過濾大多數微生物。依照美國太空總署之規格，高效率過濾網又分為一百級、一萬級及十萬級。級別之定義是由大於5mm粒徑之微生物可通過之菌數而定，以一百級為例，即代表大於5mm粒徑之微生物可通過之菌數少於100CFU/ft^3，即等級愈小，過濾網之孔徑愈小；惟孔徑愈小，設計時需特別注意其出風量，因為孔徑愈小，出風量愈少，如果導致不能維持正壓，反而會造成污染的發生；因此實務上多半採用一萬至十萬級。至於HEPA過濾網則經常用於餐飲場所空氣之過濾。

表2-3　微生物大小

微生物	大小
病毒	0.015至0.2mm
細菌	0.2（病毒13倍）至5.0mm
黴菌	2.0（細菌10倍）至10.0mm

(五)薄膜應用技術

　　利用微生物與食品成分之理化性質不同，而以薄膜過濾方式（選擇性通過薄膜）來除菌，使用時須注意產品特性、濾材、過濾模組與加壓系統等的互相配合，以求得高過濾效率、高產品品質及延長儲存壽命；目前主要應用在釀造、乳品與飲料等方面。

(六)紫外線照射殺菌

　　紫外線的波長位於100至400nm（奈米，毫微米；即十億分之一公尺）間，日光中所含最多的紫外線波長約在350nm左右，一般具有殺菌之波長，則約在100至280nm間，其中又以260nm波長的殺菌能力最強。紫外線殺菌機轉，是透過進行破壞細菌核酸生命遺傳物質方式，使其無法繁殖，其中最重大的反應，是將核酸分子內的鹽基予以變成雙體，造成細菌在複製生命遺傳物質的過程中，因為發生錯誤而致死。紫外線的殺菌機制有二：

1.對於非胞子形成菌或繁殖體細胞，造成其去氧核醣核酸上嘧啶產生雙體，經此變異造成細菌在複製過程中，發生錯誤而死亡。
2.細菌胞子經過UV照射後，可能使其去氧核醣核酸上面之胸嘧啶產生自由基，而當兩個自由基結合以後，將產生光產物，破壞胞子萌芽而致死。

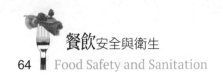
(七)臭氧殺菌

臭氧與氧氣不同，氧氣是由兩個氧原子（O_2）組成，分子量三十六，其性質穩定，但臭氧（O_3）是有三個氧原子的分子，屬於具有刺激性的淡藍色氣體，分子量四十八，具有很強的氧化能力；因此，當臭氧達到一定濃度時，便具有明顯的殺菌效果。而臭氧進行氧化作用以後，將被還原成無害的氧氣，並不會造成環境的二次污染，是相當環保的消毒方式。臭氧在空氣及水中的殺菌效果不同，在水中約僅需要0.3至0.5ppm，即可殺死黴菌、酵母菌、大腸桿菌及枯草桿菌；而在空氣中，對於大腸桿菌，約需要5ppm（水中十倍之濃度），枯草桿菌則需達到10ppm（水中二十倍之濃度）才能殺滅。殺菌機制係利用臭氧極強的氧化能力，使微生物的細胞膜脂質發生氧化，破壞其細胞機能，讓膜蛋白質氧化變性，造成細胞膜壁氧化、變性、穿孔、細胞質漏出，使細胞核蛋白質變性及去氧核醣核酸氧化裂解。一般臭氧的殺菌效果，比氯（漂白劑）強，具有型式多、可以減少空氣中的細菌、預防病毒、傳染疾病、清洗蔬果魚肉、抑止細菌繁殖、分解殘留農藥與空氣中的煙味、黴味及阿摩尼亞味等優點。

(八)光觸媒殺菌

光觸媒殺菌的原理是藉由紫外線或太陽光的照射，使觸媒表面的電子，因為吸收足夠的能量而脫離，而在電子脫離的位置上形成帶正電的電洞，電洞會將水分子解離出的氫氧陰離子（OH）氧化（即奪取其電子），使其成為活性極大的氫氧自由基。氫氧自由基因為性質不穩定，一旦遇上有機物質便會進行搶奪其電子的機轉，有機分子則因為其電子被氫氧自由基所奪取，造成鍵結斷裂分解。一般的污染物或是病原體成分多半由碳水化合物所組成，當鍵結斷裂分解後，將會轉變成無害的水及二氧化碳，達到除污及滅菌之目的。

簡單的說，光觸媒的催化反應是利用光提供能量，以進行催化作

用，進一步使觸媒周遭的氧氣或水分子，轉換成極具活性的自由基，而藉由這些自由基，來分解對人體有害的有機物質。

(九)高電場脈衝

High Electric Field Pulses（HEFP），屬於非熱加工技術，由於電場可以瞬間分布整個食品導電系統，在幾乎不用加熱間質的狀況下，可以在極短的時間內連續處理產品，非常適用於蔬果榨汁與食品保存之使用，可用來取代傳統低溫殺菌，以生產高品質產品。原理是利用高電場脈衝（10-50kV/cm，＜10 μ s）作用。當外部電場作用於細胞膜時，會在細胞膜產生電位差，電位差升高時，會造成細胞膜變薄，當電場之壓縮效應大於細胞膜黏彈力時，將形成細胞膜孔洞，進而導致破裂，使細胞膜的結構不穩定或改變細胞膜結構，致喪失細胞膜的半透膜功能，直接造成細胞死滅。這個殺菌方式符合也適用於生產清潔、節約能源與無廢棄物概念之產品。

(十)其他

■脈衝強光

脈衝強光（pulsed-light）是利用強烈而閃光極短（1 μ s至0.1s）的強光，讓等待殺菌的物體，暴露於此強光之下，使物體表面承受一次或一次以上的脈衝照射及能量，來達到減少表面微生物污染，進而殺菌及抑制酵素活性之目的。光源波長範圍很寬（170至2600nm），介於紫外線到近紅外線間，以每秒閃光一至二十次的方式，瞬間釋放極大的光能量（為紫外線的一○四至一○七倍），適合大量生產時的殺菌應用。日本自一九七○年即應用此技術，並於一九八四年申請專利。優點包括有：(1)安全；(2)溫度變化小，不會對產品品質產生破壞；(3)照射處理時間短，效率佳；(4)可以依製作過程之需要應用。

■ 超音波殺菌

聲波可以在氣體、液體和固體中傳播。聲粒子振動時會壓縮和碰撞相鄰粒子，形成壓縮區與稀疏區，使用超音波在介質中進行傳播時，就可以導致介質溫度升高進行殺菌。

■ 微波殺菌

在一定強度的微波作用下，食品中的蟲類與菌體，會因為具有水分等極性分子，在微波作用下產生極化現象而升溫，從而導致蛋白質發生變性，失去其生物活性。

■ 無機消毒劑

金屬離子、鹵族（氯、溴、碘等）、酸、鹼及溶劑等都屬於無機消毒劑，原理是破壞菌體DNA、RNA，使細胞質鹵化，惟使用時，需注意到重金屬會有細胞毒性，氯氣有劇毒，外洩時易發生工安意外，鹵素衍生物則有致癌性等方面之問題，如銀活性碳殺菌。

使用銀離子，係屬於新式的殺菌方式，唯其缺點是成本比較高，殺菌速率也比較慢，作用時間也需要比較久，而且劑量過量時，可能會有危害健康之虞。當銀遇到硫化物時，將會因為產生化學作用而變黑，因此有毒物質如果含硫時，就會因此被偵測出來，例如不純的砒霜。純砒霜是屬於無臭無味的白色粉末，不純者則為紅色或紅黃色。電影或電視劇的古裝劇常有使用銀器進行驗毒之情節，現實生活中很多無毒物質因含有許多硫，如雞蛋黃，此時如果將銀針插入會有變黑的情形，但其實是無毒的；相反的，有些很毒的物質不含硫，如毒蕈、亞硝酸鹽、農藥、毒鼠藥及氰化物等，這時使用銀針接觸時，並不會出現黑色反應，而這些物質是具有毒性的。也就是說，在現實生活中，銀針並不能鑑別所有毒物，但卻具有消毒的功能。銀在水中可以形成帶有正電的離子，能吸附水中的細菌，進入細菌體中，造成細菌的酵素系統發生封閉與受到抑制，使細菌失

去代謝能力而死亡。

■ 離心除菌

在飲料及乳品製造過程中，工業上經常使用離心機來澄清液體製品，離心可以產生低菌的與高菌的原料，進而可以再進一步處理。

■ 有機消毒劑

有機消毒劑如酚、醛與四級銨等，消毒原理是使酵素或核蛋白失去活性，破壞細胞膜，使蛋白質變性，只是這些消毒劑會有細胞毒性、氣味不好等缺點，因此多半僅使用於表面消毒或空間薰蒸上。

■ 氧化劑

如過氧化氫、高錳酸鉀及過乙酸等，是靠氧化作用，或細胞質蛋白的鹵化作用來殺菌；其缺點是氣味不佳及氯之衍生物具有致癌性。

■ 芳香精油

如茶樹精油，因具有強烈之辛辣味道，可有效驅蟲及消毒殺菌，只是效果較遲緩，價格也較高。

■ 負離子（遠紅外線）

遠紅外線陶瓷粉末加工製品，係利用產生之負離子，中和空氣中之灰塵及細菌等帶正電粒子，只是無立即明顯的殺菌效果。

■ 電解酸性水

以pH2.7、氧化還原電位＞1,000mv之電解酸性水處理，可抑制細菌生存；惟價格較貴，且依酸度不同，其效果也不相同。

■ 高溫噴射蒸氣

利用高溫強力的蒸氣噴射來殺菌及溶解污垢。惟較耗電及維護成本高，僅能去除表面污染，費時費力，並因高溫具有危險性等方面缺點。

除了上述的各式殺菌方式外，尚有射線殺菌，如χ-射線、γ-射線、電子（陰極）射線等；以及環氧丙烯（PO）、火燄殺菌等等。

三、微生物的控制與應用

(一)生物復育法

生物復育法（bioremediation）係藉由人為方式來改變或控制環境，使得遭受污染的區域成為生物活化區，藉由提升污染物分解菌之分解活性，進而達到將污染物予以分解、破壞或去毒之效。

二○一六年臺灣業者，利用微生物將糞尿變肥料，將畜牧「黃金」肥回灌農田以降低成本。雲林縣的畜養豬隻及牛隻數量高達一百四十五萬餘頭，占全國的25.1%，數量全國第一，縣府環保局輔導團隊二○一六年六月提出「畜牧糞尿沼液沼渣作為農地肥分使用計畫書」，約有二萬一千一百隻豬隻、二百隻牛隻的糞尿沼液沼渣，利用來澆灌超過六十九公頃農地，澆灌面積全國第一，希望因此讓牛「黃金」升格。縣府優先選定五家畜牧場，澆灌對象先以稻米、玉米、花生及牧草田為主，以雲林主要作物稻米計算，約可節省三千四百五十包肥料，換算下來一年可節省約一百二十萬肥料費用的支出，對農民有很大的助益。

養豬廢水厭氧消化過程所產生的副產物沼渣及沼液，其中含有機質、腐植質、微量營養元素、多種氨基酸、酶類及有益微生物，且酸鹼度適中，研究發現具有改良土壤的作用。

哥斯大黎加一家屠宰場，將屠宰場的動物臟腑和腐肉利用後轉化腐臭為清氣；此氣係指沼氣（甲烷），此舉屬於哥斯大黎加最新進的潔淨能源點子；首先將上述廢物傾入「生物消化器」的巨大金屬容器，將之化為氣體供應電力；此類裝置過去已在歐洲使用，但是在拉丁美洲卻是創新先

河。過去扔掉的惡臭廢物，如今都可讓微生物產生甲烷「生物氣體」。哥斯大黎加的再生能源，過去主要是水力，供應全國四百八十萬人口99%的用電，生物消化器只要安全操作是屬於不錯的天然氣來源，而且不必加壓儲存，也不用氣槽，估算產生的生物氣體，將可供應約屠宰全廠80%的電力需求。

(二)製酒

　　清酒至二〇一六年已有兩千年的釀造史，堪稱是世上最古老的製酒技術之一，繁複的製程係造成其口味多變的主因，二〇一六年全日本已有超過九千家釀酒廠，而且每年都會推出上萬支酒款。日本清酒的南北酒感厚薄是最直接影響風味的主因，由於北部天氣比較涼爽，發酵時間比較長，酒感較淡麗，加上北方食物口味較淡，因此釀造的酒味道較淡；反之，南方因為溫度較高，發酵速度快酒性也較烈。因此，清酒人稱地酒，除了原料之外，風土、時間都是影響酒的口感的主要原因。

　　日本清酒分精疏，就如同白蘭地、XO等紅白酒的主要原料是葡萄般，釀清酒的核心原料就是米，但釀造清酒所使用的酒米與一般食用米完全不同，酒米需要米粒夠大，如此才能讓麴菌比較容易進入米中的心白，將澱粉順利轉換成糖與酒精，而且米的外層雜質愈少時，產品的酒感也會更加纖細；酒米等級最高的稱為「酒造好適米」，只占所有酒米的5%，一般最好的酒米價格，會比最好的食用米價格貴上兩倍。著名的「大吟釀」稀有的原因，係來自日本法律規定：「大吟釀」必須以精米步合50%的酒米製成，所謂「精米步合」指的是將原米磨掉的比例，例如糙米比例為100%，精米步合50%是將米磨掉50%，剩下的50%才作為製作「大吟釀」的原料，因此釀造「大吟釀」所需的酒米，是釀造一般清酒酒米的兩倍，價格自然比較高，也因為精米度高，古代也大多用來獻給將軍或天皇。

　　日本清酒的酒感好壞很大部分取決於酒米的精劣，而如果說米的品質是清酒的靈魂，製酒的水就是清酒風味的主調，因為日本清酒的成分中80%是水，水質對風味具有關鍵決定性，因此古老、品質穩定的酒廠會將釀酒廠設於名水旁邊。水依內容中的礦物質含量，又可分成軟水和硬水，軟水中的礦物質因為含量較低，成品的口感柔軟甜美，所以酒發酵期間會比較長，而所釀出來的日本清酒，性溫口感柔，大多稱為女酒；硬水中的礦物質、維生素含量比較高，有助發酵期縮短，口感也比較辛辣，依風味被歸為男酒。至於好壞發酵菌種也是釀酒過程與水、米具有同樣重要的因素，製酒過程主要是透過麴菌、酒母「　　（もと）」及酵母幾種菌類的交互作用。麴菌生成和米有關，製作日本清酒重要的糖化菌種為黃麴菌，主要產生在蒸米過程，可將澱粉分解為糖，再經過蒸米、麴及水製成的酒母，將所轉化的糖化物質轉為酒精。酵母種類非常多，釀酒時採用單一酵母也可混合，釀製酵母的組合和形成都是屬於各酒廠的秘方。

　　日本清酒到底該冷喝還是溫著喝，沒有確定的標準答案。清酒是隨溫度變化的酒款，溫度高時酒的旨味與甜味比較能帶出，溫度低則能突顯香氣及酸的層次，消費者可多嘗試確認自己的喜好。日本清酒依口感分為薰酒、爽酒、醇酒和長期熟成熟酒；其中薰酒和爽酒較重味道，因此溫度太高時，會破壞香氣和爽口感，薰酒（如「大吟釀」）適合在十度左右品嚐，而「本釀造」則是五度左右的風味最佳；醇酒和熟酒因口味比較厚重，雖然也可低溫飲用，但是如果溫度高時，將可帶出更多層次香味，因此建議四十度前後飲用為佳。「長期熟成酒」一般又稱「古酒」，可以藉提高溫度帶出陳年熟成的香氣，因此建議三十五度上下飲用。並不是所有日本酒都稱清酒，還有一款叫燒酎，指的是蒸餾酒，酒精濃度比釀造清酒更高，味道更濃烈，製作時除了使用米外，燒酎也會加入大麥、蕎麥或番薯等，因為價格比清酒低，在日本漸漸受到女性歡迎。

(三)面膜

二〇一六年臺灣蘇澳海事學校商經科學生利用苦茶油、苦茶粕及咖啡果實，製作出天然無毒保養品，由於兼具實用與創意，深獲評審青睞，榮獲特優獎。另外，也有用咖啡果實做出天然面膜，咖啡果肉本身具有美白效果，用小麥、啤酒花及酵母自釀啤酒，再加入咖啡果肉製成的面膜，成分天然，沒有刺激性，而獲得佳作。

(四)地力恢復

臺灣由於可耕地面積下降，現有耕地地力因為長期使用化肥，加上耕地沒有休息不復以往，二〇〇九年富耕公司總經理自澳洲返臺定居，一次因為吃到市面草莓，喉嚨因為過敏導致嗓子都變啞，後來屢試不爽後才驚覺臺灣農產品中，農藥殘留竟然如此嚴重，決定投入打造有機農業。在地力復育的關鍵過程中，有機肥料扮演重要角色，有機農通常會回收雞糞、太空包等廢棄物，再製成有機肥。以雞糞處理為例，需要自行研發機器設備，二十四小時內，透過高溫發酵製程，生產有機肥料。以富耕公司總經理為例，他便是透過短時間發酵技術，熬了五年，終於使地力回復，「蚯蚓愈來愈多」，工廠前的閒置農地過去原為稻田，但因為土地嚴重酸化，後來施用自家肥料，一個月後回復弱鹼性，種植百合花僅花苞「就有碗公這麼大」。只是，臺灣目前有機肥料產業進入的門檻高，例如資本設備的投資大，而且需要大面積土地擺放機器設備、原料及倉儲。

一般人一聽到細菌，直覺就認為一定是與腐敗有關的壞角色，事實是：人們製作麵包、釀醋及製造酪乳等食品，都會利用到細菌，所以對於細菌，不要有先入為主的錯誤觀念，認為細菌不好，重點是如何利用與控制細菌；利用得好，例如毒性很強的食品中毒病原菌肉毒桿菌，現在不是被拿來美容去除皺紋嗎；而控制不好時，如製酒過程被污染，導致腐敗或產生甲醇時，酒就不再是酒，而變成可能會危害人體的毒品。

重點回顧

一、細菌：

　　1.分類：依據細菌的形狀，可以區分為球菌（球狀）、桿菌（桿狀）、螺旋菌（螺旋狀）、弧菌（腸炎弧菌）、螺旋菌（梅毒螺旋菌）等。

　　2.依據其特性可以區分為：產酸菌、產氣菌、色素生成菌、黏液生成菌、分解菌、腸內菌與食物中毒菌等。

　　3.繁殖與生長：細菌的繁殖是以幾何方式增加的。一般在食物生長、收成、加工、儲存及調製時，被細菌或其毒素污染時，將導致食物中毒之發生。

二、環境影響：溫度、食物、濕度、酸鹼值、滲透壓、氧化還原電位、抑制劑、光線與放射線、壓力與抗菌物質。

三、控制與應用：發酵菌類與腐敗菌類。

四、細菌性食物中毒分成：感染型、毒素型與中間型。

五、黴菌作用：使植物腐爛、製酒麴、醬油麴、製乾酪、乳酪、豆腐乳與糖化菌。

六、酵母菌作用：啤酒、蒸餾酒、紅色色素與醋酸。

七、微生物控制方法計有空調設計、離心除菌、化學藥劑殺菌、過濾除菌與空氣過濾設備、薄膜應用技術、紫外線照射殺菌、臭氧殺菌、光觸媒殺菌、高壓、無機消毒劑、有機消毒劑、氧化劑、酒精及負離子（遠紅外線）等。

課後學習評量

一、選擇題

( ) 1.鏈球菌是球形的革蘭氏：(1)陽性細菌 (2)陰性細菌 (3)兼性細菌 (4)通性細菌 ，此類細菌在進行細胞分裂時，總會沿一個軸進行，因此形狀通常會成對或成鏈狀。

( ) 2.螺旋菌的種類僅次於球菌、桿菌，在細菌家族中名位列第三，超過：(1)1週 (2)2週 (3)3週 (4)4週 以上者稱為螺旋菌，不滿1週者則被稱為弧菌。

( ) 3.螺旋桿菌屬源自古希臘詞彙，代表螺旋或纏繞；其屬名則指「幽門的」或幽門閥（胃部通往十二指腸的圓狀括約肌），源自：(1)中國 (2)日本 (3)埃及 (4)古希臘 詞彙，代表守門人；一旦家中成人罹患「胃幽門螺旋桿菌」感染時，共同生活的孩童也會遭到感染。

( ) 4.細菌主要的繁殖方式通常是無性方式，而最主要的方式是：(1)突變 (2)轉化 (3)二分裂法 (4)轉染。

( ) 5.致病性細菌於食物生長最好的Aw為1.0至0.86間，法規要求罐頭食品與臺灣真空包裝食品良好衛生規範規定Aw為：(1)0.9 (2)0.85 (3)0.8 (4)0.75 以下。

( ) 6.下列瘦肉以何者所含的脂肪量最低？(1)牛肉 (2)豬肉 (3)雞肉 (4)羊肉。

( ) 7.最好的消毒方法為：(1)強力消毒水 (2)高錳酸鉀溶液 (3)高溫高壓水清洗，保持衛生清潔 (4)純酒精。

( ) 8.豬肉屠體中肉質最柔嫩的部位是：(1)里脊肉 (2)胛心肉 (3)腰裏肉 (4)後腿肉。

( ) 9.下列哪種糖的吸濕力最差？(1)果糖 (2)葡萄糖 (3)蜂蜜 (4)玉米糖漿。

（　）10.以下哪一種食品工廠，依目前法規必須設置衛生管理人員？(1)醬油工廠　(2)餐盒食品工廠　(3)味精工廠　(4)烘焙工廠。

（　）11.一桌臺幣6,000元的酒席，食物成本占40%，其中熱炒大菜占65%、冷盤占20%、水果、點心占15%，則熱炒大菜的費用約為：(1)3,900元　(2)2,100元　(3)1,560元　(4)2,400元。（註：6,000×40%×65%＝1,560）

（　）12.一般引起食品變質最主要的原因為：(1)水分　(2)空氣　(3)微生物(4)溫度。

（　）13.開罐後的鮮奶應：(1)盡快喝完　(2)煮開後放在室溫下可以保鮮數日　(3)冷藏多久沒關係　(4)冷凍較安全。

（　）14.下列何種油脂，含有較多的飽和脂肪酸？(1)麻油　(2)玉米油　(3)花生油　(4)椰子油。

（　）15.最易溶於水的天然色素為下列何者？(1)花青素　(2)葉綠素　(3)類胡蘿蔔素　(4)花黃素。

（　）16.下列何者不是食品「真空包裝」的目的？(1)抑制微生物生長　(2)抑制脂肪氧化　(3)防止色素氧化　(4)防止食物變形。

（　）17.肉類、乳品皆因含有充分的：(1)維生素B　(2)水分　(3)油脂　(4)蛋白質　而極易腐敗，腐敗後具有毒性，因此保鮮的方法很重要。

（　）18.雞蛋中蛋黃所占的重量約為：(1)70%　(2)30%　(3)55%　(4)10%。

（　）19.冷凍食品能有很長的保存期限是因為低溫冷凍有何作用？(1)殺死食物中所有微生物　(2)抑制微生物生長　(3)完全抑制食物酵素作用　(4)使食物不會發生物理變化。

（　）20.低溫食品理貨及裝卸作業，均應在攝氏幾度以下之場所進行？(1)7℃以下　(2)15℃以下　(3)4℃以下　(4)0℃以下。

解答：

1.1　3.4　4.3　5.2　6.3　7.3　8.3　9.2　10.2
11.3　12.3　13.1　14.4　15.1　16.4　17.4　18.2　19.2　20.2

二、問題與討論

1. 細菌依其對於氧氣需求，如何區分？

2. 請說明酵母菌繁殖方式。

3. 營業用之冰箱為什麼要裝溫度計，營業時使用家用冰箱時（沒有裝溫度計），該怎麼辦？

4. 黴菌有何功用？

5. 酵母菌對人類有何貢獻？

Chapter 3

食品腐敗與中毒

學習目標

■瞭解造成食品腐敗的原因與過程

■認識法律規定的食品中毒定義

■防止食品腐敗的方法

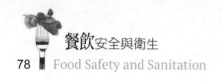

第一節　前言

　　食品中的糖類，可以提供人體作為熱量來源，一旦微生物將糖類分解，糖類便不能再作為提供熱量之用途，但是分解後的產物卻能提供其他的功用，甚至比原先的糖類價值更高；所以，微生物的發酵與腐敗，往往是看分解後的產物之價值而定。工業方面經常應用微生物來生產許多微生物代謝產物，包括有機酸等具有生物活性物質（即俗稱的抗生素，如青黴素、四環素等）、酵素（如糖化酵素，可用來將澱粉分解成糖類進一步利用等）、生物農藥或廢棄物的再利用等方面用途。

　　利用微生物發酵的食品有優酪乳、酒類、醬油、醋和麵包等，健康食品有冬蟲夏草、靈芝、香菇綠藻與乳酸菌等。研究顯示，菇類的藥用價值用途廣泛，計有：(1)抗腫瘤活性：如香菇多醣體等約含有十種左右之多醣體；(2)預防心血管疾病：十種左右之三萜類（靈芝酸等）；(3)抗自由基：如靈芝多醣體之功效；(4)降血糖作用：如靈芝多醣體之功用。

　　二〇一三年越南中部發生民眾因為食用遭受鏈球菌感染的豬肉或豬內臟，導致感染細菌性腦膜炎。民眾食用豬肉或豬內臟時必須充分煮熟，處理生豬肉時也應戴上手套，慎防損傷，並避免手部傷口直接接觸生肉。二〇一一年日本也因為吃生肉，發生腸道出血性大腸桿菌感染症（enterohemorrhagic E. coli, EHEC）之食品中毒案，患者因為合併發生溶血性尿毒症候群（hemolytic uremic syndrome, HUS），這波流行在當時導致數位民眾死亡，引發日本食用生肉之安全性討論。

　　二〇一一日本年發生的食安風暴後來發現係因為攝取生魚片所導致，患者因為食用了一種寄生蟲——爵床瓢蟲（Kudoa septempunctata）導致食物中毒。食物來源包括受污染的橄欖比目魚（即平魚、比目魚，料理時於烤架上塗上橄欖，英文名為olive flounders）生魚片，患者於食用後

一至九小時內出現嘔吐及腹瀉。

　　所以，即使食物沒有腐敗（如上述之新鮮生肉），遭受污染（出血性大腸桿菌或爵床瓢蟲）也會導致食品中毒。當時也有專家建議「別再洗生肉」，認為沖洗產生的水花還可能帶菌，四處噴濺，污染到附近的食物。生肉可以稍微過水，大力沖洗則沒有必要，料理時熟食不要擺在水槽、流理台附近，以免遭到污染。

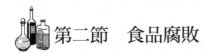 ## 第二節　食品腐敗

一、食品腐敗的定義

　　食品中常有許多細菌、酵母菌及黴菌等微生物，當食品在採收、製造或儲存過程中，因環境變化、酵素作用及微生物繁殖等作用分解，而失去「可利用性」時，稱為腐敗。在此特別以失去「可利用性」方式來定義腐敗，是因為許多微生物作用後的成品，如果為人所接受時，就有其市場價值，例如優酪乳、酒及醋等商品，此時這些微生物作用後的成品，甚至還可能是暢銷的健康食品呢。

　　在餐飲安全與衛生方面，一旦食品失去可利用性時，簡單的說就代表失去可食性，內含有害物質、病菌，或其他有害產物或使人噁心之食品，必須予以棄置。

二、食品腐敗的現象

　　腐敗現象係指產生異（臭）味、變色、失去光澤、改變原來外觀與味道，而不為人們所接受者稱之。例如：

1.新鮮蔬菜水果軟腐、長灰黴或黑黴、發酸等，如：(1)番薯色黑軟腐；(2)梨硬質；(3)蘋果黑腐；(4)豆類酸腐；(5)葡萄綠黴；(6)橘子灰黴。

2.酸醃菜類變色、變軟、凹陷，如：(1)酸菜變軟腐、生粘；(2)醬瓜凹陷、小麥膨脹、大麥的麥角病。

3.牛奶變酸、產氣、變色（變藍色、黃色或紅色等）黏綢（生粘絲狀）、生鹼（氨、尿素）及味道（產生酸味、苦味或其他不良味道）改變。

4.麵包發黴、生粘、糖漿生粘絲、洋蔥灰腐、窩苣根部細菌性軟朽、肉類生粘、發酸或變綠、魚肉變軟、流出汁液、腐敗變臭、蛋生綠腐點、黑腐點、小麥、大麥的麥角病、脂肪酸敗。

三、食品腐敗的過程與變化

(一)蛋白質

蛋白質被微生物之酵素分解，形成聚合胜肽、簡式胜肽及胺基酸：

1.蛋白酶：如保久乳放置室溫儲存日久後，如果殺菌不完全，將會因為細菌繼續分解乳蛋白，而產生具有苦味的胜肽。

2.胜肽酶：將胜肽變成胺基酸。

(二)脂肪

脂肪被分解為脂肪酸與甘油等產物，而脂肪酸氧化時，會產生令人不快之異味或酸敗氣味。例如脂解酶作用時會：

1.將脂肪分解成脂肪酸與甘油：例如乳酪的乳脂肪被脂解酶分解（水解）後會產生丁酸、葵酸及月桂酸等酸敗味道（油耗味）。

2.將磷脂質分解成磷酸鹽、脂肪酸與含氮鹼基。

3.將脂蛋白分解成蛋白質、膽固醇與磷脂類。

(三)醣類

醣類依分解程度被分解成糊精、雙糖與單糖等糖類，然後糖類再被發酵。依產物區分為：

1.酒精發酵。

2.乳酸發酵。

3.丙酸發酵。

4.丁酸發酵。

(四)酵素性褐變

香蕉切片以後，果肉會由白色變成褐色，主要是因為其中的酵素催化所造成；而一般發生酵素性褐變，需要以下三個因子：

1.酵素：如多酚氧化酵素可以使蘋果及馬鈴薯變黑。

2.基質：需要有酚類化合物，當作褐變反應基質。

3.氧氣：褐變反應必須的成分之一。

當含有酚類之基質，在氧氣存在的狀況下，經多酚氧化酵素等酵素作用後，先產生黃色的中間物質，繼而聚合成黑色素，此過程即是所謂的酵素性褐變。預防褐變的方法有：

1.使用抗氧化劑來抑制多酚氧化酵素（polyphenol oxidase, PPO）：如添加抗壞血酸（維生素C）。研究將楊桃丁浸漬於不同濃度、酸鹼度及溫度之抗壞血酸水溶液，結果顯示使用1.0%及1.5%抗氧化劑抗壞血酸水溶液，對於降低楊桃PPO活性具有相當好的效果；其中

又以1.0%抗壞血酸水溶液在pH4時,能夠減緩楊桃PPO活性之效果最佳;藉由50℃以上溫度之加溫處理方式,則有加速抗壞血酸的作用,因此可減少浸漬時間達三分之一以上(石正中,1999)。

2.浸泡酸性物質:如檸檬酸。

3.減少與氧氣的作用:使用氮氣或低透氧膜包裝(阻隔氧氣)。

4.浸泡漂白劑:如亞硫酸鹽替代品。

5.應用柵欄技術──組合式抑菌技術:

(1)如用1%或2.5%檸檬酸,加上0.25%的維生素C,處理後進行真空包裝切片楊桃,並置於4.4℃以下進行保存。(類似治療疾病之雞尾酒療法)

(2)市售豆干因為具有高水活性及營養內容,十分適合微生物生長,尤其對真空包裝的即食豆干預防肉毒桿菌的污染特別重要。為避免肉毒桿菌的危害,研究將豆干(大豆干及小豆干)的pH值降至四‧六以下,或降低其水活性至〇‧八五以下,並於豆干真空包裝後進行加熱殺菌,進行防止微生物污染之作業。透過產品貯存試驗結果發現,殺菌前如果將豆干的pH值降至四‧六以下,或降低水活性至〇‧八五以下,再進行真空包裝及殺菌時,可以讓豆干在7℃以下可至少保存四週,在25℃以下至少保存十天,在這些貯存期間裡,這些豆干的總生菌數、好氣性及嫌氣性孢子數均未被檢出。因此,實驗得知組合pH值、水活性、低溫殺菌及冷藏等柵欄技術,可用來生產衛生安全的真空包裝即食豆干產品(林欣榮,2011)。

6.浸泡鹽水。

7.使用遺傳工程技術。

第三節　腐敗預防方法（食品保存方法）

　　一八五〇年代，法國當時的化學家雖然可以寫出將糖水發酵、醇化，變成酒精的反應方程式，但是卻不知道其真正原因。雖有極少數的學者有聯想到酵母菌，但在當時也僅只是推論而已，一八五四年時，經過法國著名的科學家巴斯德（當擔任法國里耳Lille地方科學院院長）慎密搜集材料進行分析，再加上一次又一次的培養試驗，終於在顯微鏡下，看到被分離出來的純酵母菌，證實活的酵母菌可以使糖水發酵變成酒。此外，他發現酒中除了酵母菌以外，還有其他細菌存在，而這些細菌就是造成日後酒會變酸、變壞的原因；而只要透過將酒加熱到45℃至60℃的過程之後，就可以防止酒品變濁，這個低溫加熱處理過程，就是後來著名的「巴斯德低溫殺菌法」。

　　後來巴斯德更進一步將釀酒科學工業化。透過控制酵母菌使酒的產量增加，也使酒的風味變得更加醇美，後來法國就是依靠酒類的收入，才得以清償巨額的戰爭欠款。

　　以下說明用來預防食品腐敗或增加食品可利用性的常用方法。

一、加熱密封

　　加熱可以殺菌，密封可以除去空氣、抑制微生物生長、減少酵素性褐變機會，以及防止脂肪酸敗。

二、溫度控制

　　利用加熱、冷藏或冷凍等溫度控制方式，可以製造出不適合微生物生存之環境：

1. 加熱法：高溫可殺死大部分微生物及其孢子。一般致病細菌在60℃以上均會死亡，而食物經過煮沸以後，附在上面的黴菌大都會死光；但是經過一段時間，如果沒有繼續將空氣予以隔絕，則仍然會再度聚集新的黴菌，因此使用加熱法，一般僅能維持短時間的防腐作用。

2. 高溫消毒法：首先將牛奶數秒內迅速予以加熱至150℃，隨即放入容器內密封。利用此法，牛奶可保存數月，只是牛奶的香味會因為高溫而流失部分，不若採用巴斯德低溫消毒法處理過的濃郁。

3. 巴斯德消毒法：新鮮牛奶由於其中含有許多微生物而容易變酸，採用巴斯德低溫消毒法可殺死牛奶中大部分的微生物；如此一來，不但可使牛奶不易變壞，同時也能保存牛奶的香味。

4. 加熱密封：加熱可以殺菌，密封可以除去空氣、抑制微生物生長、減少酵素性褐變機率以及防止脂肪酸敗。

5. 低溫處理：除了李斯特菌低溫菌以外，一般微生物在低溫的情況下生長會受到限制，酵素活性也會降低，因此有些食品會採用低溫處理的方式保存食品。如果採用超低溫（如低於零下40℃）處理，更可長久儲存食物（如應用於冷凍鮪魚、花粉及甘藷莖頂組織）。

6. 冷藏法：由於低溫並不能減慢或抑制細菌生長，因此食物不能放置太久。一般冰箱冷藏的溫度約為5℃。

7. 急凍法：食物經過急凍以後，可以儲藏在-18℃以下長達三個月。但是急凍法由於不能殺死細菌，只能短時間抑制細菌的繁殖，故需要注意一旦食物解凍以後，必須盡快食用，因為解凍時溫度一旦上升，細菌將馬上開始快速繁殖並使食物快速變壞。

8. 室溫儲存法：水果如果握起來稍軟，表示已成熟，可以立即食用，購買以後如果不馬上吃，便應該放進冰箱冷藏，以避免發生軟化腐敗。如果握起來質地仍然硬實，表示比較青澀，並不適合當天吃，

建議放在室溫下二至三天追熟，或與蘋果（具有催熟效果）等更性果實一起裝進塑膠袋內存放。蘋果一般不可與柿子放在一起，因為蘋果所釋放出之乙烯將使柿子快速軟化，果實一旦軟化，其儲藏性便會降低。所謂更性果實是指果實在追熟時，其呼吸作用也會同時上升之水果稱之，例如蘋果、梨、香蕉、酪梨、百香果及番茄等均是。

三、水分控制

水分的控制可以降低水活性，抑制微生物的生長。近期的研究發現，使用酸性電解水可以抑制金黃色葡萄球菌與黃麴毒素活性，並可應用於雞蛋及家禽肉之清洗與消毒。使用「保濕劑」可以降低水活性，增加食品柔軟性。研究顯示，將添加物「山梨醇」加至重組豬肉乾中，與未添加者比較起來，儲存期間品質較穩定，這些研究結果均顯示出與微生物水分的利用有關。

(一)脫水與脫水乾燥法

「脫水法」係將食物置於陽光下曬乾或風乾。屬於很古老的食物保存方法。由於細菌生長需要水分，脫水後的食物，再予以儲放在不透氣的容器內，可以保存一段頗長時間，如奶粉、菜乾及冬菇等，都是屬於經脫水法處理的食物。只是經此方法處理的食物質地和味道，跟新鮮的會有差別。近期的研究發現，使用「保濕劑」可以降低水活性，增加食品的柔軟性，這個方法也屬於脫水乾燥法之一。

(二)冷凍真空乾燥法

冷凍真空乾燥法是將想要乾燥的物品，利用急速凍結的方法先行固

化，然後在適當的真空條件下，再將冰昇華成水蒸氣，達到除去物品中的水分之方法。冷凍真空乾燥法是屬於比較現代的食物保存方法，所採用的原理與脫水乾燥法相同。食物在此過程中先被迅速冷卻，然後在低壓下被除去其中的水分。食物利用冷凍真空乾燥法儲存的歷史，可以追溯到南美洲祕魯的印加人對於馬鈴薯和其他農作物的冷藏儲存方式。過去他們把農作物，放置在馬丘比丘或比馬丘比丘還高的山上，因為山上持續維持低溫，可使農作物冷凍，獲得長期保存。此外，高海拔、低氣壓可使農作物水分逐漸蒸發。由於食物已經不含水分（指不含自由水），因此經過冷凍真空乾燥法後的食物重量十分輕，加上食物的本質並沒有改變，因此保留著很高的營養價值。而當食物一旦加水以後，便會迅速回復其原來形狀，當然，加入水後的食物必須迅速烹煮，否則細菌便會重新生長。

■方法及原理

冷凍真空乾燥原理是利用食物的水分，在高真空、低壓的環境下將水分由固態冰立即昇華成氣態水蒸氣，再將水蒸氣冷凝成液態水而排除脫水。冷凍真空乾燥法是把冷凍、真空和乾燥等三種技術予以結合起來，又簡稱「凍乾」（freeze drying），也稱為「昇華乾燥」。成品因為具有低水活性，可以在室溫下長期保存而不至於腐壞，也可以在日後需要使用時加水復原。過去傳統的中藥材，係採用在陽光下曝曬、風乾及泡製的方式，往往導致其中的有效成分遭受破壞。後來經過文獻研究證實，改採冷凍真空乾燥方式後，中藥藥材之保留有效成分明顯高於傳統方法所製作的產品。

■重要性

一個藥品如果沒有採用冷凍真空乾燥時，因為性質比較不安定，因此需要存放在4℃至8℃的冰箱中。而在冰箱保存前四週，藥效最多維持在原本90%；四週以後藥效將會逐漸衰退而無法使用。這對製藥公司而言是

屬於量產的瓶頸，因為藥品一旦超過有效期限後，就必須被丟棄往往造成很大損失，而改採冷凍真空乾燥技術以後，藥品的有效期限可由四週延長至一百週，而且藥物也會增加安定性，加上藥物不必存放在4℃至8℃的環境，不僅大幅延長藥物運送與保存期限，也讓製藥公司擁有足夠時間進行藥物安全性檢驗。

目前冷凍真空乾燥法的新用途有：

1. 膠體體系：如乳液、微乳液及奈米乳液等。此型態能夠傳送活性分子，提高溶解性與穩定性，缺點是可能遭受微生物污染、物理化學的穩定性和藥物藥理活性損失等風險。而透過冷凍乾燥方式可將其中的水分，在真空製備時透過昇華予以去除；因此，目前已建議作為解決前述這些問題的手段。凍乾後的產品非常穩定，方便運輸和儲存。

2. 藥物噴霧冷凍乾燥（SFD）：過程包括三個步驟，產生液滴、冷凍及昇華乾燥。

3. 疫苗：屬於穩定活性的減毒病毒疫苗首選方法。

4. 哺乳動物精子的長期保存：為節省儲存空間和成本，以及便於保存樣品的運送。精子樣品可以透過冷凍乾燥來完成。

四、煙燻處理

英國作家藍姆的名著《論烤豬》書中提及人類如何發現使用「火」的故事如下：

一位粗心的中國農夫，因為一不小心而引發火災，將房子燒掉，意外將一頭乳豬燒死，當時農夫面對著乳豬殘骸所冒出的白煙，正在不安與煩惱不知道要如何向家人交代時，突然一

陣香味撲鼻而來，由於以前從來沒有聞過這麼香的味道，口水不由自主自嘴角流出，沾濕下唇，農夫突然不自主的伸手摸一摸豬，想看看這豬是否還有一絲生氣，結果卻因此燙到手指，馬上很習慣的將手指塞進嘴巴，想將被燙到的手指頭降降溫，結果烤熟而微焦的豬肉及皮屑進了他的口……哇！人類第一次吃到烤乳豬的美味。後來因為實在太美味了，事情變得一發不可收拾，因為不斷想要能夠吃到如此的美味，農夫之後就經常「燒房子」，直到有賢明之士，出面教導，不必放火燒掉整間房子，便可烹燒乳豬後才停止。

用煙燻過或用火烤過的食物，可以產生特殊的化合物（醛類、酮類及酚類等）。而這些化合物具有殺菌、減緩脂肪氧化及防止食物變質的功效，而且吃起來會有特殊的風味。不過，食物在燻烤的過程中，往往也會分解釋放出致癌的物質，尤其是烤焦的部分；因此烤肉聚餐時，絕對不要攝取烤焦之食物。將肉類和魚類食物，懸掛在碳火之上，藉由碳火所形成的煙，可以將食物表面燻乾，食物在此過程中約失去25%的水分。同時在肉的表面蓋上一層物質，這層物質可減慢細菌生長，使食物得以保存。用煙燻或火烤過的食物，會產生特殊的醛類、酮類及酚類等具有殺菌的物質，可減緩脂肪氧化及防止食物變質，並提供特殊之風味；而經過煙薰過程，讓食物表面乾燥，將有助於延長保存期限。

研究發現，利用亞硝酸鈉及煙燻能增進色澤及防腐作用，將此原理運用在紅色吳郭魚加工，紅色吳郭魚利用0mg/L、600mg/L、1,200mg/L及1,800mg/L等不同亞硝酸鈉濃度處理及煙燻後，得知亞硝酸鈉濃度愈高，對紅色吳郭魚的增色及殺菌效果愈好。600mg/L亞硝酸鈉處理經煙燻後之亞硝酸鈉殘留量則在安全法規殘留濃度（＜70mg/L，70ppm）之內。亞硝酸鈉含量愈多，紅色強度愈高。試驗中真空包裝組具有保存製品之效果且可以減少亞硝酸鈉之用量。製品感官品評結果，煙燻組之紅色強度、香味

強度、口感度、接受度等均較高。

五、儲存環境之空氣調節

當細菌存在之環境中沒有空氣時，對於大部分好氧的細菌，因為缺乏生存所需的空氣，會難以生存；而利用此原理，將食品包裝容器內的空氣全部抽掉，這種方法就叫做真空包裝，可以達到抑制細菌生長之目的，是現在應用很廣泛的食物保存方法。另外，類似的應用方法有打入氮氣或其他鈍氣等氣體，同樣也可以達到抑制微生物生長之目的。

(一)封罐、罐藏及瓶藏法

透過封罐方式，可以阻絕空氣與氧氣等造成的腐敗因子，然後再藉由加壓加熱殺死導致腐敗之細菌，而達到長久保存食品之目的。罐藏和瓶藏法可以保存食物很長的時間，因為容器內沒有氧氣，好氧性微生物無法生存。然後將食物放入已消毒的鋁罐或瓶內，將容器在真空下封口，以防止再有微生物進入。由於食物內的細菌已被殺死，食物因此可以貯藏一段很長的時間。

(二)調氣儲藏

調氣儲藏（modified atmosphere, MA），又稱氣調包裝，是在一密閉環境之倉儲內，增加或減少包裝袋內的某類氣體，以延長冷藏生鮮食品儲存壽命的一種方式。一般主要是藉由增加二氧化碳、氮氣或惰性氣體，減少容器中的氧氣，抑制細胞的呼吸作用，這等同強迫細胞進行龜息大法，以保存食物。

當細菌缺乏空氣時，大部分的好氧菌會難以生存，故針對厭氧菌等喜歡缺乏空氣的細菌，就必須先殺菌才能進行密封，否則會反向發展，

例如過去豆乾因為採用真空包裝，反而形成厭氧狀態而造成肉毒桿菌中毒之意外。為了保持生鮮食品的鮮度，食物可依照種類之不同，利用溫度控制、調整包裝中的氣體組成與包裝材料選擇等各種方式，尋求比較適當的冷藏儲存條件。例如研究發現，檸檬與柿子採用25℃氣調包裝保存方式，將比4℃低溫保存可以節省59.4%耗電。因此一般冷藏食品，如果能夠運用氣調包裝儲存方法，將可獲得最佳保存溫度，也可兼具節省電力，並獲得維持食品品質等多重效益。此外，合併使用抗微生物化合物和氣調包裝（modified atmosphere packaging, MAP），可增加豬肉產品的貨架期限。而像蘑菇等高度易腐爛和具有迅速失去感官特性的食品，在過去有許多方法使用於蘑菇儲存，如包裝、熱燙、罐頭或冷凍乾燥。目前則採用氣調包裝（MAP），廣泛用於保存新鮮蘑菇。

MAP尚有另一個好處是，它能提供負擔得起的包裝系統成本，部分原因是可避免酶促褐變或發酵等生化過程。

六、鹽醃或糖漬方式之利用

在食物中添加大量的鹽，可以讓細菌脫水死亡。這類食物包括鹹魚、鹹肉、火腿及香腸等。不過鹽分如果攝取太多，容易導致高血壓，也會增加心臟與腎臟的負擔。同樣的道理，在食物中藉由添加大量糖等方式，也是保存食物的方法之一。

1. 鹽漬法：於食物中添加大量鹽或糖，可產生高滲透壓，搶奪食物中的水分，讓細菌脫水而死。所以，浸在高濃度的鹽水或糖漿中的食物不容易變壞。因此，將食物浸漬在高濃度食鹽水中，可以使食物不易腐壞，主要是因為濃度高的食鹽水，其中的滲透壓也高，因此能扼止細菌繁殖，且鹽能減少氧氣溶解度，使細菌無法生存。
2. 醃製法：屬於古老的食物保存法。例如過去常將食物鹽醃製後儲

存，如豬肉或蔬菜等。

3.糖漬法：糖漬法係利用高濃度（60%至65%以上）糖漿作為高滲透溶液，脫掉食品中的水，抑制微生物繁殖，常見的糖漬食品有蜜餞、果醬等。作法是使用濃度極高的糖汁，浸漬或與食物同煮，之後雖尚存一些水分，但是細菌已經難以利用與生存。

七、pH值調整

一般細菌在中性的酸鹼度（pH值＝7）時最為活躍，因此如果將食物的酸度予以提高，可以抑制細菌的生存，如醋漬法。pH值調整一般以四·六為分界點，因為肉毒桿菌在pH＜4.6時不易生存；也因此對於低酸性（pH＞4.6）食品，法令會要求比高酸性食品（pH＜4.6）較高之殺菌條件。因此食品加工時，常以人為方式降低pH值，以避免需要使用高溫殺菌環境，導致破壞原有食品質地或風味，例如醋漬類的泡菜及醋薑等。

八、照射技術

「照射技術」最早由德國及法國科學家在一八九五年首先嘗試，經過約一百年的研究，終於在一九六八年獲得國際原子能總署、國際農糧組織及世界衛生組織正面認同其應用可能性，並於一九八〇年宣布以十千格雷（Gy）為可靠安全值。美國藥物食品管理局在一九八六年通過照射保存法，批准對於某些食品可以做有限度之使用，目前已有三十個國家（包括臺灣）針對數十種產品（見**表3-1**），採用此一食品加工保存技術，品項包括有麵粉、穀類、馬鈴薯、洋蔥、大蒜、水果、香辛調味料、肉類和魚貝類等，幾乎涵蓋了我們日常的食物。

表3-1　美國食品藥物管理局（1998）核准使用的照射食品及其應用

產品	劑量（千格雷）	用途	核准日期
小麥、馬鈴薯	0.2-0.5	殺蟲	1963
馬鈴薯	0.05-0.15	抑制發芽	1964
豬肉	0.3-1	旋毛蟲、螺絲菌防治	1985
酵素（脫水）	10 max.（＜10）	微生物防治	1986
水果	1 max	殺蟲、延緩成熟	1986
蔬菜（新鮮）	1 max.	殺蟲	1986
藥草	30 max.	微生物防治	1986
香料	30 max.	微生物防治	1986
蔬菜調味料	30 max.	微生物防治	1986
禽肉（新鮮或冷凍）	3 max.	微生物防治	1995
動物飼料和寵物食品	2-25	沙門氏桿菌防治	1997
肉類（冷藏）	4.5 max.	微生物防治	1997
肉類（冷凍）	7 max	微生物防治	1997

資料來源：陳美瑩（2003b）。

九、化學物質

添加於食品的食品添加物，如防腐劑等化學物質共有十七類，食品可依不同用途，選擇不同種類的添加物；防腐劑加在食物中，可以抑制細菌生長，甚至殺死細菌，常用的防腐劑有己二烯酸或苯甲酸等，如研究指出，中式香腸添加3.5％或7.0％的乳酸鈉，在10℃及25℃能有效抑制金黃色葡萄球菌、乳酸菌、總生菌數及沙門氏菌之生長。

化學物質的添加均應合法合量，惟業者違法添加的案例時有所聞。例如二〇一四年高雄檢查官查出農正鮮公司在供應國軍的肉品中大量灌水，於販賣的肉品中添加保水劑後，增重高達一倍，後再賣給國軍及下游廠商，時間長達七年，估計其中之不法獲利，高達六億五千多萬元。農正鮮為生鮮豬肉注射保水劑，之後再把灌水肉，製成各式調理包銷往市場銷

售。經查，保水劑屬於合法添加物，但是依照規定只能使用5％，農正鮮卻超量使用進行牟利，導致灌水增重最高達70％；由於添加過量保水劑的肉品色澤會變差，因此業者必須再加入保色劑──「易鮮紅」，讓灌水肉外觀看起來更漂亮。業者解釋：因為進口肉品每公斤成本近二百元，國軍肉品要求的供應價格壓到一百四十八元，只好買來專用注射機，為原料肉注射保水劑、蒟蒻粉，再添加易鮮紅保色劑，放入按摩筒進行按摩，以做出低價灌水肉成品，其中添加的蒟蒻粉具有鎖水效果，可預防添加的保水劑發生滲漏。由於保水劑含有磷酸鹽，長期食用對腎臟有不利的影響，且易鮮紅內含亞硝酸鹽，雖然能讓物品顏色變紅、變好看，但是攝取量多時容易罹癌。後來灌水豬肉案情升高，臺南地檢署追查發現，不肖肉品業者招待國軍副食品採購官兵喝花酒、提供回扣，才得以把灌水肉銷往三軍部隊，經媒體爆料「國軍吃的肉都有問題，比餿水還不如！」，地檢署依「貪污治罪條例」聲押兩名軍人、九名業者。

　　二○一六年五月臺南地院依詐欺取財罪判處有期徒刑十月得易科罰金、貪汙治罪條例判有期徒刑二年。判決書中指出，「翟男指示員工將鹿肉製成火鍋肉片，偽裝成羊肉賣給肉商，再轉售給臺南監獄。另以鹿肉、羊肉一比一混和，加20％的複合式保水劑與水增重，佯稱冷凍羊肉火鍋肉片產品賣給國軍，兩案共獲利四十四萬餘元。民國一○二年以一億餘元底價標得國軍牛肉與羊肉絲供應標案，將肉品灌水增重至30％、40％以上，加入保水劑等添加物後，行賄數名軍方副供中心人員通過肉品檢驗，賣給國軍。」這類食安問題可說是層出不窮，之前臺南等地不肖肉品加工廠收購淘汰的病死豬後，在肉品內注水、添加磷酸鹽保水劑增加肉品重量等，再把劣質肉品銷往國軍副食中心；以及之後的高雄農正鮮食品公司將滯銷庫存鹿肉假冒羊肉，或將鹿、羊肉混摻保水劑增重，銷到監獄或國軍，買通陸軍人員讓灌水肉通過檢驗等等均是。

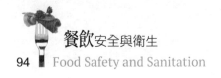

十、其他

(一)高壓加工技術

採用超高壓，可以殺死許多細菌（包括孢子）；另外，先加高壓，再突然解除高壓的方式，可以增加殺菌效果；而若先灌入氣體進入容器再進行加壓，則保存效果將較好。（其他說明請詳見第二章第五節）。

(二) 包裝

包裝除了具有傳統裝填內容物、保護及輸送儲存功能外，其他方面的功用還有增加方便性、作業性、展示性、防盜換性、防偽性及環保性等功能。隨著科技的發展，包裝已由過去傳統金屬罐頭材質，轉變為軟包裝塑膠鋁箔積層，及塑膠金屬積層等複合材質。塑膠與金屬雖然是兩種完全不相容、不相黏的材料，無法直接黏合，但是透過中間積層材料並使用接著劑，就能將塑膠與金屬黏合在一起，而接著劑之性能，需具有耐高溫殺菌（120℃，六十分鐘）、無毒、無異味，符合衛生安全，以及貼合強度在經過高溫殺菌後，仍然能達到規定需求以上（1.0kg/15mm）之性能。

市售塑膠金屬複合容器，依據金屬種類的不同，可以簡單的區分為含鋁錫箔容器及含鐵皮塑膠容器，塑膠鋁錫箔容器市售商品有德國Alcan公司的Alicon鋁罐、日本昭和鋁製容器Alumi Pack F罐及Almic罐兩種、東海金屬株式會社的Retoseal容器、昭和電工與大洋魚業公司的NP罐、味之素公司的FK罐，與瑞典Lund的Letpak容器及積層殺菌軟袋等等。

塑膠鐵皮容器商品，有日本東洋hi-RETOFLEX容器、TULC罐、烤箱用Toast Flex容器、直火加熱Supa Flex容器、Ferrolite容器（英國CMB、加拿大Dofasco、法國Sollac、美國LTV Steel），提供外觀精美，方便可微波，高阻隔性耐腐蝕，保持食品的品質與風味，可作為餐具直接使用，並符合環保及衛生安全的要求。

(三)柵欄技術（效應）

柵欄技術（因子）係指使用上述各種加工防腐保鮮組合方法，也稱為組合式抑菌技術，即結合一種以上的食品保藏方法（技術），共同保障食品穩定性和安全性之組合性技術。例如豆乾由於營養豐富，過去業者為延長保存時間，往往會添加大量防腐劑，造成食品安全衛生問題。研究利用柵欄技術，結合數種抑菌的因素，應用在豆乾加工，以達到減少防腐劑濫用，並延長保存期限的效果。研究結果發現，採用4℃浸漬將可有效抑制微生物生長；GDL（葡萄糖酸內酯，glucono-δ-lactone）濃度增加有抑菌功效；肉桂粉濃度愈高，抑菌效果愈佳；利用臭氧冷卻可有效降低產品微生物量。歸納後建議豆乾製作之柵欄條件為：黃豆使用4℃浸漬二十小時，以0.4% GDL為凝固劑，並添加0.1%以紫外線照射過之肉桂粉製成之豆乾胚，經滷煮後，利用15ppm臭氧，吹冷四十分鐘。另外有：

1. 物理性柵欄：包括控制溫度（殺菌、殺菁、冷凍、冷藏）；照射（UV、微波、離子）；電磁能（高電場脈衝、振動磁場脈衝）；超音波；壓力（高壓、低壓）；氣調包裝（真空包裝、充氮包裝、二氧化碳CO_2包裝）；活性包裝及包裝材質（積層袋、可食性包膜）等。

2. 化學柵欄：包括水活性（高或低）；pH值（高或低）；煙燻及添加防腐劑（有機酸、醋酸鈉、磷酸鈉、己二烯酸鉀等）。

3. 微生物柵欄：包括製造有益的優勢菌，以產生抑制有害微生物生長之環境。

4. 其他柵欄：包括添加游離脂肪酸或氯化物。

5. 不同種類組合：使用兩個或兩個以上之柵欄因子的作用，以獲得不僅僅是單一柵欄作用的累加之效果。

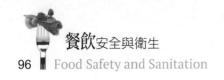
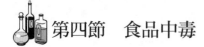

第四節　食品中毒

　　一個人到餐廳用餐之後，發生嘔吐或拉肚子症狀，就跑到衛生單位報案說他食物中毒了，這樣衛生單位是無法受理的。但是假如一個人因為原來要添加鹽巴，卻誤拿了其他化學物質，而導致急性化學性中毒；或者一個人到餐廳吃東西，發生肉毒桿菌中毒時，衛生單位是可以食品中毒方式辦理。同樣發生中毒，為什麼會有差別待遇？此時便必須瞭解食品中毒的定義。

　　過去經常發生消費者到衛生單位檢舉某某餐廳或飲食店不衛生、不乾淨，原因是消費者消費後，發生拉肚子等疑似食品中毒症狀，而要求衛生單位依照食品中毒方式辦理，嚴懲業者；結果因為不符合食品中毒定義，無法受理。此時衛生單位必須向消費者解釋半天，以免被誤以為是圖利廠商，而最後經常的處理方式，是改為向業者稽查衛生環境等其他方式，為消費者進行伸冤。

　　消費者於餐廳飲食後，發生嘔吐或拉肚子等狀況時，衛生單位是否以食物中毒案件方式處理，由於其處理方式與嚴重性差別很大。如果不是食品中毒，被稽查衛生環境不合格時，業者頂多罰鍰（錢）改善即可了事；但是如果是以食品中毒方式處理，最後也證明餐飲業者所供應之食品含有與食品中毒有關聯的病原菌等時，則負責人最重可判處七年以下有期徒刑（在監獄裏關七年），法規臚列如下：「情節重大足以危害人體健康之虞者，處七年以下有期徒刑，得併科新臺幣八千萬元以下罰金；致危害人體健康者，處一年以上七年以下有期徒刑，得併科新臺幣一億元以下罰金。犯前項之罪，因而致人於死者，處無期徒刑或七年以上有期徒刑，得併科新臺幣二億元以下罰金；致重傷者，處三年以上十年以下有期徒刑，得併科新臺幣一億五千萬元以下罰金。」兩種下場有如天壤之別，因

此有意從事餐飲業的人，不可不深入瞭解。

一、食品中毒的定義

依據流行病學及美國疾病防治中心採用之定義，二人或二人以上，攝取相同的食物，而發生相似的症狀，並可自食餘檢體及患者糞便、嘔吐物、血液等人體檢體，或者其他有關環境檢體（如空氣、水、土壤等）中分離出相同類型（如血清型、噬菌體型）的致病原因，則稱為一件「食品中毒」。但如因攝食肉毒桿菌或急性化學性之食品而引起中毒時，雖只有一人，也可視為一件「食品中毒」。

二、食品中毒的分類

食品中毒的分類細項很多（見**圖3-1**），以下列舉四種常見的食品中毒類型。

(一)感染型食品中毒

感染型食品中毒為食用含有致病菌的食物所導致；即病原菌在食品中繁殖，第一次增殖產生大量之菌體，被人體食用後，在人體小腸第二次增殖至某一數量時，所產生之致病作用。此型之病原菌有：腸炎弧菌、沙門氏桿菌、李斯特菌、曲狀桿菌、耶辛尼式腸炎桿菌。

(二)毒素型食品中毒

食用的食物中，有細菌或其他來源所產生的毒素或化學物質；即病原菌在食品中繁殖增生，產生有毒物質（毒素）。當人體食用這種含有有毒物質（毒素）食品時，即引發毒素型食品中毒，如肉毒桿菌、金黃色葡萄球菌。

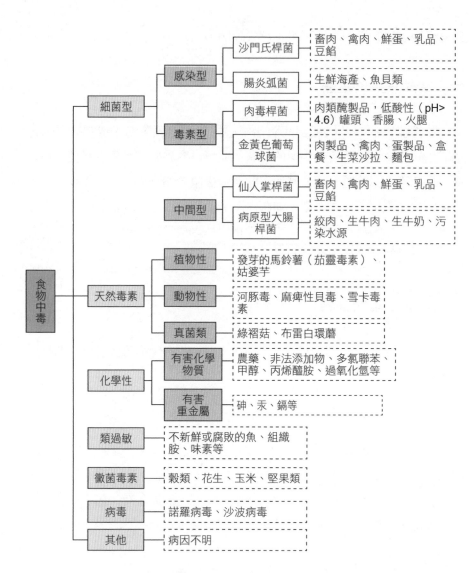

圖3-1　食品中毒之分類

(三)中間型食品中毒

食用的食物中，含有會在人體體內產生毒素的有害細菌。即病原菌在食品中繁殖，以及在腸管有某種程度的增殖狀況（與感染型相同），最後在腸管內產生毒素而引發致病作用（與毒素型相同）。如病原性大腸桿菌、仙人掌桿菌、魏氏梭菌（產氣莢膜桿菌）、痢疾志賀氏桿菌。

(四)黴菌性食物中毒

人體食用的食物中，含有黴菌所產生的毒素所引發的食品中毒。黴菌毒素引起食物中毒的原因與毒素型細菌性食物中毒類似，兩者均由毒素引起，但中毒的症狀有所不同，前者為急性腸胃炎，後者則是對於肝臟等器官產生機能障礙，主要代表為黃麴毒素。

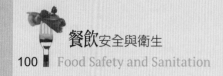

重點回顧

一、餐飲方面對於腐敗的定義是指失去可利用性的意思，簡單的說就是失去可食用性。

二、腐敗菌的作用有下列各種不同的狀況：

1.麵包發黴、生粘。

2.小麥、大麥的麥角病。

3.肉類生粘、發酸或變綠。

4.新鮮蔬菜水果軟腐、長灰黴或黑黴、發酸。

5.糖漿生粘絲。

6.洋蔥灰腐。

7.窩苣根部細菌性軟朽。

8.酸醃菜變色、變軟、凹陷。

9.魚肉變軟、流出汁液、腐敗變臭。

10.蛋生綠腐點、黑腐點。

11.牛奶變酸、產氣、變色（變藍色、黃色或紅色等）、黏綢（生粘絲狀）、生鹼（氨、尿素）及味道（產生酸味、苦味或其他不良味道）改變。

12.脂肪酸敗。

三、過程變化：

1.蛋白質：蛋白質被微生物之酵素分解，形成聚合胜肽、簡易胜肽及胺基酸。

2.脂肪：脂肪分解為脂肪酸與甘油等產物。

3.醣類：醣類依據分解程度被分解成糊精、雙糖與單糖。

4.酵素性褐變：香蕉切片後，果肉由白色變成褐色，主要原因是因為酵素催化所造成。

四、腐敗的預防方法有：

　　1.加熱密封。

　　2.低溫處理。

　　3.水分控制。

　　4.煙燻處理。

　　5.儲存之空氣調節。

　　6.鹽醃或糖漬。

　　7.pH值調整。

　　8.照射技術。

　　9.化學物質。

　　10.加壓。

　　11.包裝。

課後學習評量

一、選擇題

（　　）1.2014、2015年研究發現，銀杏的保健功效為預防：(1)老年癡呆症　(2)高血壓　(3)心臟病　(4)糖尿病。

（　　）2.巴斯德消毒法屬於哪一種腐敗預防方法？(1)加熱密封　(2)溫度控制　(3)水分控制　(4)空氣調節。

（　　）3.(1)瓶藏法　(2)醃製法　(3)氣調包裝　(4)煙燻處理　是在密閉環境之倉儲內，增加或減少包裝袋內的某類氣體，以延長冷藏生鮮食品儲存壽命之方式。

（　　）4.(1)攔截技術　(2)拼裝技術　(3)組合技術　(4)柵欄技術　是指使用各種加工防腐保鮮組合方法，因此也稱為組合式抑菌技術，即結合一種以上的食品保藏方法（技術），共同保障食品的穩定性

和安全性之組合性技術。

( ) 5.GDL（葡萄糖酸內酯，glucono-δ-lactone）具有：(1)抑菌功效 (2)滅菌功效 (3)保健功效 (4)幫助消化。

( ) 6.我國包裝飲用水衛生標準規定，包裝飲用水應何者為陰性：(1)氣單胞菌 (2)酵母菌 (3)乳酸菌 (4)大腸桿菌群。

( ) 7.製作天使蛋糕，擬降低蛋白之韌性時，可增加：(1)麵粉量 (2)糖量 (3)蛋白量 (4)鹽量。

( ) 8.下列何者為後發酵茶？(1)烏龍茶 (2)白毫銀針 (3)普洱茶 (4)玉露茶。

( ) 9.辨別食物材料的新鮮與腐敗，要依靠：(1)視覺嗅覺 (2)價格高低 (3)外觀包裝 (4)商品宣傳。

( ) 10.義式咖啡機開啟加熱後，將兩邊蒸氣管開關開啟，進入等待加熱階段，此作法主要目的是為了：(1)純粹是工作習慣動作 (2)提醒自己咖啡機可以用了 (3)測試咖啡機溫度 (4)將咖啡機內水氣排擠出來，增加加熱效率。

( ) 11.常溫中，較容易產生果蠅的是哪種水果？(1)檸檬 (2)柳丁 (3)西瓜 (4)鳳梨。

( ) 12.地震發生時，以下措施何者為錯？(1)熄滅火源 (2)儘快撥打119 (3)保持鎮靜 (4)迅速關閉電源開關。

( ) 13.下列何者，比較不常用在雞尾酒之裝飾品：(1)小黃瓜 (2)橄欖 (3)檸檬 (4)櫻桃。

( ) 14.酒吧的杯子很多，為了節省時間，經常將使用後的杯子，推進吧檯裡的：(1)GlassHanger (2)GlassWasher (3)ClothWasher (4)DishWasher 中清洗。

( ) 15.養樂多、優酪乳就是一種：(1)保久乳 (2)調味乳 (3)脫脂乳 (4)發酵乳。

（　）16.吧檯設備器具的維護及清潔工作是誰的任務？(1)餐飲部及餐務部　(2)飲務員及助理員　(3)工程部及清潔員　(4)飲務部及養護組。

（　）17.按照我國食品標準，天然蔬菜汁加以稀釋至蔬菜汁含有率30%以上者稱為：(1)蔬菜汁飲料　(2)純天然蔬菜汁　(3)稀釋天然蔬菜汁　(4)發酵果汁飲料。

（　）18.收拾顧客桌面之空杯皿時：(1)不可以催促顧客繼續點一瓶　(2)應順口禮貌的再問顧客是否還需要再點一瓶（杯）　(3)看顧客心情決定　(4)等顧客召喚要求再說。

（　）19.加熱完牛奶或是巧克力後，清潔蒸氣管及噴頭的最佳時機為：(1)營業結束時一次清洗　(2)每打一次後，即刻用濕抹布清潔　(3)打完二到三杯時再清潔以節省人力　(4)有結乳垢時再予以清洗擦拭。

（　）20.下列何者不是保存新鮮食品的方法：(1)加防腐劑　(2)冷凍　(3)冷藏　(4)用塑膠袋包裝。

解答：
1.1　2.2　3.3　4.4　5.1　6.4　7.2　8.3　9.1　10.4
11.4　12.2　13.1　14.2　15.4　16.2　17.3　18.2　19.2　20.1

二、問題與討論

1.食品中毒的定義與分類。

2.何謂感染型食品中毒？

3.脂肪腐敗的過程變化。

4.試舉出五種食品的保存方法。

5.照射放射線有何用處？

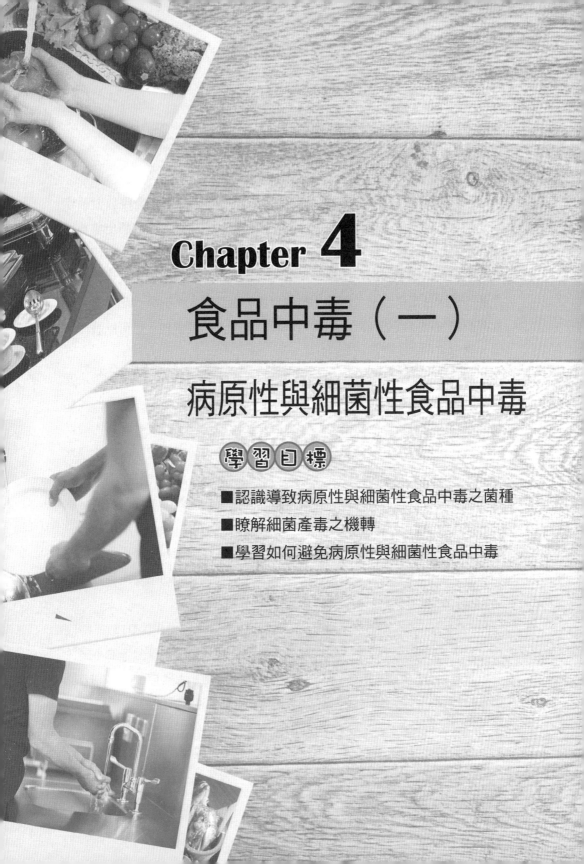

Chapter 4

食品中毒（一）

病原性與細菌性食品中毒

學習目標

- ■認識導致病原性與細菌性食品中毒之菌種
- ■瞭解細菌產毒之機轉
- ■學習如何避免病原性與細菌性食品中毒

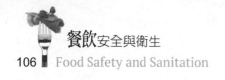
第一節　前言

　　五十多年前，有人從美國新澤西州沼澤地的土壤中，發現放射菌素及鏈黴素，即一般人俗稱的抗生素；之後微生物學家，就一直將土壤等環境微生物，當作篩選天然化合物的寶庫。據估計目前有超過40%被使用的藥物來自於微生物，顯示出微生物對於人類健康之貢獻，但是微生物的病原菌如果因為污染食品，而產生黴菌毒素等毒素時，將引發食品中毒。因此瞭解微生物並善加利用，除了可以避免發生食品中毒外，也可以發掘有益人體健康的健康食品或藥品。

　　二〇一五年世界衛生組織將世界健康日的主題訂定為「食品安全」，最主要的原因是因為每年全球約有兩百萬人的死亡與不安全的食品相關，其中受害者以兒童占多數。根據食品藥物管理署的統計，國內最常發生食物中毒的食品種類是「複合調理食品」及「便當盒餐」，其次是水產品，第三名是肉類及加工肉類食品。沙拉堡等複合調理食品，因需用麵包、美乃滋、生菜及蛋等食材，每當增加一項食材，就會增加與病菌接觸的機會。在臺灣，八成的食品中毒事件都與細菌感染脫離不了關係，其中最主要的病原菌是腸炎弧菌、金黃色葡萄球菌、沙門氏桿菌及仙人掌桿菌。而食品中毒死亡案件，往往主要發生在年老者、嬰幼兒及免疫力較差者的身上。

　　污染食品之病原菌中，屬於格蘭氏陰性菌的有大腸桿菌O157、沙門氏菌與腸炎弧菌等，其中大腸桿菌原本屬於食品衛生的指標菌，並不屬於病原菌，但有少數特殊菌種，還是會使人致病，例如大腸桿菌O157: H7就曾在日本造成多人死亡。格蘭氏陰性菌由於不會產生內孢子，所以不耐熱，主要的污染原因是因為生鮮食品遭受到污染，如生熟食交互污染、個人衛生習慣不良或冷藏保存不當等。屬於格蘭氏陽性菌的則有仙人掌桿

菌、肉毒桿菌、產氣莢膜桿菌及金黃色葡萄球菌等，前三者會產生內孢子，此時以一般烹調的加熱溫度條件，並無法殺死內孢子。

　　人體腸道內有許多細菌，依其對於人體的影響，可以分為有益菌、有害菌及共生菌。有益菌如雙叉菌及乳酸菌等；有害菌如沙門氏桿菌及痢疾志賀氏桿菌；共生菌如大腸桿菌及魏式梭菌等。

第二節　感染型食品中毒

　　病原菌在食品中大量繁殖後，隨著食品被攝取進入人體，且在小腸內繼續增殖到某一程度，進而引發食品中毒症狀者，稱為感染型食品中毒。此型的代表有腸炎弧菌與沙門氏桿菌、李斯特菌、曲狀桿菌及耶辛尼氏腸炎桿菌。

　　一九九五年，瀧川等人從導致中毒之食品及患者的糞便中，分離出腸炎弧菌，此菌原命名為「病原性好鹽菌」。顧名思義，腸炎弧菌喜歡在有鹽分（0.5%至6%）的環境下生長，一般以2%至3%之鹽分最適合其發育。腸炎弧菌在毫無鹽分的培養基裏是無法生長發育的。

　　腸炎弧菌最早是在一九五〇年發生於日本，當時有二百七十二人因為吃了帶有此菌的魚而發生集體中毒，其中二十人因為急性胃腸炎而導致死亡。一九五三年由日本學者Fujino等人自患者糞便及煮熟的沙丁魚中分離出腸炎弧菌，一九六三年Sakazaki等人始予以命名為腸炎弧菌。臺灣由於四面環海，海產豐富，貝類海鮮也經常成為宴席或小吃所不可缺少的食材，而腸炎弧菌，在自然界中，存在於溫暖沿海地區，因此臺灣海產常可能帶有腸炎弧菌；而只要發生少量腸炎弧菌污染，一旦條件合適，短時間內很快就會達到致病菌量，因此增殖迅速是造成腸炎弧菌食物中毒之一大原因。

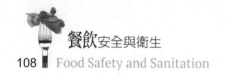

一、腸炎弧菌

腸炎弧菌屬於格蘭氏陰性弧菌，對於氧氣需求屬於通氣嫌氣性，不能生成孢子，具有單極鞭毛，活動性強，屬好鹽性，在環境適宜的食品中，每十至十二分鐘即可增殖一倍。

腸炎弧菌是臺灣與日本最流行的食品中毒菌種，夏天時繁殖盛行，發病也最多，是一種生長繁殖能力非常迅速的微生物，即使在低溫之下，因為具有較其他病原菌迅速生長繁殖的能力，而具有潛在性的危險。在英美等國家，因飲食習慣與國人不同，大部分人並不生食海鮮，發生腸炎弧菌食物中毒的機率較亞洲人少。而在東南亞地區如日本、臺灣、泰國、馬來西亞等國發生中毒的案例，相較之下就多很多。

(一)分布與污染途徑

腸炎弧菌主要分布於近海河口及海底泥沙中，魚類、甲殼類及生鮮貝類等海產食物最容易受到此菌之污染，所以自然界中的海產食物，經常帶有這種細菌，國人在食用的過程中如未加以留意防範，往往導致食品中毒的發生，因此每年發生的食物中毒案件中，此菌經常排名第一。值得一提的是，腸炎弧菌引起的食品中毒，其發病時間如果愈短，症狀往往愈嚴重。潛伏期為二至四十八小時，平均為十至十八小時。多發生於五至十一月，好發於八至九月，冬季較少見。主要症狀有下痢、激烈腹痛、噁心、嘔吐、頭痛、發燒、寒顫；短期中激烈下痢易導致脫水死亡；發燒以37℃至39℃較多。

非海產類食品若染有此菌，經常是因為間接污染所引起，也就是受到帶原的海鮮類或其他處理過海鮮類的器具容器遭到污染所致。所以在食物調理過程中，要特別留意防範其他食品遭受其污染。

(二)案例與預防方法之建議

■中毒案例

　　在日本以大阪府為中心的泉州，一九五○年發生第二次世界大戰以來最嚴重的集體食物中毒事件。患者陸續出現劇烈腹痛與下痢，最後統計總共二百七十二名患者，二十名死亡。發病患者全部都有食用大阪府行商所販賣的青魚乾，當局立刻進行分析，分析後卻沒有發現任何已知的、會導致食物中毒的細菌，因而懷疑有人刻意下毒，改以刑事案件進行調查。最後，大阪大學從未知感染菌的角度進行分析，終於從魚乾中分離出一種新的細菌，即腸炎弧菌。一九五五年日本國立橫濱醫院的醫師，在醃漬物中發現食物中毒病原菌，之後更發現與大阪中毒事件的病原菌相同，同時也發現此菌具有嗜鹽性，因此定名為病原性好鹽菌。

　　一九六○年日本東京及千葉縣一帶，發生多起因為食用竹莢魚造成的食物中毒案件，檢驗後也都發現導因於腸炎弧菌。二○一一年十月美國華盛頓州也發生食用含有腸炎弧菌的生蠔而引發疫情，當時美國食品藥物管理局（FDA）發出警告，請民眾勿食用這批生蠔。FDA表示，由於發生問題之生蠔已經銷往中國大陸、印尼、泰國及臺灣等地，因此提醒當地民眾，避免食用二○一一年八月三十日到九月十九日從華盛頓州胡德運河四號養殖區所生產的生蠔。當局懷疑這批生蠔可能感染了腸炎弧菌，並認為是造成至少五名消費者不適的主要元兇；另外，FDA更對愛滋病患者、酗酒問題者及罹患肝、胃、腎與血管等疾病者提出警告，不管生蠔產自何地，建議不要生吃，因為這類患者更容易遭受腸炎弧菌的感染而發病。

　　二○一六年六月一位婦人一早出門到魚市場採買，沒想到返家以後，整隻腳竟然腫得跟「麵龜」般，一度在家中昏厥，經送醫急救，醫師確認是海洋弧菌惹禍。醫師呼籲，到海邊附近走動後，若發現身體紅腫且劇烈疼痛，就有可能感染海洋弧菌，應盡速就醫，若二十四小時內沒有處

理，死亡率可達五到七成。另外一名案例也是洗腎患者，長時間臥床，雙腳嚴重壞死，經細菌培養，竟然也是受到海洋弧菌的感染。經醫師詢問患者，患者強調絕對沒有去海邊、也沒有外出，因此不可能接觸到魚、貝類，再繼續追問後才發現，患者在發病前一天，曾經吃過生魚片。

　　海洋弧菌多半生長於淡水與海水的交接點，岩石、蝦蟹、魚類身上等都會存在這種細菌的蹤跡，若是被割傷、刺傷，傷口若感染海洋弧菌，很容易發生壞血性肌膜炎，並引發敗血症，特別是有糖尿病等三高疾病且抵抗力弱的患者，一旦遭到感染，病症將會更加嚴重；因此高危險群患者必須避免生食生魚片等海鮮。

　　臺灣人對於海洋弧菌的危險意識感比較低，導致感染者致死率高，有人因此來不及就診、開刀而死亡。海洋弧菌發病通常是在感染的二個小時內從傷口沿著肌肉擴散，症狀與蜂窩性組織炎類似，傷口會紅腫熱痛，不同的是，海洋弧菌引起的疼痛相當劇烈。醫師呼籲，任何傷口如果接觸到海產或海洋生物，一定要提高警覺，千萬不要拖到身體受不了再就醫，另外也提醒大眾，由於感染海洋弧菌需要開刀處理，應盡速就醫，以免延誤治療時間。

　　感染創傷弧菌的途徑有兩種，一是經由生食含有創傷弧菌的海鮮，如生蠔及生魚片等，其潛伏期大約是十二小時至四天左右；另外則是從皮膚直接感染，如傷口接觸到受污染的海水或海鮮等，潛伏期則小於十二小時。一般健康民眾受到創傷弧菌感染時，可能出現噁心、嘔吐、腹瀉及腹痛等症狀；但若是肝功能不全、肝硬化、肝癌、免疫力較差者及糖尿病患者等高危險群感染了創傷弧菌，其產生嚴重症狀的機率會比一般正常人高出八十倍。當菌體進入血液，會造成發燒及寒顫，手足部產生明顯水泡，產生表皮壞死等現象，致傷口潰爛蔓延，甚至造成嚴重的敗血性休克，一旦遭到感染，致死率可高達50%；如果因而休克，其死亡率更在90%以上。

　　二〇一三年十一月基隆市有民眾晚間前往基隆老牌餐廳「昱帝嶺」用餐後，出現噁心、嘔吐、腹痛、腹瀉等疑似食品中毒症狀，衛生局立即前往該餐廳調查，採集檢體，懷疑生魚片含有「腸炎弧菌」導致釀禍，後勒令暫停營業。

　　國人在中秋節時與親友團聚，往往會選擇以烤肉的方式來慶祝中秋，二〇一四年依據疾管署的資料顯示，歷年中秋假期，全國急診腹瀉就診病例百分比都有明顯上升的趨勢。統計二〇一一至二〇一三年中秋節當週，全國急診腹瀉就診病例百分比分別為5.54%、7.22%、5.24%，均較當年中秋節的前一週明顯增加（4.06%、5.75%、4.27%）；另外，中秋節當週全國急診腹瀉就診人次（二〇一二至二〇一四年分別為六千二百四十七、八千八百零五及六千二百八十九人次）也較中秋節前一週就診人次（四千一百六十三、六千七百一十一及四千九百零二人次）高出許多。至於急診腹瀉原因，包括烤肉食材不新鮮、長時間未低溫保存，或未徹底烤熟加熱，均容易造成腹瀉等等疾病；另外，食用未充分加熱的蛋類，可能會有沙門氏菌感染的風險；還有，不少人喜歡烤海鮮，像是生蠔及文蛤等貝類水產品，如果食用某些受到污染水域生產的貝類，則容易感染像是諾羅病毒、腸炎弧菌、霍亂弧菌等病菌。

　　二〇一二年七月北都大飯店發生食物中毒案件，有三十多名賓客參加完喜宴後上吐下瀉就醫。一位刑事局退休警官二〇一二年七月二十九日中午向北都大飯店訂餐，席開七十九桌，部分賓客當晚返家後，出現噁心、嘔吐、脹瀉、腹痛、發燒等症狀，嚴重的還赴醫院掛急診。衛生局接獲通報後，採集相關檢體送驗，雖廚師及料理區未檢出病菌，但在病人檢體中查出了十二件有腸炎弧菌陽性反應食品，魚翅水晶干貝盅、蔥油石斑魚等菜餚中也分別驗出仙人掌桿菌、金黃色葡萄球菌。發生食物中毒後，衛生局撤銷北都大飯店衛生優良店資格，並依違反食品衛生管理法提出告發，移送基隆地檢署偵辦。檢察官認為，主廚負責宴會廳內場工作及

督導,卻疏忽未注意工作人員是否確實消毒,在處理食材時也未能區隔生熟食,導致食物發生污染,但念及已與被害人和解,並具體改善廚房衛生設備、落實管控料理流程,因此給予緩起訴。

■預防方法

1. 清洗:腸炎弧菌好鹽性,在淡水中不易存活,故可利用自來水充分清洗,以去除該菌。

2. 加熱:腸炎弧菌不耐熱,在60℃沸水中經十五分鐘即可輕易殺滅,故在食用前充分加熱煮熟,是最好的預防方法。

3. 冷藏:腸炎弧菌對於低溫極為敏感,在10℃以下,不但不會生長且易致死,故可用冷藏方法來加以防止。

4. 避免生食:為避免腸炎弧菌的感染,海鮮類須煮熟後再吃,絕對避免生食。

5. 避免二次污染:已處理過的海鮮類食物之器具,應充分清洗乾淨。

6. 避免生熟食交互感染:砧板、刀具及容器,應標識區別生食或熟食用,以避免生熟食之交互感染。

預防腸炎弧菌之食品中毒,只要遵守「清潔、加熱、冷藏」三大原則,幾乎可以完全防止。海鮮食品雖然鮮美、營養,人人喜愛食用,但仍應注意其處理方法。

二、沙門氏桿菌

沙門氏桿菌普遍存在於雞隻的體內、體外,特別是在腸道,由於雞下蛋時,一定得通過腸道,因此含菌量高的雞所產的蛋,或是破了殼的蛋接觸雞隻排泄物時,將導致大量沙門氏桿菌污染並繁殖,所以雞蛋是最常見的沙門氏桿菌污染來源。

　　由於生的蛋或其蛋殼上面，布滿了數以千萬計的沙門氏桿菌，所以衛生單位一直宣導，雞蛋不要生吃（因為民間很多偏方是鼓勵生吃雞蛋的）。沙門氏桿菌除了會污染蛋殼，更可以穿過蛋殼，直接污染蛋體，食用生蛋或沒煮熟的蛋製品，也是食品污染沙門氏桿菌的主要來源。

(一)分布與污染途徑

　　沙門氏桿菌為格蘭氏陰性桿菌，特性為無芽胞，有鞭毛，善運動，好氣性或兼性嫌氣性（兼性厭氧菌），抗熱力弱，當在酸性環境下時，其發育會被抑制。除了雞與雞蛋以外，沙門氏桿菌也廣泛存於動物界，可經由人、貓、狗、蟑螂、老鼠、家畜、家禽，以及蛇等爬蟲類腸道污染途徑而污染食品。中毒主要原因為受污染的畜肉、禽肉、鮮蛋、乳品、蛋布丁及魚肉煉製品等動物性食品，或豆餡、豆製品等蛋白質含量較高的食品。一般會發生沙門氏桿菌中毒之高危險群為：五歲以下孩童或六十歲以上老人；胃酸分泌不夠者（reduced gastric acid）；有免疫缺陷者（immunocompromised patient），如AIDS。潛伏期為六至七十二小時，平均為十八至三十六小時。主要中毒症狀有下痢、腹痛、寒顫、發燒、噁心、嘔吐，死亡率為1%以下。

(二)案例與預防方法之建議

■中毒案例

　　二〇一〇年美國蛋業發生雞蛋污染沙門氏桿菌案件，蛋類生產商必須回收可能遭到沙門氏桿菌污染的雞蛋，此案為美國有史以來規模最大的回收行動，總共回收超過五億顆雞蛋。二〇一〇年高雄岡山空軍航空技術學院，入伍新生發生食物中毒案，五百多名學生在用過晚餐後，共有三十六名新生陸續出現腸胃不適、發燒及嘔吐等身體不適症狀，案經高雄縣衛生局予以採樣化驗後，證實為沙門氏桿菌作祟。美國食品巨擘嘉吉公

司（Cargill）二〇一一年回收約三千六百萬磅新鮮與冷凍火雞絞肉，原因是這些肉品與造成一人死亡、七十六人感染沙門氏菌疫情有關。除了食物以外，巴西進口的小烏龜，其中約有兩成會帶有沙門氏桿菌，因此玩過帶菌小烏龜後沒有洗手，也可能將沙門氏桿菌吃下肚。

二〇一五年十月桃園市政府開辦國小學童營養早餐，被民代踢爆得標廠商因供應人數太多，提前在凌晨二點製作，導致學童食用冷掉甚至餿掉的餐點，造成十多名學生拉肚子。調查早餐內含蛋和沙拉等三明治類，會隨時間拉長孳生沙門氏菌、大腸桿菌等細菌，孩子吃了後可能會引發腸胃不適等症狀，建議於製作後四個小時內應食用完畢。

二〇一五年美國有位黑心食品公司老闆，由於明知產品已遭沙門氏菌污染仍決定出貨，結果害得全美二萬二千人吃壞肚子，並導致九人死亡，美國法院因此判決三名涉案人員服刑，公司前執行長更遭重判二十八年徒刑。此項判決是美國食品污染案歷年來最重的刑罰，美國司法部官員說：「此項判決向美國食品業者傳達強而有力的訊息，他們肩負美國消費者的信任，明知賣出污染食品有嚴重後果，卻讓獲利凌駕於消費者的福祉之上。」這起沙門氏桿菌污染案件，發生於二〇〇八至二〇〇九年間，是美國食品史上最大規模回收的案件，六十一歲的美國花生公司（Peanut Corporation）前執行長明知出貨的花生醬受到污染，但仍偽造沙門氏桿菌檢查合格報告。聯邦調查員發現，花生醬污染源頭是公司位於喬治亞州的廠房，衛生環境惡劣，不但屋頂漏水、廠內蟑螂老鼠橫行，公司電郵及紀錄均顯示，廠商明知檢驗報告證實花生醬受到沙門氏桿菌的污染卻仍決定出貨，部分批次更是未經檢驗，偽造檢驗結果。結果至少二·二萬人吃到受污染的花生醬，造成七百一十四人染病，九人死亡，其中一名十歲的受害人赫利當時只有三歲，吃了染菌的花生醬餅乾後，上吐下瀉近兩週，他向法官表示：「我覺得讓他餘生在監獄度過是OK的。」

二〇一五年七月美國聯邦疾病管制中心（CDC）報告，有十一個州

爆發沙門氏桿菌疫情，部分與鮪魚壽司有關，已知六十二人感染。爆發疫情的十一州包括加州、維吉尼亞州、華盛頓州，感染者發病日期在三月五日至七月七日之間，年齡從一歲多至八十三歲。CDC說，引發疫情的是由印尼冷凍處理、經由高橋（Osamu）公司分銷的黃鰭鮪。鮪魚有的賣給AFC公司，該公司專門製作壽司賣給超級市場。CDC的聲明指出：「多數生病民眾在感到不適前一週，都曾食用鮪魚壽司。」美國食品暨藥物管理局（FDA）指出，因為明尼蘇達州衛生廳調查人員發現，從該州一家零售點取回的樣本已被沙門氏桿菌污染。CDC指出，沙門氏桿菌感染症狀包括下痢、發燒、腹部痙攣，這些症狀通常在感染的十二至七十二小時後出現。該中心建議孕婦、老人和免疫能力較差的民眾應避免食用生魚肉。這類疫情突顯了嚴格監督食品的必要。

　　二○一六年六月臺灣一位林姓婦人，疑似觸摸過生雞蛋沒洗手，直接用手拿東西餵食四歲兒子，導致孩子因此發燒、腹瀉，使用止瀉劑後症狀反而惡化，就診時發現是細菌感染引發腸炎，於藥物治療與適當飲食後康復。臺灣夏季盛行細菌性疾病，如沙門氏桿菌腸炎，症狀包含發燒、腹瀉等，輕微急性腸胃炎患者約一、二天可自行恢復，嚴重者會出現大便帶血絲與黏液、高燒不退、腹部絞痛等症狀；而細菌性腸胃炎也容易有腸胃出血、腸穿孔破裂、腹膜炎等併發症，且年齡愈小，愈可能產生併發症。部分家長為了趕快讓孩子止瀉往往會自行購買止瀉劑，反而造成延緩病菌排出體外的速度，讓症狀更加惡化。若有三個月以下嬰幼兒、免疫力缺陷患者嚴重感染到沙門氏桿菌腸炎時，常須使用抗生素治療。食物中毒時如果服用抗生素殺菌，沙門氏桿菌有可能會躲到患者的膽、腎臟及腸壁裏，反而容易讓患者成為帶菌者，而帶菌者每一公克糞便，約可有十億的細菌，一般人若吃進十萬隻細菌就會得病，身強體健時則不易發作。

　　急性的細菌性食物中毒，並不需要催吐，因為催吐不但無助病情緩解，反而可能造成吸入性肺炎，引起其他併發症，也盡量不要吃止瀉

藥，以免細菌、毒素一直留在肚子裏作怪。預防腸胃炎最重要的就是注意飲食衛生、勤洗手，入口的食物、飲料或是嬰幼兒放入嘴巴的物品應確保乾淨，生雞蛋常含有沙門氏桿菌，成人拿過生雞蛋，務必把手洗乾淨再去泡牛奶或餵食。另外，煮開水應持續水滾狀態（100℃）一分鐘以上，才能完全將沙門氏桿菌等細菌殺死；成人若接觸過病童，特別是為病童更換尿布後，一定要洗淨雙手，以免傳染給他人。

據統計臺灣一年吞下二十二億顆胃藥，其中抑制胃酸分泌的制酸劑超過77%，二〇一五年六月，國家衛生研究院公布最新的研究資訊，發現服用處方藥氫離子幫浦制酸劑者，腸胃道感染風險較未服藥者高四‧三九倍，須停藥一個月染菌風險才會消失。醫師警告，熟齡族或慢性病患因免疫力較弱，服用制酸劑後，如果當飲食不潔導致發生腸胃道染菌時，約5%會併發腦膜炎等重症致命。國衛院研究團隊蒐集了二〇〇〇到二〇一〇年的健保資料庫，找出一‧四萬多名感染沙門氏桿菌住院患者，與近五‧九萬名一般住院病人，詢問其用藥史等，交叉比對後證實服用氫離子幫浦制酸劑者，腸胃感染風險較未服藥者高四‧三九倍。 抗生素同樣增四倍；此外，服用制酸劑中另一種藥效較弱的組織胺阻斷劑，腸胃感染風險也較未服藥者高〇‧八四倍。研究也發現，服用抗生素腸胃感染風險高四‧二一倍，服用類固醇者高二‧一八倍、非類固醇止痛藥者高一‧三七倍。氫離子幫浦制酸劑由於藥效較強，能抑制可殺菌的胃酸分泌，若吃下染菌的食物其感染風險會比較高，尤其是長者、慢性病患、免疫力較弱者，恐併發腦膜炎、敗血症等致命。服用抗生素因為會殺死腸道的好壞菌，類固醇則會抑制免疫力，也會增加腸胃感染風險。氫離子幫浦制酸劑，如「耐適恩」（胃潰瘍治療藥）等都是處方藥，患者做胃鏡發現潰瘍後，醫師多會開立這類藥物，未來也會持續開立這類藥物，但會特別提醒患者服藥期間勿生食。持處方箋患者約八成都拿「耐適恩」。建議此類患者於服藥期間必須注意飲食衛生，同時勿濫用指示藥或成藥。其實不論用

藥與否，均建議民眾避免吃生雞蛋，食物應保存在5℃以下環境，解凍時應放冷藏或微波解凍，料理時溫度應超過60℃以防細菌孳生；而服用藥物者於用藥期間更是切忌服用生魚片或生菜沙拉等生食。

■預防方法

1. 加熱：沙門氏桿菌於60℃加熱二十分鐘即可被殺滅，故食品應於加熱後始供應食用。
2. 避免交互污染。
3. 保持手部清潔，並依規定步驟清洗手部：烹調食品前，應先以清潔劑或肥皂充分洗滌手指及手掌，再以自來水沖淨後，用烘手器或擦手紙巾擦乾（不可用毛巾或手帕擦乾），才可調理食品。
4. 加氯：萵苣可使用氯以除去沙門氏桿菌。
5. 防止病媒侵入：應撲滅或防止鼠、蠅、蟑螂等病媒侵入調理場所，也不得將狗、貓、鳥等動物帶進調理場所。

第三節　毒素型食品中毒

細菌污染到食品之後，如果環境合適，會於食品中大量繁殖並產生毒素，當人體誤食所產生的毒素時（請注意與前述感染型不同的是，此型食品中毒並不需要食入活菌體，當然也與菌體污染數目無關），所引發之食品中毒者稱為毒素型食品中毒。造成毒素型食品中毒之菌種包括金黃色葡萄球菌及肉毒桿菌等。

一、金黃色葡萄球菌

金黃色葡萄球菌為很常見之病原菌，可經由染色看見其球形或串狀

形態。此菌本身不會引起疾病，所產生之腸毒素如A、B、C、D、E五型才是致病原因所在。毒素非常耐熱，人體的手、鼻、皮膚均有金黃色葡萄球菌存在，餐飲業常發生因其從業人員的操作疏忽，例如員工手部受傷，只經過簡單包紮後，仍繼續從事與食物接觸之工作，而將毒素污染到食品發生食品中毒；過去日本就曾有便當公司發生此狀況，而導致數千人食物中毒之案例。

(一)分布與污染途徑

金黃色葡萄球菌為格蘭氏陽性，兼性嫌氣菌，最適生長溫度為37℃，但於15℃至40℃時亦能繁殖，其產生的腸毒素耐熱，在免疫學上又區分為A、B、C_1、C_2、D及E等六型。與肉毒桿菌均屬於細菌性毒素型食品中毒菌，會產生腸毒素使人致病。潛伏期為一至八小時，平均為二至四小時。主要中毒症狀為嘔吐、腹瀉、下痢、虛脫，死亡率幾乎為零。下痢是屬於水樣腹瀉，偶有血液與黏液混合者。重症者會發生激烈嘔吐與下痢，導致脫水及身體衰弱。

葡萄球菌分成病原性金黃色葡萄球菌，及非病原性表皮性葡萄球菌，屬於動物中化膿性病症最重要的病原菌。金黃色葡萄球菌由於常存於人體手指、皮膚、毛髮及鼻腔或咽喉等黏膜，是導致身體受傷化膿的原因，因此也大量存在於化膿的傷口與感染瘡疤。因其廣泛分布於各家禽與家畜中，所以也是動物受傷化膿之原因。對環境的抵抗力很強，故容易污染淡水之魚貝類，也極易經由人體及其他動物而污染食品，其中主要致病的原因，幾乎都是由人類傷口與食品直接接觸而來。

造成中毒的原因為食品受污染，如火腿及其他肉製品、乳品與乳製品、魚貝類、布丁、便當、馬鈴薯、沙拉、奶油餡點心以及其他高蛋白食物等等。

(二)案例與預防方法之建議

■中毒案例

　　二〇一一年十二月臺灣聯勤地支部官兵，發生疑似集體食物中毒，其中共有五十三名官兵經送醫治療後幸無大礙，檢驗結果證實是因為金黃色葡萄球菌所造成。衛生局食品藥物管理科表示，金黃色葡萄球菌的污染來源，一般多來自烹調工作人員手上的傷口，主要的感染途徑是因人員不當處理食物的過程，讓菌體進入食物、迅速繁殖，並產生毒素，因此當工作人員皮膚有刀傷及含膿傷口時，必須避免從事與食物接觸的工作，否則也必須多貼上些防水膠布及做好安全預防措施，以避免病菌污染到食物。二〇一二年十二月臺灣高雄美濃區龍肚國中學生，於家政課學習烹調煎大阪燒，食材包括使用高麗菜、香菇、紅蘿蔔及沙拉醬等，完成後大家將成品吞下肚，還分給隔壁班同學；結果兩班學生食用不久後，陸續出現頭暈及嘔吐等食物中毒症狀，三十二名學生分送署立旗山醫院及義大醫院。輕微者發生頭暈及頭痛，嚴重者還產生嘔吐等現象。

　　二〇一四年九月彰化縣三所國小營養午餐傳出食物中毒意外，調查發現，廚工因未按流程處理食材，導致感染金黃色葡萄球菌。午餐的雞肉疑似有問題，共計六十一名學生送醫就診。從學童吃下營養午餐後短時間內就上吐下瀉的情形來看，推論疑似感染了金黃色葡萄球菌。

　　二〇一六年七月臺中有一人因四肢碰觸礁岩受傷，沒有及時治療，後來差點引發蜂窩性組織炎。臺中市劉先生到泰國潛水，只穿防寒衣與蛙鞋，遭到礁岩割傷腳踝後，因不想破壞遊興，忍痛到返國才就醫，傷口卻形成蜂窩性組織炎，所幸投藥治療後無礙。海洋易有海洋弧菌、金黃色葡萄球菌、大腸桿菌等，若有傷口恐遭感染，不建議帶傷玩水、潛水。受傷後應先以大量清水沖洗傷口及塗抹外傷藥膏，若二、三天後傷口仍然紅腫、熱痛，且分泌物增加時，就要盡速就醫，讓傷口保持乾燥、清潔。

■**預防方法**

1. 員工身體有化膿、傷口、咽喉炎、濕疹者，不得從事食品製造或調理工作。
2. 調理食品時，應戴帽子及口罩，並注意手部的清潔及消毒。
3. 注意避免從業人員手部感染。
4. 從業人員建立良好個人衛生習慣，與切實執行稽查檢查制度。
5. 食品如不立即供食時，應保存於5℃以下（食品經冷藏可以抑制細菌之繁殖，使不產生腸毒素）。

二、肉毒桿菌

十八世紀時便有肉毒桿菌中毒病徵的記載。一八五四年德國南部發生臘腸中毒事件，受害人數超過二百三十人，後歷經十五年的研究，才對此菌做出詳盡的紀錄。肉毒桿菌中毒，係由於肉毒桿菌在低酸性食品中增殖，並分泌毒素而產生。一八九七年科學家Van Ermengen首次分離細菌成功，該菌因而被命名為肉毒桿菌或臘腸毒桿菌。

肉毒桿菌是一種極厭氧的細菌，普遍存在於土壤、海、湖川的泥沙中，在惡劣環境下會產生耐受性較高的孢子。此菌喜歡無氧的狀態，且於pH4.6以上的低酸性環境下生長最好，並會產生毒素，只要一公克的肉毒桿菌毒素就可以殺死一百萬人，毒性非常強。而使用三奈克劑量，即可製成一支美容針劑，如果以一支市價一千元計算，一公克的肉毒桿菌素，就等於價值三千三百三十三億元的商機。肉毒桿菌在餐飲業處理不好時會導致中毒，一公克可殺死一百萬人，而應用在醫學美容時，處理得好，同樣一公克的肉毒桿菌素，卻可製造出三千三百三十三億元的產值。

(一)分布與污染途徑

肉毒桿菌以孢子形態存在於生活周遭，其毒素導致之中毒，稱為肉毒桿菌中毒（botulism）。致病機轉為毒素阻斷乙醯膽鹼之釋放，使得神經元傳導受阻，導致局部或全身性的麻痺與相關神經學症狀。肉毒桿菌造成之中毒，有四種感染形式：

1.食因型（傳統型）肉毒桿菌中毒。
2.腸道型（嬰兒與成人型）肉毒桿菌中毒。
3.創傷型肉毒桿菌中毒。
4.其他型肉毒桿菌中毒。

前三種型式的肉毒桿菌中毒產生毒素的來源不同，但都會產生肉毒桿菌毒素，造成肌肉鬆弛麻痺，第四種型式是人為因素所造成。臺灣自二○○七年將此疾病列為第四類傳染病，納入法定傳染病監視。

■食因型肉毒桿菌中毒

食因型肉毒桿菌中毒屬於嚴重的中毒，也較為常見，肇因於攝食受到肉毒桿菌污染的食物毒素，此病之特徵主要與神經系統有關。發病的症狀包括：疲倦、眩暈、腹瀉、腹痛及嘔吐，神經症狀有視力模糊或複視、眼瞼下垂、瞳孔放大或無光反射、顏面神經麻痺、吞嚥困難及講話困難等。接著會發生由上半身到下半身的肌肉無力、神經性腸阻塞、呼吸困難等相關症狀，病人通常意識清楚，但嚴重時會因呼吸困難而死亡。

■創傷型肉毒桿菌中毒

創傷型肉毒桿菌中毒比較少見，神經症狀與傳統型相同，發生之來源為傷口深處受到肉毒桿菌孢子污染，在無氧環境下細菌增殖，產生毒素所引致。

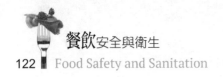
■腸道型肉毒桿菌中毒

腸道型肉毒桿菌中毒係因食入肉毒桿菌孢子，此菌在腸內增殖並產生毒素。嬰兒腸道型肉毒桿菌中毒，為一歲以下之嬰兒，因免疫系統尚未健全，且腸道菌叢亦未發展完全，因而易受影響。成人腸道型肉毒桿菌中毒，成人若為免疫功能缺損者，因有腸道手術或因使用抗生素等原因，導致腸道微生物菌叢改變時才會受影響。其症狀從便秘開始，昏睡、倦怠、食慾不振、眼瞼下垂、吞嚥困難、失去頭部控制、肌肉張力低下及全身性虛弱，有時會發展至呼吸無力衰竭而死亡。此症有很廣泛的特徵及嚴重程度，可從輕微至突然死亡。有些研究曾提及嬰兒猝死症（sudden infant death syndrome）中約有5%為嬰兒腸道型肉毒桿菌中毒所引起。

■其他型肉毒桿菌中毒

其他型肉毒桿菌中毒係因注射A型肉毒桿菌毒素（如美容）或有自殺的企圖而引起，神經症狀與食因型相似。

(二)致病原

肉毒桿菌為絕對厭氧之產孢桿菌，其所產生之毒素是致病因子（infectious agent）。大部分食因型肉毒中毒案件導因於A、B、E型毒素，極少數為F型毒素。E型案件通常與魚類、海產品和海洋哺乳動物之肉類有關。毒素之產生是由於食品處理或保存不當，如醃製食品酸度不足或鹼性食物、食品水活性較高（○‧八五以上）、低溫殺菌和輕微醃漬後卻沒有冷藏保存（尤其是在封緊的容器內）。此毒素不耐熱，經煮沸、煮熟後毒力會消失，但是要破壞孢子則需要甚高的溫度，E型毒素在低溫3℃時會慢慢地產生，因此高溫殺菌是必須的。而嬰兒肉毒桿菌中毒大部分為A型或B型毒素所引起。

肉毒桿菌毒素是細菌毒素中最厲害的，精製毒素只要○‧○○一即

可殺死老鼠。其芽孢對於熱、化學劑或放射線之抵抗力極強，對於營養細胞極易破壞，在有氧存在的情況下不能生長，僅在無氧狀態下發育，且主要分布於土壤或動物的糞便中，污染途徑為攝食污染該類毒素之食品而引起。下列情況均可能產生肉毒桿菌毒素：

1. 於食品加工過程中，混入菌體或芽孢，且殺菌條件不足。
2. 在低酸嫌氣狀態有利該菌生長的條件下，並放置了足夠的時間，通常以低酸性罐頭（含鐵罐、玻璃罐）食品或香腸等加工品為主要致病食品。
3. 經常發生在醃漬、罐頭食品及乳兒的蜂蜜攝取，為人父母者尤應特別注意，不可以用蜂蜜取代葡萄糖餵食給嬰幼兒。

衛生福利部特別宣導嬰幼兒不得餵食蜂蜜，主要是因為嬰幼兒的抵抗力弱，容易發生肉毒桿菌中毒，而且死亡率高，做父母者需要特別注意，不要用蜂蜜來取代葡萄糖餵食嬰幼兒，以免發生肉毒桿菌中毒。

(三)案例與預防方法之建議

■中毒案例

美國CBS News在二○一三年一月十五日報導，科羅拉多州通報一名肉毒桿菌感染的病例，五個月大的男嬰於一月一日罹病後，開始出現飲食不正常及極度疲勞的異常現象，後進行治療情況改善。美國於二○○九與二○一○年，總共分別通報八十四及八十五例罹患肉毒桿菌的病例。肉毒桿菌為毒素型的病原菌，為目前已知最強的神經性劇毒，可以有效阻斷神經與鬆弛癱瘓肌肉，因此經過適當的處理予以降低毒性後，目前已經成為臺灣的美容醫療品。

二○一三年紐西蘭大廠恆天然乳品集團（Fonterra）表示，該公司嬰兒配方奶粉與運動飲料使用的部分原料，可能含有致命的肉毒桿菌，而通

知八家客戶，包括二〇一二年五月在紐西蘭生產廠製造的三批約四十二噸的濃縮乳清蛋白。已向客戶建議在必要情況下回收產品。三月發現問題，隨即密集檢驗找出問題細菌。唯尚未接獲通報任何中毒事件，該公司強調旗下的鮮奶、優格、起司或保久乳產品等，都未受到影響，但仍引起美國疾病管制暨預防中心（CDC）與食品暨藥物管理局（FDA）的關注，並表示即使只有非常少量、幾毫微克的毒素仍會致病。

二〇一一年臺灣南投縣信義鄉發生民眾疑似中毒，造成五人死亡的命案，之後經過南投地檢署等調查初步結果，林〇儀、王〇永、田〇榮及伍〇珍兩對夫妻死因，「傾向」食用不明醃漬物或剩餘菜物，因為「肉毒桿菌」導致死亡。由於死者胃裏的食物，多半已消化殆盡，檢體有限，檢驗比對難度相當高，真正死因只能朝「傾向」肉毒桿菌方向偵查。疾病管制局因此呼籲「臨床醫師」提高警覺，如有發現患者發生腸胃道症狀或疲倦，並伴隨視力模糊、瞳孔放大、眼瞼下垂，或者由上到下肢體無力等類似肉毒桿菌中毒之神經學症狀時，應立即通報衛生單位，以便立即提供肉毒桿菌抗毒素，降低死亡的風險。

肉毒桿菌孢子，廣泛存在自然界之中，只要在絕對厭氧的環境下，都有機會萌芽增生。一旦食物未經完全滅菌處理，於製作或包裝過程中均有可能遭受孢子污染；此外，密閉或真空包裝等缺氧保存環境，也有導致肉毒桿菌中毒之虞。如前所述，肉毒桿菌毒素並不耐熱，只要100℃加熱十分鐘即可破壞，因此家庭自製醃製及真空包裝食品食用前，建議均應先充分煮熟，以確保飲食安全。

雖然疾管局之前初步認為係肉毒桿菌毒素所造成，但也有醫師認為肉毒桿菌，也許不是唯一的「兇手」，臺北榮民總醫院臨床毒物科醫師表示，事件發生後，他與多名專家曾懷疑葡萄催芽劑才是導致連續奪走五條人命的殺手，後來因故未能進一步化驗，因此也無法確知是否與葡萄催芽劑有關。至於懷疑的肉毒桿菌中毒致死也有可能，因為肉毒桿菌是目前

所知化學毒素及生物毒素中最毒的一種，毒性甚至比河魨毒或重金屬還強，只要幾微克就可致命。之後兇手自首，坦承是為了報復前女友另嫁他人，於是在米酒內下毒加入葡萄催芽劑，沒想到卻連不相關的田〇榮夫妻一起毒死。二〇一一年六月屏東縣一名四歲男童罹患肉毒桿菌中毒，這是近十年來最年輕的案例，男童於六月二十二日清晨出現腹痛、視覺模糊且畏光、嘔吐及意識混亂等症狀，就醫後病況發生急速惡化，經插管及使用呼吸器，並轉至高雄醫學中心治療。檢驗後確認罹患A型肉毒桿菌中毒，是二〇一一年第三例確定病例。疾管局將男童家中的花生醬、巧克力醬、漢堡肉、熱狗、鮪魚罐頭及乳瑪琳等疑似有問題的食品送驗，不過男童家人及其雙胞胎弟弟與及男童幼稚園的同學，皆沒有人出現相關的症狀。二〇一〇年國內肉毒桿菌中毒確定病例達十一例，其中一人死亡。

肉毒桿菌中毒時，及早就醫為是否康復的關鍵所在，民眾如果發現腸胃道症狀或疲倦，伴隨視力模糊、瞳孔放大、眼瞼下垂，或上至下的肢體無力等症狀，建議應立即就醫。

■預防方法

食品製造業者要避免肉毒桿菌毒素的產生，在加工過程中應注意：

1. 所用的食品原料應充分經過洗淨及除菌。
2. 香腸及火腿等肉製品，應注意添加物亞硝酸鹽的添加是否均勻。
3. 低酸性罐頭食品應充分殺菌。
4. 避免食用家庭式自製罐頭。
5. 消費者應注意食品在食用前「應充分加熱」（至少應在100℃，加熱十分鐘）。家庭於醃製或保存食品時，技術上要把孢子破壞，欲使毒素破壞則必須煮沸至少十分鐘且食物要攪拌，或將pH值控制在四‧五以下。
6. 處理及製備商業性之醃製品或保存時，控制過程要有效地滅菌或控

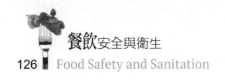

制其pH值。

7. 脹起蓋子的罐頭製品一定不可食用，開罐後發覺有異味時也不要勉強試吃，一有疑問，請勿食用。

8. 由於肉毒桿菌之孢子於自然界中分布很廣，一歲以下之嬰兒應避免餵食蜂蜜。

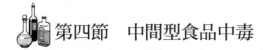第四節　中間型食品中毒

中間型食品中毒介於感染型與毒素型食品中毒中間，又叫做細菌性食品中毒。主要是病原菌進入人體後，在人體腸管內增殖，並在同一時期形成芽胞，產生腸毒素，而導致中毒症狀之發生。代表性之食品中毒原因菌為病原性大腸桿菌、仙人掌桿菌、魏氏梭菌（產氣莢膜桿菌）及痢疾志賀氏桿菌。

一、病原性大腸桿菌

一九四五年布雷伊先生在調查當時死亡率極高的嬰兒下痢時，找出一種會導致下痢的原因，其菌種屬於大腸菌，後來發現就是病原性大腸桿菌。大腸桿菌為兼性厭氧性細菌，大部分無害且生長在健康人的腸道中，可製造並提供人體所需的維生素B_{12}和維生素K，亦能抑制其他病菌之生長。該菌在自然界分布相當廣泛，一般棲息在人和溫血動物腸道中，故同時可作為食品安全性之指標（因為存在於腸道，因此被檢驗出時，就代表受到污染）。大腸桿菌通常不致病，但有些菌株會引起食品中毒，這些會致病之菌株，統稱為病原性大腸桿菌。

(一)分布與污染途徑

　　病原性大腸桿菌為格蘭氏陰性菌，於有氧或無氧狀態下皆可生長，其最適生長的pH值為六至七。大腸桿菌在自然界中分布非常廣泛，病原性之大腸桿菌在一般土壤、寵物、家畜及人體中都存在。因此由病原性大腸桿菌引發之食物中毒，並無特定之原因食品，甚至可經由飲用水而中毒，同時亦可和其他細菌性食物中毒原因菌混合感染。

　　病原性大腸桿菌分布於人體或動物體腸管內，藉由已受感染人員或動物糞便，污染食品或水源。如果從業人員之衛生習慣不好，就容易透過從業人員之手部造成食品的二次污染。一般常見者為水質不清潔而引發疾病。潛伏期平均為五至四十八小時；中毒症狀為下痢、腹痛、噁心、嘔吐及發燒等。

　　大腸桿菌這一群菌種中，以大腸桿菌O157: H7研究最多，其中的「O」指的是O抗原（菌體抗原，somatic antigen），「H」指的是H抗原（鞭毛抗原，flagellar antigen），此兩種抗原是區分大腸桿菌的重要方式之一。大腸桿菌O157: H7是在出血性痢疾檢體中首度被發現，一九八二年開始陸續在世界各地，包括日本、美國、加拿大、英國、蘇格蘭及威爾斯、西非東安哥拉及南非史瓦濟蘭等國均傳出類似病例。日本於一九九六年五至十一月間，在一都二府三十七縣發生由大腸桿菌O157造成之中毒，人數約一萬人，死亡人數達十三人，目前推論大部分是因為食物污染所造成，但尚未鑑定出是何種食物所引起。此案堪稱歷年來世界上與大腸桿菌O157有關之最大宗突發食品中毒案件。由於大腸桿菌O157: H7對熱敏感，只要加熱即可殺死，且大部分市售消毒劑，均可輕易殺死該菌，故若能採取適當之預防措施，應可使感染降至最低。

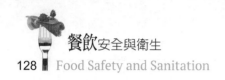

(二)案例與預防方法之建議

■中毒案例

　　二〇一六年五月研究發現，隨著抗生素大量使用，導致細菌發展出一套自己演化與選拔機制，讓能抵抗抗生素（antibiotic resistance）的細菌得以存活下來，將帶有抗藥性的基因代代傳遞與繁殖，這些基因往往位於游離的基因載體上，細菌也會透過各種機制，互相分享不同種類抗生素的抗藥性基因，讓抗藥性基因在細菌界中快速傳遞，這些菌株會引起嚴重且難以控制的感染。其中多重抗藥性金黃色葡萄球菌（multiple-resistant staphylococcus aureus, MRSA），屬於最惡名昭彰的菌株，為引起醫療場所嚴重院內感染之病菌，目前幾乎沒有抗生素可以治療。

　　過去大多數抗藥性研究主要針對「醫源性」造成的抗藥性，但近來發現，抗生素在農業生產用量已遠高於人類醫療方面的用途，很可能是造成細菌抗藥性的源頭。統計指出，中國大陸養豬業每年產生六億公噸豬隻排泄廢物，生產過程使用的抗生素均被排出，人們再拿排泄物作堆肥使用，使得抗生素得以進入土壤及水源，進而影響到整個人類的食物鏈，讓抗藥性基因穿梭於生態界中，人們對抗生素的高度依賴及常規使用於農牧生產過程，沒想到卻因此提供抗藥性細菌絕佳的環境進行大量繁衍，使得未來醫用抗生素可以選擇者將愈來愈少。

　　一般而言，大腸桿菌是環境與人體常在菌，但特定菌株卻會造成嚴重疾病，其中的腸內毒性大腸桿菌（enterotoxigenic escherichia coli, ETEC）感染豬隻時會造成下痢，在全球養豬業造成嚴重經濟損失，ETEC多種的血清型都會引起豬隻下痢。血清型O157屬於具有多重抗藥性的大腸桿菌。部分大腸桿菌一旦污染食物，可能引起人類消化系統或泌尿系統嚴重感染，腸出血性大腸桿菌O157: H7即是引起食物中毒常見的菌株。研究團隊進行基因組分析，已發現帶有多重抗藥性基因，對於許多現行使用

的抗生素都有抗性，像是常用合成青黴素、四環黴素及新黴素等。

　　二〇一三年五月，韓國仁川一所高中暴發胃腸炎。有三十三人（2.5%）符合病例定義，常見症狀為腹瀉（100.0%）、腹痛（75.8%）、畏寒（45.5%）、噁心（39.4%）。問題食物可能為辣魚湯與鱈魚、蔥或燉雞蛋鯉肉、雞蛋湯，另有九例（27.3%）自金槍魚拌飯樣品中分離出非典型腸致病性大腸桿菌 O157: H45。

　　二〇一一年五月，日本一家烤肉連鎖店，傳出因為供應不潔的生牛肉給客人，導致至少在全國造成二名孩童死亡，五十七名顧客中毒。經日方調查，疑為O111型病原性大腸桿菌所造成。大腸桿菌會自然存在於牛隻胃腸道及糞便中，如屠宰過程未妥善處理，將造成牛肉污染，進而產生食品安全方面的風險。

　　醫師指出，造成此類型的腸道出血性大腸桿菌，最常出現在烹煮不當牛肉及生牛奶時；此外，受到污染的水源，也可能會傳染。大腸桿菌分成很多類型，大多數的致病性均很低，平時並不會使人類產生嚴重疾病；但是，腸道出血性大腸桿菌，因為其所分泌的毒素會散布全身，一旦延誤治療，則可能會導致喪命。腸道出血性大腸桿菌中，以O157: H7型最具有致命威脅，其次則是O111: H8。感染時的典型症狀是腹瀉，糞便出現血絲，並有腸絞痛，少數患者會合併發燒；除了以上的症狀外，因為大腸桿菌毒素會散布全身，因此約有5%至15%的患者，會同時併發「溶血尿毒癥候群」，其中包括溶血性貧血、血小板低下及腎衰竭，一旦延遲治療恐會致命。想要避免遭到感染，基本就是要避免生食。大腸桿菌普遍存在於牛等家畜，一般人往往只要吃下五十到一百隻菌體，就可能因此造成發病，因此食用沒有煮熟的牛肉、沒有殺菌消毒完全的生牛奶，都可能被傳染，連臘腸、飲料、一般飲水及蔬菜，過去都曾出現遭到污染的案例，建議注意飲食衛生，食物必須煮熟後再食用，而為了避免人畜發生共同傳染，平常必須經常洗手。

■預防方法

1.飲用水及食品應經適當加熱處理。

2.使用安全水源並定期實施水質檢查。

3.被感染人員勿從事接觸食品調理工作。

4.從業人員養成良好個人衛生習慣,特別是手部應經常保持清潔,並應於進入食品作業場所前、如廁後或手部受污染時,依規定步驟正確洗手或(及)消毒。當工作中發生有吐痰、擤鼻涕或有其他可能污染手部之行為後,應立即洗淨後再工作。

5.食品器具及容器應徹底消毒及清洗。

6.肉類食品必須煮熟。

二、仙人掌桿菌

仙人掌桿菌因菌體周圍布滿短鞭毛,形狀有如仙人掌而得名。引發食物中毒的原因食品,大多與米飯或澱粉類製品有關,濃湯、果醬、沙拉及乳肉製品亦經常傳出被污染。這些食物被仙人掌桿菌污染後,大多有腐敗變質的現象。但是除了米飯有時稍微發黏,口味不爽口之外,大多數食品的外觀給人的感覺都還算正常。

(一)分布與污染途徑

仙人掌桿菌為有芽胞桿菌,最適合生長之溫度為30℃,但於10℃至45℃亦可繁殖,其芽胞呈卵圓形,可耐熱(於100℃下經一至七分半鐘僅可殺滅90%)。仙人掌桿菌廣泛分布於自然界中,特別是土壤之中,因此農產品,特別是帶有土壤之農產品很容易檢出此菌,可由細菌本身或其產生之毒素致病。東方人由於以米飯為主食,常因穀類等農產品遭受污染,而發生此菌所引起之食品中毒,一般污染的原因是食品遭受污染,或

煮熟食物在室溫下儲存超過一定時日（如大量煮熟的米飯被放置於室溫貯放）所致。主要中毒原因食品為受污染之米飯等穀類食品、香腸、調味料、醬料、肉汁等肉類製品、蔬菜及布丁等。

　　仙人掌桿菌所引起之食品中毒症狀可分為嘔吐型及下痢型兩類。中毒症狀有噁心、嘔吐、腹痛及腹瀉等。引起食品中毒之潛伏期為：

　　1.嘔吐型：一至五小時。中毒症狀與金黃色葡萄球菌類似。

　　2.下痢型：八至十六小時。中毒症狀與魏氏梭菌類似。

(二)案例與預防方法之建議

■中毒案例

　　二〇〇九年九月臺中市某盒餐公司，供應四張犁、瑞穗及潭陽等國小的營養午餐，造成共一百九十二名師生發生腹痛與發燒等不適症狀，經衛生局進行檢驗，發現食物含有沙門氏桿菌陽性、仙人掌桿菌陽性及金黃色葡萄球菌腸毒素，臺中地檢署依違反食品衛生管理法，將業者起訴。

　　二〇一一年屏東縣恆春鎮龔姓鎮民結婚，在鎮內的知名飯店辦理喜宴，結果婚宴後不少人上吐下瀉，經醫師診斷檢驗，發現有腸炎弧菌感染等食物中毒情況。案發後屏東縣衛生局派員抽檢，於調理台驗出仙人掌桿菌陽性反應，於是開單罰款五萬元；後來包括新郎等二十三人，向飯店提出請求支付醫藥費用及精神撫慰金，案經屏東地院判決飯店需要賠償七十四萬四千五百四十七元。

　　二〇一〇年新竹市矽谷國小及幼稚園發生食物中毒，新竹市衛生局之後公布檢驗結果，竟然發現每一道菜都有問題，於是開出六萬元罰單；稽查人員表示，該校廚房衛生「非常不乾淨」。當天共有四十四名學生食物中毒，營養午餐菜單包括炸魚排、小白菜、莧菜、肉末炒冬粉、牛奶麥片及瓠瓜貢丸湯。檢驗的結果發現，四件廚工人體檢體一件檢出金黃

色葡萄球菌及腸毒素C型，五件食物檢體炸魚排檢出組織胺；小白菜、莧菜及湯也都分別檢出仙人掌桿菌及腹瀉型腸毒素，莧菜另有病原性大腸桿菌。魚排檢出組織胺就代表鮮度不良、已經腐敗，雖然細菌會在烹煮過程減少、殺死，但是已產生的組織胺並無法消除。稽查環境衛生時，更發現廚房冰箱老舊及冷度不夠等缺失，魚排遠從臺北運到新竹的過程中，全程只有冷藏沒有冷凍，上午七點送到，九點才下鍋，其間長達兩小時放置於室溫之下，鮮度與衛生安全方面當然會出問題。

　　二〇一四年彰化市泰和國小午餐中央廚房九月間發生菜餚遭仙人掌桿菌污染，造成三所小學一百三十九名學童確診食物中毒。檢驗泰和國小中央廚房九月十七日的咖哩雞丁、炒四季豆、銀芽三絲，發現含有超量仙人掌桿菌，該校教育處立即與承包廠商解約。這起造成三百多名學童嘔吐、腹瀉的事件，污染檢驗結果揭曉，屬於環境常見的仙人掌桿菌作祟，衛生局依違反食品衛生管理法將中央廚房包商函送地檢署偵辦。泰和國小中央廚房在上課日除了供應午餐給本校，也供餐給民生、中山國小共四千六百六十八名學童，九月十七日星期三的菜色是咖哩雞丁、炒四季豆、銀芽三絲，主食白飯，搭配大黃瓜湯，附餐是保久乳，學童吃過午餐放學，傍晚陸續有人嘔吐、腹瀉掛急診，三校各一名小朋友因此住院。衛生局食品衛生人員事後採集二十件留樣食物及學童、廚工排泄的檢體，檢驗結果，三道菜裏的腹瀉型仙人掌桿菌含量是標準值的四倍，受檢的一名學童的排泄物裏也有仙人掌桿菌，由此推斷是仙人掌桿菌污染食物。依食管法規定，食品廠商發生食物污染案並造成食用者身體不適，最高判處七年有期徒刑或得易科罰金一千萬元以下。

■ **預防方法**

　　1.避免食物受到污染。

　　2.食物烹調後應盡速食用，避免長期保存，尤其不可長時間放置於室

溫下貯存，食品如果不立即供食，應快速冷卻後冷藏，或以保溫60℃以上等方式保存，剩菜則需加熱至75℃以上。

三、產氣莢膜桿菌（魏氏梭菌）

(一)分布與污染途徑

產氣莢膜桿菌，也有人稱之為魏氏梭菌，屬於有芽胞嫌氣菌，分為A至F型，其中A型及F型屬於人類食品中毒菌。此菌能產生耐熱芽胞，因此雖經加熱也不易殺滅，值得注意的是，因為普通烹調方式並不能殺滅此菌，如果食物遭到污染，又放置於適合其生長之溫度時，將導致大量繁殖而使人罹病。此菌廣泛分布於自然界，主要以腐生菌方式，廣存於土壤、塵埃、水、人體及動物腸道與下水道之中，也是人體體內之正常菌叢。人體有20%存在於口腔、腋下，但主要是存在於腸道內。由於屬於人類、家禽及家畜腸道常住之細菌，連土壤及海泥均有其分布，因此容易污染蔬菜、肉及魚貝類，並經由細菌本身大力繁殖而引起致病。

發生食物中毒的過程，是因受污染的生肉經過烹煮，產生內孢子（即耐熱芽胞），在食品慢慢冷卻過程中，孢子因為環境適合（提供水分、養分及適當溫度）而開始發芽，菌體生長經人食用後，在人體的內臟發生產孢作用，釋放出腸毒素，而引發腹部絞痛、下痢、腸胃脹氣，少見發燒、發冷、頭痛及脫水，極少造成喪命。

一般產氣莢膜桿菌產生孢子時，會伴隨毒素的合成，尤其在培養基中，惟有在形成孢子時，才可能合成大量毒素，而不產孢子之營養細胞，卻只會產生少量的腸毒素。腸毒素作用將導致液體堆積於細胞腔中，而過多液體堆積則造成下痢。中毒原因為長時間慢煮或慢慢冷卻的湯、魚貝類與肉類，潛伏期約十二至七十二小時。中毒症狀主要是下痢

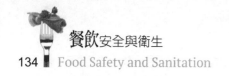
（帶血腹瀉）與腹痛，偶爾伴隨噁心、嘔吐與發燒。

(二)預防方法之建議

1.避免污染。

2.低溫儲藏。

3.小心控制肉類之冷卻及再加熱之溫度與時間。

第五節　黴菌性食品中毒

黃麴毒素

一九六〇年，英國農場有十萬隻火雞，由於不明原因死亡，而特別稱其為「火雞X疾病」，後來追查發現，自巴西進口的花生（殼）餅飼料中，含有黃麴黴菌，會產生黃麴毒素（aflatoxin）的菌屬，約有二十種左右，主要以麴菌屬（aspergillus）中的黃麴菌（A. flavus）及寄生麴菌（A. parasiticus）兩種真菌所產生之次級代謝產物最具代表性，對於人類及動物具有高度肝臟毒性及致癌性，屬於目前所知致癌性最強之真菌毒素，毒素分為B1、B2、G1、G2、M1、B29、G29等多種型式，以B1、B2、G1、G4等四種為主，經哺乳類動物代謝後會產生M1與M2，六種毒素中又以B1的毒性及致癌性最強。影響其產生毒素之因素計有水分、溫度、空氣、pH值與儲存時之管理等。

(一)分布與污染途徑

黃麴毒素乃目前所知，毒性最強且又具高度穩定性的致癌物質，微溶於水、氯仿及酒精等極性溶劑中，而不溶於油脂等非極性溶劑。在臺

灣，黃麴毒素廣泛存在於花生製品及黴米中。污染途徑為黃麴毒素存在於黴菌孢子或絲狀體內，也可能分泌至黴菌生長的基質之中，例如黃豆與花生等，而當上述食品收成之後，如果儲存不當，溫度與濕度過高，而有利於黴菌生長時，將產生二級代謝物質黃麴毒素。動物或人類攝取之後，對其肝臟等器官，會造成嚴重之傷害。

黃麴毒素雖然最早是在花生產品中被發現，但是並非只有花生的相關產品才會遭受到污染，其他如玉米、米、麥類、豆類、粟米及蘆粟等五穀雜糧，都是黃麴毒素可能污染的食物，甚至啤酒、可可及水果乾、冬粉、米粉、牛肉乾、蠔乾、干貝、豆腐干、紅棗、黑棗、扁尖筍、鹹肉、魚干、番薯粉及麵粉等加工食品等，過去都曾發現有遭到黃麴毒素污染之紀錄。

黃麴毒素的毒性很強，對體重五十公克的一日大的小鴨而言，黃麴毒素的口服半數致死量分別是毒素B1：18.2μg（微克）、G1：39.2μg、B2：84.8μg、G2：172.5μg；換句話說，小鴨平均攝取〇‧〇〇〇〇一八二克黃麴毒素時，即可讓其中半數鴨子全部死亡；而新生老鼠的黃麴毒素B1口服半數致死量為九‧五毫克（mg）／每公斤體重（一毫克等於千分之一公克）；尤以鱒魚與鴨子對黃麴毒素最為敏感。因此「食品安全衛生管理法」第十七條中針對各類食品中的黃麴毒素訂有明確標準規範之限量，如花生、玉米及其製品之黃麴毒素限量為15ppb（1 ppb＝十億分之一），其他穀物雜糧類及其他食品為10ppb，嬰兒食品則不得檢出。

二〇一一年政府進行市售食品總黃麴毒素（B1、B2、G1、G2）檢驗，結果一百三十件符合規定，二件花生糖製品及三件花生粉中檢出含有超量黃麴毒素，最高者達53.3ppb，超過規定限量（15ppb）的三‧五倍。

現在一般相信，黃麴毒素之所以具有如此世所罕匹的毒性與致癌能力，可能是肇因於其在細胞進行新合成「核酸」（基本生命物質）過程時，它們能與此一製程中的某些酵素結合，或直接與去氧核醣核酸分子結

合，而抑制或誤導核酸的合成，造成細胞失去正常的基本生命物質，導致死亡或致癌。

根據調查指出，黃麴黴菌也常污染棉子（可用來製成棉子油）、辣椒及豆類等作物，其毒素的產生需要一些因素，如適當的水分、溫度與通氣狀況，因此並非一旦遭受黃麴黴菌污染，就必定含有黃麴毒素。但由於毒性太過強烈，為了安全起見，原料一旦發現受到黃麴黴菌污染，一般均建議予以剔除，以策安全。

(二)預防方法之建議

1.注意通風，使黴菌無法增殖。

2.收成後將水分迅速降低並保持乾燥。

3.避免農產品受損。

4.利用幅射線照射。

水分的收乾主要是預防黴菌生長，尤其是作物採收後，必須快速去除水分，保存穀物時，理論上需要將其相對濕度降至60%以下。由於黃麴毒素對熱相當穩定，即使經過熱炒、煮或烘焙都難以破壞，且致癌性又強，因此民眾在家裏一旦發現食品長黴時，建議立即丟棄，千萬不要捨不得或心存僥倖冒險。尤其年節時候，民眾家中採購大量年糕與發糕等，很容易因為放置時間一久而發黴，過去常見主婦們因為節儉，用水將黴菌洗去，或用刀子切除表面後，就再處理上桌供全家吃，這種作法並不能破壞黃麴毒素，具有很大的危險性。因此各種食品，只要長黴，建議最好立即全數丟棄，聰明一點的作法，是一開始就不要買太多。

二〇一五年十一月板橋極鮮火鍋店提供的花生粉，被驗出總黃麴毒素超標，桃園瑞隆商行販售的花生粉，也被抓包超標。食藥署於二〇一五年三到十月間，抽查二百一十八件市售花生製品，其中七件不合格（占3.2%）。不合格產品一項為板橋極鮮火鍋店的花生粉，業者用來作為火

鍋沾醬材料，產品來源是雲林協信泰食品加工廠，總黃麴毒素為55ppb，是標準15ppb的三·六倍。另一件是桃園市衛生局到瑞隆商行抽驗「花生粉」，檢出總黃麴毒素22.4ppb（限量標準應在15ppb以下）。

　　花生製品如果沒有吃完，要記得冷藏保存，因為臺灣的天氣潮溼、悶熱，容易遭到黴菌、黃麴毒素污染。黃麴毒素具有肝毒性，被世界衛生組織列為一級致癌物，如果罹患有慢性B肝、長期酗酒的民眾，一旦接觸到黃麴毒素，日後罹患肝癌的風險將更高。建議民眾購買花生、花生糖、花生酥、花生粉、花生醬等產品時，都應該購入小包裝或真空包裝，並盡快食用，因為即使遭受黃麴毒素污染，花生香味也不會消失，且無法從外觀判斷出來。

　　另外，愛吃花生的朋友們，在無法確定採購的花生仁是安全的前提下，最好改為購買帶殼花生，或是買新鮮花生莢回去自己炒。但是要注意一點，有破損的花生莢一定要丟掉，千萬不要為了節省一粒花生仁而吃進了黃麴毒素，所謂一粒屎會壞了一鍋粥，可別得不償失。由於黃麴毒素毒性實在太可怕，小心一點，對於身體健康與安全總是值得的。

重點回顧

一、細菌性食品中毒的原因有：

　　1.環境污染：食品中毒的微生物有些是天然存在於環境中，例如肉毒桿菌、仙人掌桿菌等，也有更多的細菌性食品是從人類腸道感染並大量繁殖後，因為處理不衛生，排放到環境裏去，例如大腸桿菌及肝炎病毒等。而環境的污染，特別是人畜的污染，便是食品中毒菌的大好溫床。

　　2.食品調理與保存失當：無論是人為或環境的污染，在新鮮食品中的致病菌大多數量不是很高，因此假如在保存與調理時注意到微生物生長，就不容易發生中毒。致病性的微生物無論在食品中產毒，或進入到身體中感染，都是需要若干劑量（即菌數，各種致病菌的致病數目並不一樣）的，在調理與保存時，只要不讓微生物有生長的機會便可有效防止。

　　3.個人衛生不良：食品中毒之途徑，基本上是糞便至嘴巴的循環，個人良好的衛生，會減少個人的中毒機會，也減少給他人帶來致病的可能：

　　(1)注意本身帶原的問題（如傷寒瑪莉）。

　　(2)避免傷口對食品的污染。

　　(3)常清洗消毒雙手避免糞便與環境菌的污染。

　　(4)注意食物的選擇。

　　4.貯存方式不當與其他：

　　(1)冷藏或保溫的溫度不足或貯存太久。

　　(2)未充分煮熟。

　　(3)生、熟食交互感染。

　　(4)刀具、砧板及使用器具不潔。

　　(5)食用已被污染的食物。

　　(6)使用添加物不當。

二、預防食品中毒的四大原則：

　　1.清潔：原料、器具、人員只要保持清潔，那麼就不會發生食品中毒
　　　事件。

　　2.迅速：時間是關鍵，只要不讓細菌或病原性增殖產毒，即使污染也
　　　不會對人體產生危害。

　　3.加熱或冷藏：避開細菌或病原性中毒菌之增殖溫度。

　　4.避免疏忽：凡事按照標準步驟操作，不要心存僥倖。

課後學習評量

一、選擇題

（　　）1.國內最常發生食物中毒的食品種類是：(1)餐廳素食　(2)家庭製
　　　　作餐食　(3)學校的營養午餐　(4)「複合調理食品」及「便當盒
　　　　餐」　，其次是水產品，第三名是肉類及加工肉類食品。

（　　）2.腸炎弧菌最早是在1950年發生於：(1)英國　(2)泰國　(3)瑞士
　　　　(4)日本　，當時有272人因為吃了污染此菌的魚而發生集體中
　　　　毒，其中20人因為急性胃腸炎而死亡。

（　　）3.2016年6月一位婦人一早出門到魚市場採買，沒想到返家以後，
　　　　整隻腳竟然腫得跟「麵龜」般，一度在家中昏厥，經送到醫院急
　　　　救，醫師確認是：(1)腸炎弧菌　(2)海洋弧菌　(3)金黃色葡萄球
　　　　菌　(4)仙人掌桿菌　惹的禍。

（　　）4.食物中毒占美國第一位為：(1)腸炎弧菌　(2)海洋弧菌　(3)沙門
　　　　氏桿菌　(4)仙人掌桿菌。

（　　）5.屬於全世界最流行的食源性中毒為：(1)金黃色葡萄球菌　(2)腸

炎弧菌　(3)沙門氏桿菌　(4)仙人掌桿菌　食物中毒。係透過口服吃下金黃色葡萄球菌中的食物腸毒素所引起的。

（　）6.玻璃杯洗杯機應維持衛生、清潔，每天必須清理一次，清理時間是：(1)營業前　(2)不定時　(3)營業後　(4)營業中。

（　）7.麵粉應貯藏於：(1)陰涼乾燥　(2)陰涼潮濕　(3)陽光直射　(4)高溫多濕之處。

（　）8.某人吃了經污染的食物直至出現病症的一段時間，我們稱之為：(1)病症　(2)潛伏期　(3)危險期　(4)病源。

（　）9.食物中毒的定義（肉毒桿菌中毒除外）是：(1)2人或2人以上　(2)1人或1人以上　(3)10人或10人以上　(4)3人或3人以上　有相同的疾病症狀謂之。

（　）10.廚師手指受傷最容易引起：(1)肉毒桿菌　(2)腸炎弧菌　(3)金黃色葡萄球菌　(4)綠膿菌　感染。

（　）11.清洗玻璃杯一般均使用何種消毒液殺菌？(1)清潔劑　(2)漂白水　(3)清潔藥水　(4)肥皂粉。

（　）12.五穀類若長黴，可能產生：(1)黃麴毒素　(2)肉毒桿菌毒素　(3)大腸菌毒素　(4)腸炎弧菌毒素　　，不可再食用。

（　）13.依據歷年的通報案件，臺灣地區食物中毒的主要原因為：(1)細菌性食物中毒　(2)動物性食物中毒　(3)植物性食物中毒　(4)化學性食物中毒。

（　）14.下列哪一類微生物在一般食物中無法增殖？(1)細菌　(2)病毒　(3)酵母菌　(4)黴菌。

（　）15.對於昏迷或意識不清者，維持其體溫的方法，下列何者正確：(1)給熱水袋　(2)加蓋毛毯　(3)喝熱咖啡及熱茶　(4)喝點烈酒。

（　）16.下列哪一個場所不適於設置偵煙式探測器？(1)停車場　(2)客房　(3)餐廳　(4)辦公室。

（　）17.如有瓦斯漏出來時，應：(1)開抽風機　(2)開門窗　(3)開電風扇　(4)開抽油煙機。

（　）18.下列哪一類微生物在一般食物中無法增殖？(1)細菌　(2)病毒　(3)酵母菌　(4)黴菌。

（　）19.營業吧檯，會將先行製作完成之裝飾物品安全儲存何處？(1)工作臺砧板正前方　(2)冷藏冰箱內　(3)冷凍冰箱中　(4)近水槽處。

（　）20.毛巾抹布之煮沸殺菌，係以溫度100℃的沸水煮沸幾分鐘以上？(1)7分鐘　(2)1分鐘　(3)3分鐘　(4)5分鐘。

| 11.1 | 12.1 | 13.1 | 14.2 | 15.2 | 16.1 | 17.2 | 18.2 | 19.2 | 20.4 |
| 1.4 | 2.4 | 3.2 | 4.3 | 5.1 | 6.3 | 7.1 | 8.2 | 9.1 | 10.3 |

解答：

二、問題與討論

1.請概述金黃色葡萄球菌及其腸毒素。

2.一公克的肉毒桿菌素，可以製造出三千三百三十三億元的市場產值，是否可能呢？

3.金黃色葡萄球菌食品中毒主要症狀、致病因子及其預防方法為何？

4.舉出三種肉毒桿菌致病型及其致病原因為何？

5.如何處理遭受黴菌污染之農產品？

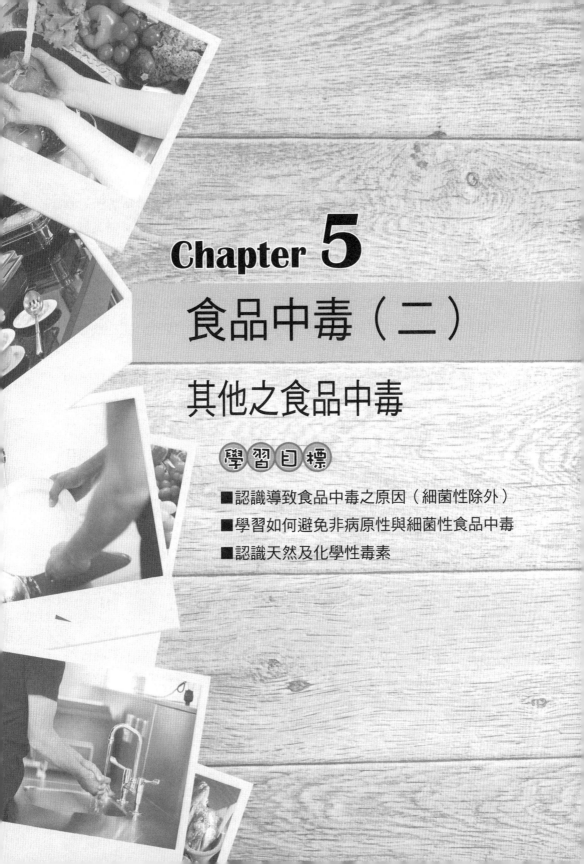

Chapter 5

食品中毒（二）

其他之食品中毒

學習目標

- ■認識導致食品中毒之原因（細菌性除外）
- ■學習如何避免非病原性與細菌性食品中毒
- ■認識天然及化學性毒素

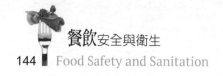
第一節　前言

「不乾不淨，吃了沒病」是早期民眾因為物質缺乏，為了節省食物，捨不得丟棄已經變質的食物，自我安慰之言詞。近年來，國人對於飲食之要求，除了要吃得營養健康外，部分甚至已經提升到要求「吃得補」的階段，尤其是消費者對於醫食同源、預防勝於治療的觀念逐漸重視，使得藥膳與自然健康食品受到重視。由市售營業額逐漸增加可以獲得證明。但是坊間仍然存在著許多道聽塗說的錯誤的飲食觀念，這些觀念往往也是造成食品中毒的原因。

依據美國癌研究所二〇〇七年發表的研究顯示，「可預防大腸癌的好食物」包含：富含纖維素的食物、大蒜、牛奶、鰻魚、白魚乾、含鈣質食品等。尤其以番薯、大蒜的抗癌作用更為卓越。番薯因為含有大量的纖維素、β胡蘿蔔素，因此可以預防大腸癌；其中抗癌成分神經節糖苷（ganglioside）及抗氧化物質維生素C，有助於預防癌症。依據紐西蘭大學的研究結果顯示，當地毛利族由於番薯攝取量較多，降低大腸癌的罹患率。而讓大蒜散發出辣味的大蒜素，則可促進腸的蠕動，抑制癌細胞的繁殖，增加抵抗力，進行抗癌作用。再加上大蒜富含預防大腸癌的硒，每餐攝取一顆大蒜有益健康。但剝皮後經過十分鐘以後，大蒜的酵素就會很快揮發掉，需要特別注意。蘋果中所含有的水溶性纖維——果膠，對於預防大腸癌的效果也極佳。

據報導現代人有人為了愛美而吃少量「砒霜」以求美白，不過當劑量控制不好攝取過多時，就會發生中毒而可能致命，這些都是錯誤的觀念與吃食不注意所導致！

第二節　天然毒素

　　許多人在下雨過後，到野外發現許多菇類，誤以為是經常食用的市售洋菇，摘回家食用之後中毒送醫，輕者瞳孔縮小、血壓下降或視力模糊，重者危及生命。又有人到郊外野餐忘記帶筷子，觀看四周，發現莢竹桃的樹枝細細長長，很適合拿來當筷子，結果使用後吃飯吃到一半，就開始發生嘔吐、暈眩、昏睡、腹瀉及抽筋等症狀，而再也吃不下去。

　　許多人喜歡吃芋頭，到郊外踏青時，誤將姑婆芋當做是芋頭，還心想運氣真好，鄉下人怎麼都不識貨不喜歡吃芋頭，結果採收食用後，發生說話不清、吞嚥困難及腹痛等症狀，這才發現，鄉下人不是不喜歡吃芋頭，而是姑婆芋根本就不是芋頭。每年總是會發生這種事好幾回，要避免這類狀況，跟避免被詐騙一樣，不要貪心是最高指導原則；因為天下沒有白吃的午餐，被騙事小，食品中毒有時會鬧出人命才是大。

一、植物性天然毒素食品中毒

　　臺灣野外毒菇種類繁多，一般中毒常見的是腸胃炎型（最常見）、神經致幻型、肝損害型與溶血型，症狀有噁心、嘔吐、腹瀉及嚴重腹痛等情形。嚴重的毒菇類中毒，常會導致肝腎衰竭，病患常須換肝或進行腎臟移植才能存活。

　　二〇一六年食藥署建議，在戶外的野菜千萬不要亂採，以免誤食有毒野菜。根據食藥署的統計，二〇一〇至二〇一六年，通報的十六件野菜中毒案件中，其中有六件（37.5%）係誤食毒菇綠褶菇、兩件（16.7%）姑婆芋。有毒野菜歐洲黃菀的外觀跟山茼蒿很像；而姑婆芋也有毒，常被誤認為是芋頭；有毒的綠褶菇，則外觀長得很像白色雨傘菇，攝取後可能

引發腸胃不適，還可能中毒，危及生命。（見**圖5-1**）不少民眾出遊時，隨手採野菜就地烹煮，由於野外植物含有強弱不同的天然毒素，不慎誤食會引發不同程度的中毒現象，其中的毒素成分包括草酸鈣、生物鹼等，誤食後會出現喉嚨痛、口腔麻木等症狀。

綠褶菇很容易被誤食，底部的菌褶早期會由白色轉為黃綠色，菌體受損時則會轉為褐色，誤食後約一到三小時會出現嘔心、嘔吐、腹痛、血便等症狀，菇類往往很難分辨種類，建議民眾不要亂採。歐洲黃菀過去常被誤認為是山茼蒿，兩者從外觀很難辨別，歐洲黃菀因為含有生物鹼，誤食以後會造成肝臟損害，嚴重者恐怕會死亡。由於這些植物外觀均極為類似，因此民眾出遊時，千萬不要亂摘採來加菜。

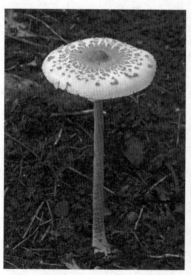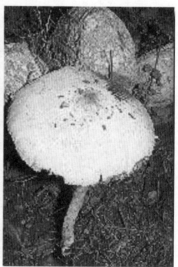

圖5-1　綠褶菇

資料來源：轉引自衛生福利部食品藥物管理署（2016）。http://www.fda.gov.tw/TC/newsContent.aspx?id=21565&chk=b051dfec-e4cf-4d97-8bb3-df9eacb7f5a5#.WMpSxPmGOCo。

(一)姑婆芋中毒

　　姑婆芋中毒主要是民眾誤將姑婆芋當成芋頭食用所造成，一般認為與姑婆芋中之草酸鈣有關。中毒症狀以喉嚨疼痛最多，口腔麻木其次，有些人會伴隨著流涎、說話不清、吞嚥困難及腹痛等症狀，大量食用可能會造成抽筋及腎衰竭。

　　二〇一二年曾有民眾到越南小吃店點酸菜火鍋，吃沒多久開始出現嘴麻、嘴腫、嘔吐、喉嚨痛等症狀，調查發現是因為店家誤採姑婆芋入菜所致。辨識姑婆芋的方法，是看葉面水珠，葉面較光滑、水珠會滑落者是姑婆芋。一般的芋頭因為葉面有絨毛，水珠因此會在表面停留。姑婆芋與芋頭的差異如下：

1.姑婆芋：較粗壯高大，葉子濃綠富光澤，葉柄附著處離缺口較近。
2.芋頭：葉面平滑，葉柄與葉面相接處有深紫色點，且與葉子缺口距離遠。

　　在三十年前沒有塑膠袋的年代時，姑婆芋的葉子是當時最佳的包裝材料，常常被賣魚或賣肉的拿來包裹魚肉，由於姑婆芋的汁液與塊莖（即長得很像芋頭的部分）具有毒性，千萬不能碰觸誤食。須特別注意的是，由於其塊莖長得很像芋頭（見圖5-2），又廣泛存在於野外區域，特別是山上，爬山時看到姑婆芋絕對不要以為那裏的人不識貨，有芋頭這麼好吃的東西竟然不吃，不要以為不吃白不吃，當心吃出禍事。

(二)發芽馬鈴薯

　　馬鈴薯發芽的成分為茄靈（solanine），屬於茄屬生物鹼（solanum alkaloid），帶有苦味；一般中毒的症狀以心、肺、肝功能障礙及神經失調為主，症狀輕者像感冒，重者會有神經麻痺及呼吸困難的症狀；主要中毒機制是茄靈會干擾人體內乙醯膽鹼的神經傳導功能。馬鈴薯的皮茄靈含

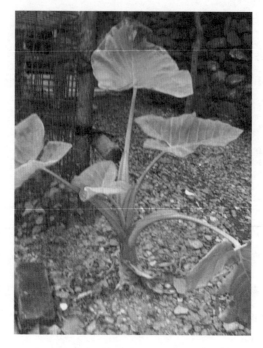

圖5-2　姑婆芋（李義川攝）

量約為每百公克含十毫克，發芽的芽眼處卻可高達十倍，即每百公克含有一百毫克，而人類中毒的量為每百公克含二十毫克。由於茄靈耐熱，即使加熱也不容易去除，預防的方法是去皮、挖除芽眼，如果儲存過久而發芽，最好還是丟棄，以減少中毒機會。

茄靈雖然會導致中毒，但是二〇一六年的國外研究卻將茄靈利用於抑制人體前列腺癌、肝癌、肺癌及乳癌細胞，係屬「順勢療法」以毒攻毒的策略。

(三)夾竹桃

夾竹桃（見圖5-3）屬於木本的觀賞植物，一般作為庭園美化、綠籬、防風，以及都市、工業區綠化之用。兒童出入場所及水源地則不宜種

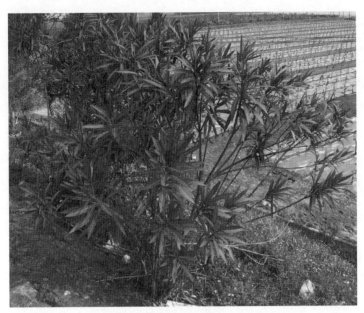

圖5-3　夾竹桃（李義川攝）

植，以免發生中毒。

　　夾竹桃因含有配醣體，誤食時會導致嘔吐、暈眩、昏睡、心跳不規則、腹瀉、抽筋、嘴角麻木及視力障礙等症狀。由於夾竹桃之根、莖、葉及花皆含有毒素，誤食一片夾竹桃的葉子即可致死，所以曾經有死亡之報告。過去曾有學生在郊外野餐，找不到筷子，又不瞭解夾竹桃毒性，就折下夾竹桃之細莖當作筷子使用，結果折下以後，有毒汁液慢慢滲出，而發生中毒。夾竹桃又有別名叫做啞巴花，大概是指吃了以後，可能變成啞巴，代表其毒性不小。

　　臺灣過去三十年以前很普遍，種植數量很多，但是後來或許是因為有毒，所以雖然開花漂亮，現在已經不容易看到。

(四)大花曼陀羅

大花曼陀羅分布於臺灣低海拔地區，野生或經人栽培均有。大花曼陀羅與可供食用的臺灣百合花型相似，因此偶有誤食而發生中毒的事件。二〇一二年苗栗縣民眾三人，於自宅自行摘採大花曼陀羅烹煮蛋花湯，食用後十分鐘，三人因出現頭暈、意識模糊等不適症狀而就醫。

大花曼陀羅（見**圖5-4**）俗稱喇叭花，別名白花曼陀羅、洋金花、萬桃花、風茄兒、山茄子等，英文名稱angel's trumpet。屬於多年生草本灌木植物，葉卵形乃至長橢圓形，春至夏天開花，長漏斗狀，花冠白色。整株有毒，其中又以種子的毒性最大，花的有毒成分可以使肌肉鬆弛，汗腺分泌受抑制之麻醉作用，因此古人將此花所製的麻醉藥，取名為「蒙汗藥」。誤食花朵會引起口乾舌燥、心悸頭暈、興奮、產生幻覺、昏昏欲睡、肌肉麻痺及昏迷等症狀，嚴重時會致命。

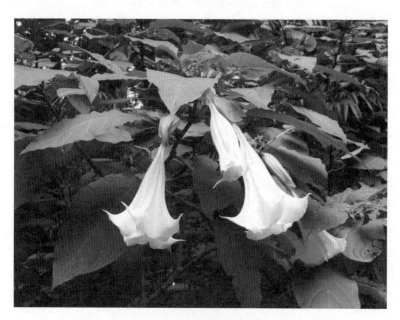

圖5-4　大花曼陀羅（李義川攝）

(五)豆薯野菜

　　二〇一六年七月一名七十九歲的老太太認為野生蔬菜較好，自行摘採豆薯的豆莢食用，引發抽筋、昏迷，最後變成植物人。醫師表示，豆薯只有塊根能吃，葉子、種子因為均含有魚藤酮，亂吃會引發中毒。而魚藤酮（rotenone），也為稱毒魚藤（tubatoxin），屬於一種無色、無味的酮類結晶化合物，為天然的殺蟲劑。二〇一五年，有研究將魚藤酮用於治療帕金森氏症及肝癌等疾病。根據「catecholaldehyde假說」，代謝物多巴胺代謝物3,4-二羥基苯乙醛（3,4- dihydroxyphenylacetaldehyde, DOPAL）會幫助帕金森氏症發病；而魚藤酮透過醛脫氫酶（ALDH），可降低3,4-二羥基苯乙醛代謝。

　　二〇〇二年，中國醫藥研究所發表民間常用的中藥醉魂藤，有部分成分經測試可以抑制癌細胞生長。研究顯示，醉魂藤的主要成分「醉魂藤素」可以抑制癌細胞生長，尤其對血癌細胞的毒殺作用最強，可以延遲細胞增殖二倍細胞數所需要的時間，抑制細胞群落形成率，以及肝癌細胞的生合成，活體內抑制抗腫瘤試驗也有明顯抑制癌細胞生長的作用。另外，曾有人將曼陀羅，誤認為可治癌及降肝指數的「醉魂藤」，吃了後導致中毒。二〇一〇年原臺中縣的一名婦人，誤信使用植物「醉魂藤」熬煮豬肉能治療癌症，回家食用後卻差點喪命。由於婦人到一個豬肉攤買豬肉，攤販告訴她，買肉就送能夠治療癌症的草藥「醉魂藤」，婦人因為相信攤販，回家照著「七片醉魂藤、豬肉三兩、一碗八分滿的水」的標示方式熬煮食用，沒想到吃完後，婦人馬上心跳加快、血壓升高，還出現頭暈、噁心、行為異常等現象，家人緊急送醫，醫生才告訴她，她吃到的根本是有毒植物！該婦人吃到的是俗稱「醉藤」的大花蔓陀羅，全株連同果實在內都有毒性，根本無法食用。而真正在醫學上所謂經過實驗用於治療癌症的是一種「醉魂藤素」，需要透過特殊淬取技術取得，目前尚沒有經

過人體實驗，建議民眾千萬不要輕易嘗試。

有趣的是，送給婦人有毒植物的豬肉攤販則表示，自己平常也常常食用，完全沒有異常，不知道為什麼別人吃了就會中毒。其實，這種毒物的毒性因人而異，有人吃了沒事，但如果原本心血管健康不佳的人吃到，則可能會有立即喪命的危險。民眾千萬留意這些所謂「偏方」，別再誤食毒物。

臺灣養生風氣盛行，很多民眾常認為藥補不如食補，或奉行草本植物養生。時下流行吃野菜，但如果無法辨識聽信他人而亂吃，都很有可能會吃到有毒植物。醫療上便曾有兩則因為食用豆薯豆莢中毒的個案，如前所述，其中一名老太太成了植物人，另一名三十九歲的外勞因誤以為豆薯豆莢是豌豆，食用一小時後劇烈嘔吐、心跳加速，還好緊急送醫救回一命。豆薯的塊根雖然能吃，但葉子與種子都含有「魚藤酮」，會抑制呼吸造成細胞缺氧，進而導致意識改變、酸中毒等現象。臨床上也曾發生收治肝硬化的五十六歲男性，朋友介紹他吃所謂的「醉魂藤」藥草汁，告知可降低肝指數，他每一到三週喝一次、持續一年，結果有一次喝了五十毫升的醉藤汁三小時後，開始出現口乾、意識改變、幻想、心跳加快等症狀，後來才知道是朋友誤摘曼陀羅，導致誤食中毒。如果民眾食用不明植物後，出現身體不舒服的症狀，千萬不要以為是在排毒，最好趕緊帶著殘留食物檢體就醫，以利醫師做出正確的診斷與治療。

(六)歐洲黃菀

「歐洲黃菀」又稱「歐洲狗舌草」、「歐洲千里光」等，英文名稱為common groundsel。屬於一年生草本植物，植株高十至六十公分。葉羽裂或深波狀缺刻，有不規則齒緣，頭花黃色。分布於臺灣海拔二千至二千五百公尺的山區村落、菜園或道路旁。全草均具有弱毒，食用量多時會引起嘔吐等症狀，偶有因為被民眾誤認為是山野菜而摘採食用，造成中

毒。例如二〇一二年南投縣就有民眾十六人，因為自行摘採狀似山茼蒿的歐洲黃菀進行烹煮，食用後十一人出現不適症狀而就醫。其實，歐洲黃菀在國外將之視為雜草，於二〇一六年還有研究發表如何根除此草，並建議進行管理。（見**圖5-5**）

(七)大苦薯

大苦薯別名白薯榔、白薯莨、山薯等，屬於多年生宿根性纏繞莖藤本，塊莖大小不一，卵形或長卵形，外表褐色密生鬚根，肉白色或黃色。掌狀複葉，葉橢圓形。分布於臺灣全境山麓農園餘零地及再生林內。與可

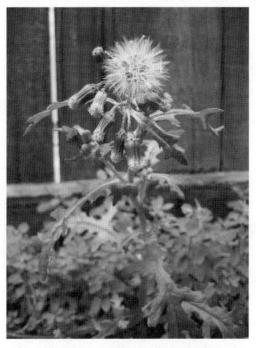

圖5-5　有毒野菜歐洲黃菀

資料來源：檢索自維基百科（2016）。https://zh.wikipedia.org/wiki/ 洲千里光；圖片轉引自https://commons.wikimedia.org/w/index.php?curid=3519468。

供食用的山藥係同屬薯蕷科，因此偶會發生誤食而發生中毒的事件。國內曾發生數起將木薯（樹薯）當成山藥食用而發生中毒的案例，木薯中毒會有噁心、嘔吐及頭暈等症狀，嚴重者影響呼吸及神經系統，造成長期的後遺症。誤食塊莖時會引起口、舌、喉等處燒灼痛、噁心、嘔吐、腹痛、瞳孔縮小、手腳麻痺、昏迷及呼吸困難等症狀，嚴重時會致命。二○一二年南投縣就有五人將朋友贈送的「山藥」與排骨一起煮湯，中毒後才知是誤食大苦薯，所幸七人就醫後均無大礙。中毒之後，食物檢體經分子生物鑑定，發現其中的「山藥」其實就是俗稱白薯榔的大苦薯，含有毒生物鹼，會引發噁心、嘔吐、手腳麻、頭暈等症狀，嚴重者甚至會引起抽搐、呼吸困難。因此，民眾切勿食用來路不明的植物，食用後若出現生理不適的症狀，應盡速就醫並保留食餘檢體，以利正確診斷與治療。

二、動物性天然毒素食品中毒

(一)麻痺性貝毒

麻痺性貝毒原始之來源可能為藍綠藻、紅藻或有毒渦鞭毛藻，如微小亞歷山大藻等，而藻類是海洋生物初級生產者的食物來源，濾食性貝類（如西施舌貝、牡蠣、文蛤、海瓜子及淡菜等）都以藻類為主食。因為濾食性貝類在攝食毒藻之後，其毒素並不會排出，而持續蓄積在體內，結果經由食物鏈作用，毒素被逐漸濃縮蓄積在魚貝體內，當魚貝類被捕獲經人食用後，便依每個人體質對此毒素之耐受性不同產生差異，不能耐受的人即會發病。

夏天因為溫度高、陽光強、枯水期又長，淡水中藻類往往大量繁殖，當水面像漂浮著藍綠色油漆時，稱作「優養化」或「藻華」。當水中藻類毒素濃度升高時，水庫或水塔都易出現優養化的現象，民眾若不小心喝進有藻毒的水，就有致命危險。由於加熱煮沸並無法破壞微囊藻毒

素，必須使用加氯、活性碳、臭氧等淨水方式，因此家中的活性碳濾水裝置切記定期更換濾蕊。另外，家庭如果想要預防微囊藻滋生，必須定期清洗水塔，特別是無法完全阻絕光線的水塔。這些過量毒素如果喝下肚會傷肝致癌。

　　微囊藻屬於有毒的藍綠藻，堪稱「水庫殺手」，其分泌的微囊藻毒素是一種肝臟毒素和腫瘤促進因子，可經食物和飲水進入人體，造成急性腸胃炎、皮膚發炎、肝炎、癌症。因此如果長期飲用含此種毒素的水，日後罹患肝癌、腸胃道癌的風險也會大幅上升。在四十年前，瑞士就曾發生因動物誤食藻類毒素而導致大量死亡的案例，二十年前巴西也曾發生首宗人類受害案例，當時有二千人因此罹患消化道疾病，最後造成八十八人死亡。一九九六年，巴西某醫院洗腎用水中檢出微囊藻毒超標二十倍，導致上百病患罹患猛爆性肝炎，六十人因為急性腎衰竭而死亡。成大研究發展基金會在二〇〇四年調查了臺灣六座水庫與六處淨水廠，結果發現，部分水庫的微囊藻毒素濃度已超過世界衛生組織建議的上限，即飲用水中的藻類毒素不得超過一微克／公升。之後，環保署環檢所自二〇〇五年起，要求所有水庫每三個月都要檢測，如發現藻類含量超過一微克／公升，就要複查直到改善。

　　藻類一般分布於水表，而淨水廠則是從三、四十公尺深度向水庫取水，再經加氯處理，所以國內淨水廠端未檢出過藻毒。臺灣水庫污染物愈來愈多，微囊藻毒污染也愈嚴重，尤其是金門、馬祖、澎湖等離島水庫，水庫因為小、水很淺，上游又有生活污水，污染情況相當嚴重。官方雖然強調有進行定期檢驗，但取水樣時，刻意取污染較輕的深層水體，並不是取污染較嚴重的上層水體，檢驗結果也不定期公布，實難以讓人安心。目前淨水廠出來的水，都會檢測確認無殘留毒素，民眾只要避免生飲水庫或湖泊等未經處理過的水，應不會喝到藻毒。

　　微囊藻毒在國外有危害人體的例子發生，但在臺灣則沒發生過類似

案例,民眾對水質有疑慮,可以使用家用淨水設備。對水質有疑慮可自行淨水;但建議家中水塔要加蓋,半年清洗一次,飲用水也要煮沸,確保衛生。此外,最好每週檢查是否有昆蟲、污物、污水進入水塔。

■**海鮮西施舌等二枚貝類**

　　一九八六年高屏地區多戶人家,因為採購屏東縣東港、烏龍的海鮮西施舌(臺語又稱西刀子,見**圖5-6**)食用,其中至少有二十六人發生中毒,造成二人死亡,二十四人送醫院救治。後來屏東縣東港地區,又有十人因食用西施舌中毒,中毒人數高達三十六人。衛生署後來正式宣布,在屏東縣及高雄市衛生局檢驗送驗的第一批西施舌中,確實檢出含有劇毒,並告知民眾在未能確知毒性來源前,消費者暫時不要再吃西施舌。

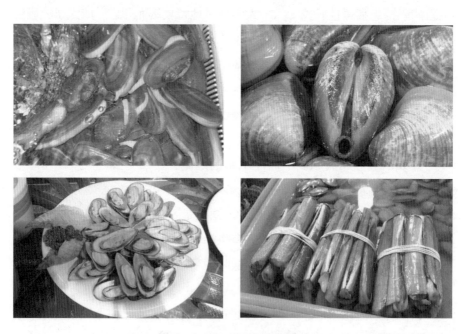

圖5-6　常見的二枚貝類

(由左上開始順時鐘方向依序為西施舌、文蛤、竹蟶、淡菜,李義川攝)

　　過去發生西施舌等含有的麻痺性貝毒也常存在於民眾食用的海鮮中，如二枚貝（文蛤、牡蠣、西施舌、孔雀蛤、淡菜、海瓜子、竹蟶等）。一九九四年屏東縣枋寮地區，也曾發生八人食用俗稱「苦螺」的織紋螺後，陸續出現嘔吐、頭暈、嘴麻及手麻等中毒症狀。經過海洋大學水產食品科學研究所研究室確定造成中毒的原因是因為在織紋螺中，含有河豚毒及麻痺性貝毒所導致。

　　海螺只有少部分種類有毒，但有些海螺因為食用藻類，部分有毒藻類的毒性，會因此而累積在螺體之中，尤其在赤潮（red tide）所經過的水域，有毒渦邊毛藻類與雙邊毛藻類增生，螺類食用以後自然會因此含毒，但是赤潮是有季節性的，因此海域、特定魚貝種類或氣候都具有變數。所以有些魚貝類平時沒毒，但在某特定季節就可能會有毒性。一般建議顏色鮮豔的海洋生物，最好都不要碰，就算本案例中，造成釀禍的織紋螺是屬於肉食性，本身也沒有食用濾食藻類的能力，但是因為會食用底棲性的海瓜子與西施舌等二枚貝，而二枚貝在其食物鏈中，又會食用到有毒的渦鞭毛藻，因此透過食物鏈的累積作用方式，也有可能因此累積麻痺性貝毒。另外，食用魚貝類導致的中毒，也有可能是因為魚貝類受到污染，或含毒藥之類殘留物所致。例如二〇〇四年東沙島海域，發生漁民誤食海螺造成兩死四傷的事件，原因除了螺類本身產生的毒素外，也有可能係因為食物鏈所蓄積而造成，因此對於不熟悉的魚貝類，建議民眾還是少吃為妙。

(二)毒魚

■河豚

　　河豚（又稱河魨，見**圖5-7**）的卵、卵巢和肝臟中均含有劇毒。如果處理不慎，污染魚肉，一經攝取具有損害神經的劇毒，只要少量即足以致死。河豚體內的神經毒，是因為細菌寄生所產生，含有河豚毒的尚包括蝦

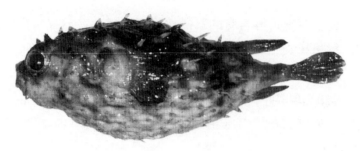

圖5-7 河豚

資料來源：李嘉亮（1992）。

虎、貝類及螺類等中毒。症狀有四肢、口唇、舌端知覺麻痺、說話吞嚥及呼吸困難，最後多半因為呼吸停止而死亡。在日本每年都會發生因食用河豚毒而中毒之事件，主因是日本人喜歡食用河豚，而中毒多半發生在民眾自己家裏，因未能妥適處理河豚內臟器官而造成中毒。

在臺灣河豚中毒原因與日本不同，與香魚片有關。所謂的香魚片是商品名，並不是真的是用香魚做的，而是以魚肉作為原料，經烘烤（或乾燥）、壓扁的乾燥魚製品。早期香魚片原料，都是使用安康魚和剝皮魚，但後來基於成本考量，改採低價河豚作為原料。河豚因為含有毒性，過去一直都禁止販售。後來政府放寬河豚禁令，可用無毒的克氏兔頭豚（俗稱黑鯖河豚，其實其腸道和肝臟仍有微毒）作為香魚片的原料，但是由於黑鯖河豚數量不足以供應市場需求，有些業者就將其他河豚拿來作原料，而這些河豚往往有毒。當業者對於河豚魚種辨識能力不足，再加上對於河豚臟器處理技術不夠周延時，就會造成許多因為食用香魚片，引起河豚中毒的事件發生。

二〇一〇年某醫院便曾收治過民眾因為食用虎河豚及藍紋章魚，導致發生中毒之案例。患者食用後出現暈眩、四肢無力及吞嚥困難等中毒不適的症狀，幸經及時送醫，才撿回一命。每年十月開始，一直到隔年的三至四月間是河豚交配與產卵季節，常會傳出民眾在此時間食用河豚

而導致中毒的案例。臺北榮民總醫院指出，二〇一〇年十二月初曾收治一名四十九歲的男子，在外海捕獲虎河豚，當時立即予以氽燙沾醬享受美味，卻沒想到在食用後，開始發生嚴重暈眩、四肢及舌頭發麻等不適症狀，在急診室裏診治二、三天，仍感覺頭暈與不舒服。二〇一一年臺灣龜山紀姓婦人，在傳統市場買魚回家食用，十一月二十九日家中三人陸續出現舌麻及手麻的症狀，送醫確認是吃河豚造成中毒，桃園縣衛生局因此呼籲民眾，避免食用來路不明魚類或加工品，如魚鬆與香魚片等；而毒性較強的魚類內臟，更是能夠不吃就不要吃。河豚的外觀雖然與一般魚類不同，由於魚販未事先清楚告知，導致婦人誤以為是珍貴魚類，抱著嚐鮮的心態購買，又因魚販沒有將有毒內臟清理乾淨，導致一家三口食用後三十分鐘，唇、舌及手部出現麻木等不適症狀，經醫師確認為河豚中毒。

　　二〇一一年臺灣累計共有四案十六人因為食用河魨而中毒。二〇一二年雖然沒有營業場所通報發生食用河魨中毒的事件，但仍有一案為民眾於市場中購買已煮熟的不知名魚種魚卵，返家復熱食用後出現口麻、四肢麻痺、頭暈及想吐等症狀就醫，後來在魚卵檢出河魨毒素＞300MU/g，經鑑定魚種屬於凶兔頭魨。凶兔頭魨屬四齒魨科，分布於臺灣四周海域，其卵巢及肌肉均含有河魨毒素。自一九一一年至今，十五例的食物中毒死亡案例中，就有十一例（73.3%）係肇因於河魨毒，比例相當高，民眾對於河魨毒應有認識，避免日後再發生誤售或誤食有毒河魨事件。

　　河魨的魚白（即精巢）細嫩如酪、滑爽如膏，有著「西施乳」的雅稱。西施係中國四大美女之一，河魨魚白之所以用「西施乳」為名，固然是因為它的美味無與倫比，但另一方面也是意指只要稍有不慎，河魨的劇毒就會讓人魂歸九泉、一命嗚呼。事實上，河魨魚白是無（微）毒的，最毒的位置是它的肝臟及卵巢。過去臺南曾經發生過一起食物中毒事件，地點是在一家日本料理老店，有四名顧客因為食用河魨料理，結果出現舌頭麻痺、四肢無力、頭暈嘔吐、呼吸困難等症狀，在緊急送醫、住院觀察

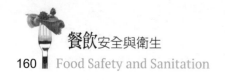

後，所幸都沒有生命危險。

河魨毒素（tetrodotoxin）屬於神經毒，極為致命，據說一公克就能殺死三百人，而且沒有解毒劑。日本人以愛吃河魨出名，河魨生魚片為傳統料理，雖然日本處理食材廚師，必須持有特別執照。然而，至今每年仍約有十數人死於河魨之毒。二〇一一年底，日本兩度獲選為米其林二星餐廳的東京河魨料理名店「河魨福治」，因為涉嫌販賣有毒的河魨肝，造成顧客中毒送醫，東京都於是吊銷老闆的河魨廚師執照。這家位於銀座鬧區的河魨料理名店，開店至今已有二十多年的歷史，算是銀座的高級名店；二〇一〇年首度被米其林美食指南列為東京地區二星評等餐廳，二〇一一年再度上榜。事件是一對男女顧客晚餐在「河魨福治」點了一道醋醃生河魨肝，女性顧客約在二個小時後，出現唇發麻及頭痛等症狀送醫急救後出院。事實上，生河魨肝帶有劇毒，通常必須醃漬數年去毒後才能食用，日本也禁止餐廳販賣生鮮河魨肝，據說這家餐廳的菜單上，並沒有列出河魨肝這道菜色，而是以「私房菜」的方式賣給熟客。因為這起中毒事件，「河魨福治」被勒令歇業，東京都食品衛生管理單位表示，即使是客人主動點的，餐廳也不該提供有毒的部位，於是以違反食品衛生法向警方提出檢舉，並吊銷該餐廳老闆的河魨廚師執照。對此，該餐廳表示將聘請其他有執照的河魨廚師繼續營業。看來，人們會戲稱日本屬於死也要吃河魨的民族不是沒有原因的。

■熱帶魚

珊瑚礁魚毒或熱帶魚毒為常見熱帶魚類毒素，但毒魚也可能存於某些非熱帶魚類。症狀為先產生腸胃症狀，之後有嘔吐、腹瀉、肌肉酸痛、嘴麻、手麻或冷熱感覺異常，其中某些症狀可能會持續達數月或數年之久。

二〇一一年臺東縣發生離奇食魚中毒案，造成一死四傷，檢驗後在俗稱「青麟仔」的魚體中，發現微量「熱帶性海魚毒」。衛生局推估魚體

內之所以會含有這種海洋神經毒素，可能來自於食物鏈中的某環節吃到有毒貝類或藻類。

　　臺東縣成功鎮白守蓮社區阿美族人林○視、林○祥兄弟，在二○一一年七月二十日中午食用姪子捕捉的青麟仔、三角仔等小型魚類，當天下午兩人皆感身體不適分別就醫，當晚狀況加重，林○視隔日凌晨搶救不治。患者表示，當天嚼食這些魚時，就覺得嘴巴、喉嚨「癢癢的」，妹妹林○花及妹妹的公公食用時也覺得口感奇怪，以民間解毒法榨地瓜葉汁飲用，不適感才減緩。檢驗後在青麟仔體中發現有熱帶性海魚毒素，含量大於0.5MU（Mouse Unit，研究單位詞，即每一小時內所死的白老鼠數量），但並未發現其他藥物殘留或其他毒素。

　　臺灣曾經出現過的海洋神經毒有三大類，包括河魨毒、麻痺性貝毒及熱帶性海魚毒（見**圖5-8**）；推測魚體可能是透過食物鏈攝取到熱帶性海魚毒，間接使人類中毒。熱帶性海魚毒多附著在底棲藻類上，難以理解以浮游生物為主的青麟仔為何會出現此毒素，推測有可能是吃到含毒素的

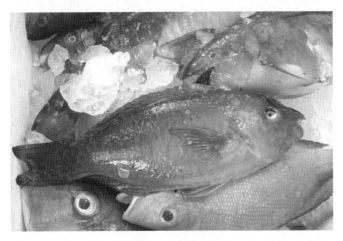

圖5-8　鸚哥魚

（國外列為熱帶性海魚毒之魚種，李義川攝）

海底泥巴所導致。

二〇一四年十月臺南有兩戶人家,向友人購買俗稱「土赤海」的大魚雙斑笛鯛,自行烹煮成味噌湯,兩家七口在大快朵頤後,陸續出現下痢、嘔吐、口喉麻痺感、呼吸困難,心跳還慢到每分鐘只有二十下,幸好就醫後已改善。調查發現,民眾係誤食「雙斑笛鯛」引發中毒。此為二〇一四年第二件吃魚中毒的通報案例。臺南市衛生局接獲通報後,將這戶人家冰箱中還剩的一包未下鍋的同尾魚塊送驗,但因已不成「魚」形,最後透過分子生物檢驗技術進行DNA物種鑑別,確認民眾誤食容易累積毒素的大型魚類「雙斑笛鯛」才引發中毒。

雙斑笛鯛又稱白斑笛鯛、海豚哥、紅魚曹、花臉等,最大魚體長可達九十公分,是許多海岸國家重要的大型食用魚。因大魚會吃下曾食用有毒藻類的小魚,毒素經食物鏈累積後,肝臟和內臟所含毒素特別多,主要是屬於脂溶性的雪卡毒,此毒素穩定性高,就算高溫加熱、烹煮也不會被破壞,才會引發中毒。人們從魚體的外觀、氣味或肉質並無法分辨是否含有毒素,即使相同魚種,也會因從不同海域捕獲,魚體內累積的毒素會有很大差異,還是建議民眾勿買來路不明的魚類,食用大型海魚時,應先試吃一、兩口,若舌頭有異味或麻痺感時,就應立即停止食用;若身體不適,更應盡速就醫並保留食餘檢體,以利診斷與治療。

🍶 第三節 化學毒素

有人到野外採集野菜食用後,因為農藥中毒半夜緊急送醫住進加護病房。俗語說得好「路邊的野花不要採!」而路邊的野菜,除非是你自己種的,或清楚瞭解其生長過程,否則也建議絕不要亂碰,因為農藥中毒可不是鬧著玩的!

　　網路上有一則消息：在中國大陸有一位果農，買了種子回去播種，到了收成時，果樹都沒有結果，他發現他買到了假的種子。果農由於心血付諸流水十分難過傷心，於是買了農藥飲下自殺，家人發現緊急送醫，結果果農還是買到了假的，因為他喝下後平安無事。之後全家為了慶祝果農喜獲重生，買了好酒慶祝，結果全家都死了，因為他們買到的酒也是假的（因假酒內含甲醇會致命）。這是網路上流傳的故事，玩笑的成分居大，但是化學毒素中毒的真實案例在實際生活裏是層出不窮的，尤其是在食的方面。

　　有害性重金屬，多半發生在海洋魚類，以前是近海魚類受到污染，現今因為工廠與環境的污染嚴重，海洋遭受的污染日益嚴重，深海大型魚類重金屬污染的問題，逐漸浮出檯面，特別是脂肪含量高的魚種。過去學者專家經常鼓勵食用魚類，現在則是持保留態度，甚至有些保守人士建議，一週最好不要超過一次，以免因為重金屬蓄積而危及健康。

一、有害重金屬

(一)汞

　　一九五六年在日本熊本縣水俁市地區，發現有民眾罹患原因不明的腦部症狀疾病，當初以為是中樞神經系統方面的疾病，但因後來人數持續增加，至一九七五年三月確認，患者計有四百三十四人，其中十八人不幸死亡。經過持續的調查發現，原來民眾攝食了遭到附近區域化學工廠廢水污染的魚貝類，這些食用的魚貝類裏面含有甲基汞。中毒症狀主要是視覺狹窄、運動神經失去調節（包括語言障礙、步行障礙等）、聽覺困難或知覺障礙等。

　　二〇一五年臺灣環保團體和餐飲集團掀起「黑鮪魚」論戰，綠色和平組織公布黑鮪魚生魚片重金屬檢測結果，要求餐飲業基於食安和環保

的雙重考量，應該停賣黑鮪魚。黑鮪魚因為價格高昂，一般餐廳很少使用，消費者常將黑鮪魚視為鮪魚的代表，其實是誤解。餐飲業者指出，在臺灣其實最常食用的是黃鰭鮪，有產期限定的黑鮪魚則不常使用，如果停用黑鮪魚，其實對於餐飲業的影響極其有限，綠色和平組織抽驗的八件黑鮪魚，係購自三井上引水產的樣本，其中七件檢出甲基汞含量在0.3至1.14ppm，其中黑鮪肚生魚片甲基汞1.14ppm，三井雖未違反臺灣法規，但已超出國際食品法典委員會的建議量，也超出了美國、歐盟及日本自己設定的標準。惟國際食品法典委員會並未指出甲基汞超過1ppm的漁獲不可食用，僅建議民眾要均衡攝食以分散風險，日本雖有甲基汞含量限值0.3ppm的規定，但也排除深海魚介貝類，大型洄游魚類的汞蓄積來自食物鏈，不同於人為的高濃度汞污染，許多國家和國際性組織均針對甲基汞攝食量訂出標準。經查，二〇〇三年臺灣黑鮪魚一年可撈到二千三百二十九公噸，產值高達九‧六六億元；但是到二〇一三年卻只能撈到三百三十四公噸，產值只剩下一‧四八億元，縮水85%。黑鮪魚因為油脂豐富，但其實也僅止於俗稱"TORO"的腹肉，背部肉色深紅，口感反而比不上其他鮪魚。

(二)鎘

　　一九五五年日本富山縣神通川流域地區，發現有民眾罹患原因不明的四肢軀幹疼痛疾病，因為疼痛而每天哀號呻吟，而稱為「痛痛病」，罹患者總計有二百二十七人，最後將近有一半以上的人不幸死亡。經調查發現，原來是民眾攝食了遭到附近礦山廢水污染的稻米及魚貝類，食材中含有重金屬鎘。

　　當人體長期微量攝取鎘時，會因為損傷泌尿系統，妨害鈣質吸收，造成鈣質缺乏自骨骼中析出，而引起骨質疏鬆等症狀，在經過十至三十年以後，因全身骨折，造成身體激烈疼痛而死。

(三)砷

　　一九五五年日本西部一帶，發現各地有許多民眾，出現食慾不振、貧血、皮膚發疹、色素沉澱、下痢、嘔吐、發燒、腹部疼痛或肝臟肥大等病症。調查結果，岡山縣計有三人因為毒性病變而不幸死亡，解剖結果確定是砷中毒所導致，後來發現，係攝食森永MF印德島產製的奶粉，其中添加之$Na_2HPO_3 \cdot 5H_2O$中，含有重金屬砷所致；至一九五六年六月累計有一萬二千一百三十一人中毒，其中一百三十人死亡。

　　砷即國人熟知的「砒霜」，其化合物AsO_4^{+3}、AsO_3^{+3}含有劇毒，因為常常使用於農藥及殺菌劑之中，因此民眾會因間接攝取遭到污染的食品而中毒。另外，自古以來，流行「一白遮百醜」，傳聞有些婦女為了美白，不惜甘冒中毒的危險，每日攝取少量的砒霜以求美白，當控制不當時，即會發生不幸的中毒後果。

食安探討

砒霜的故事

　　自從一八二一年拿破崙在南大西洋的聖赫勒拿島，經過五年放逐生涯與世長辭以後，遭人暗下砒霜致死的傳言，就甚囂塵上一直沒有停止過。自古以來，砒霜就經常被當作小說等書籍題材，例如在著名的《水滸傳》中筆下的潘金蓮，為了能夠與姘夫西門慶長相廝守，而不惜在武大郎的藥裏下砒霜，結果卻因為「藥太苦」，武大郎喝不下去而不能得逞，最後不得不改把他給搯死。其實，故事總是為求帶些趣味性，不得不模糊部分真實性，而真正狀況是砒霜溶於水以後，是無色、無味、無臭的。

　　砒霜可以沉積在指甲與毛髮（正常時在此兩處的砷含量小於1ppm）中，因此只要檢驗病人這兩個檢體，就可以得到是否遭到毒害的證據，所

以二○○一年六月法國斯特拉斯堡驗屍專家，因取得拿破崙一束含砷量達七至三十八倍的頭髮，而直指「這是被下毒的證據」。不過，檢討後發現，在指甲或毛髮中砷濃度的上升，很有可能是因為外在環境所造成，於是又取拿破崙一八○五、一八一四、一八二一年的頭髮分別進行檢測，發現均同時都含有高量的砷，因此推翻被下毒的假設。

據推論砷可能來自生火取暖的木料，或房間塗砒霜之玫瑰花圖案的壁紙，或含砷的火藥或生髮水。「慢性無機砷中毒，造成非致癌性的吸收劑量，大約一天是500至1,000μg以上」。另外，慢性砷中毒的症狀包括容易疲勞、頭痛、慢性腦病變、周邊慢性神經病變、貧血、慢性咳嗽、四肢水腫，在手掌腳掌有色素沉著，及過度角質化而呈現雨滴般的花紋。也許，拿破崙晚年有出現相關症狀，讓後人聯想到砒霜中毒的可能性，但是拿破崙到底是遭人下毒，或是因外在環境或其他原因死亡，至今則仍是一個解不開的謎團。

砷的重金屬污染事件不僅只是故事性，它在實際生活上經常發生，二○一四年十二月大陸一環保公益組織，公布湖南第一份重金屬污染調查結果，發現在湖南湘江流域中，砷含量超標七百一十五倍、鎘含量超標二百零六倍，容易誘發癌症、不孕及中毒。大陸非政府環保組織「長沙曙光環保公益中心」耗時五百多天，深入湖南湘江流域十個市鎮，調查重金屬污染，公布調查報告，許多資料讓人怵目驚心。《中國經濟週刊》報導，在郴州三十六灣礦區甘溪河底泥中，砷含量超標七百一十五・七三倍；稻田鎘含量超標二百零六・六七倍。調查發現多項金屬嚴重超標，容易因此導致不孕、中毒與罹患癌症，讓「癌症村」一詞，再度引起討論。

郴州是大陸最近幾十年開發的城市，廢渣中的重金屬隨著流水、空氣蒸發，慢慢遷移，導致周邊生態環境全部遭到破壞。根據報導，相關城

市的居民「患癌症的人多，還有一些莫名其妙的病。」過去湘江水污染嚴重，其實是有跡可循的。報導還指出，二〇一四年六月，在湘江中游的衡陽市衡東縣，大浦工業園就出現「血鉛兒童」。據大陸環保部門通報，疑似高血鉛症的兒童多達八十二人，輕度及中度中毒者有十人。根據大陸國土資源部去年公布的調查結果，全大陸遭到中重度污染的耕地面積達五千萬畝；計算修復一畝重金屬污染耕地，平均成本為人民幣二十到四十萬元，以此計算，全大陸治理共需人民幣十到二十兆元；最後考量污染存在已久，根治成本太高，緩解污染比消滅方式可行。因此，治理重污染目標是使重金屬持續留在土壤中，而不進入農作物，由於目前已經不可能完全從土壤中提取，因此未來只能「與狼共舞」。

(四)鉛

塗料、農藥與汽油上均含有鉛，吸食過量將導致神經麻痺、便秘與血壓上升等症狀。食品中的鉛主要來自於土壤、食品輸送管道與包裝材料等。食品容器中，陶磁器、琺瑯製品因使用著色的金屬染料，多半含有鉛與鎘，而容易產生衛生安全問題，通常可能溶出鉛與鎘的多半屬於紅、黃及綠色的彩色製品，而其溶出量則隨浸漬時間增多。

二〇一五年臺灣藥廠發生疑似在藥品中摻雜工業用碳酸鎂、碳酸鈣作為藥品賦形劑，毒物科醫師表示，工業用的碳酸鎂、碳酸鈣最大的問題在於其中的成分不夠純正，容易遭到鉛、鎘與砷等金屬污染，長期使用與接觸，不僅會傷肝腎，也有神經毒、慢性貧血和致癌危機。化學物質都會分等級，藥品級、食品級和工業級，工業級安全的等級最低，比較擔心的是工業級未純化的碳酸鎂、碳酸鈣常摻雜重金屬鉛、鎘、砷。若有砷，無機砷會傷肝腎，導致神經病變，甚至會使肝功能退化，產生肝硬化，甚至導致肝癌、肺癌；臺灣早年有些地區的井水裏面便含有重金屬砷（如臺南北門），民眾喝了含砷的水後，就會罹患烏腳病。

(五)鉻

　　二○一四年臺灣發現電鍍廢水除了造成環境污染，生產過程中也會產生鹽酸等有害氣體，過去曾有電鍍工人沒有足夠防護設施，長期吸入鉻酸化合物，而引起鼻中膈穿孔、肺癌及食道癌等傷害；若食用被重金屬污染的農作物，日後罹癌機率將大增。電鍍依產品功能要求，分別會鍍上不同的金屬鍍層，如鉻、金、銀等，鍍液主要成分為鉻酸、氫化銀、硫酸銅等。以鍍鉻舉例，電鍍過程會產生鉻酸化合物，長期吸入會引起鼻中膈穿孔等症狀。經常使用的鉻，分成三價及六價兩種。其中的六價鉻，已確知會導致基因突變、致癌；人體如果接觸到六價鉻的水，皮膚會紅腫，嚴重者甚至會潰爛；如果吸到含六價鉻的蒸氣，黏膜會過敏紅腫，嚴重者鼻子會出血，呼吸道可能損傷，長期暴露造成鼻中膈缺損。彰化周姓鐵工指出，三十多年前，彰化電鍍工廠都是家庭式規模，他到工廠內當學徒，電鍍都是直接操作，「從沒想過電鍍會有問題」，不過在電鍍過程，會產生煙，聞起來很不舒服，後來戴上口罩，發現口罩竟然會被穿孔，到醫院檢查才發現，他的鼻中膈竟然也已被侵蝕穿透，才趕緊辭職改學鐵工。

　　也有的人會在電鍍程序使用氰化物，如鍍銅、鍍鋅等，但氰化物是毒性化學物質管理法所定的第三類毒性化學物，會立即危害人體健康、生物生命。二○一一年，彰化縣四名工人沒依規定穿戴防護衣與呼叫設備，便直接用鹽酸清洗電鍍藥水槽，未戴防護，吸入氰化氫毒氣，造成三死一命危。氰化物吸入人體後，一到十五分鐘內就會死亡，醫學上稱為「閃電死亡」。氰化物也會抑制水中生物的呼吸，魚蝦等生物都會因無法呼吸而死亡，人類如果藉由呼吸接觸到就會出現呼吸窘迫症狀。由於電鍍業實在有太多風險，政府應有更嚴格的管理法規與管制措施為宜。

二、有害化學物質

(一) 多氯聯苯

　　一九七九年，彰化油脂工廠，在米糠油加工除色、除臭的過程中，因為使用多氯聯苯（PCBs）作為熱媒，加熱管線因熱脹冷縮而產生裂縫孔隙，導致多氯聯苯從管線中滲漏出來，而污染到米糠油。結果造成彰化及臺中地區，包括惠明學校師生在內，二千多位食用該廠米糠油的民眾，受到多氯聯苯污染毒害，患者身心皆受到極大創傷。由於惠明學校是一所提供盲生免費教育的寄宿學校，全校師生二百多人，三餐幾乎都由校方供應，在此事件中成為多氯聯苯污染事件的最大受害團體。由於在此之前，一九六八年日本九州也曾經爆發過類似之「油症事件」，一九七九年十月臺灣衛生單位送請日本檢驗結果，確定是米糠油內含有多氯聯苯引起中毒，政府隨即查封彰化油脂工廠及其經銷商。但當時總計已二千零二十五人遭受多氯聯苯毒害。

　　國立成功大學醫學院工業衛生學科暨環境醫學研究所，公布調查結果顯示，米糠油案多氯聯苯受害者在事件發生十四年之後，其血液檢測結果，多氯聯苯含量仍為正常值的三十倍。估計第二個十四年之後，濃度可能還殘留有七至八倍，可見多氯聯苯對人體危害的持久性。

　　多氯聯苯是工業上使用廣泛的物質，當人體吸入過量中毒後，會生下畸形兒，也會傷害肝臟。目前還沒有解毒劑，只能依靠飲食進行有限的排毒。多氯聯苯若進入孕婦體內時，會透過胎盤或乳汁，造成早期流產、畸胎或嬰兒中毒。

(二) 殘留農藥

　　二〇〇五年二月十三日，臺灣消基會檢測市售玫瑰花殘留農藥狀況，發現竟然有四種農藥同時殘留，而且檢出率高達50%。消基會建議在

農業單位尚未建立花卉農藥殘留管理機制前，花卉最好純欣賞就好，不宜拿來食用（因為有一陣子臺灣流行花果大餐）。

高市衛生局於二〇一六年一至四月共抽檢市售枸杞、紅棗、花草茶及白木耳八十六件，結果有十一件被檢測出含有過量農藥，不合格率達12.8%。其中在三處全聯購物中心抽驗的三個批次紅棗，與家樂福五甲店抽驗的枸杞紅棗都在違規名單之列，五星級飯店義大皇家酒店供應的枸杞、紅棗兩個品項也分別被驗出含過量農藥。驗出含過量農藥的產品，以義大皇家酒店供應的枸杞，共含丁基加保扶、撲克拉、芬普尼三種農藥，違規情節最嚴重；店內另有二款紅棗，分別被驗出含兩種過量農藥。建議民眾食用枸杞、花草茶等飲品或食材時，可先用清水清洗，為減少殘留農藥攝取量，可使用80℃以上的熱水沖泡，並先將第一泡的水倒掉。

其實，這世界沒有絕對安全的食品與環境，臺灣的天空之所以會下酸雨，代表空氣因為受到污染而充滿著氯與硫，因此遇水時，會變成鹽酸或硫酸而成酸雨，但是氯與硫的來源，可能是臺灣本島，也可能是鄰近國家，如沙塵暴的來源就不是臺灣本島；而深山的水，也不一定安全，因為農民種植果樹所噴的農藥，會順流而下污染到地下與河川水源；食品安全沒有絕對的零風險，而食品添加物安全問題，則屬於風險與危險評估；當政府宣稱「檢驗結果全部符合規定」時，其實指的是此次檢驗項目的濃度，低於衛生福利部目前規定的容許量；而所謂容許量，即政府允許「合法」添加的防腐劑容許量，也只是目前科學實驗及風險評估安全的「有限」證據，所進行推算得到的結果。值得特別注意的是，一般政府在訂定添加物的殘留容許量時，並非超過此數值，即會導致身體不適、中毒或病變，一般這個管制數值，往往距離會危害到人體健康程度，至少都還保留數十倍、百倍或者更大的差距。消費者經常搞不清楚檢驗不合格與不安全，其實二者之間仍有著很大的差別；往往一聽某個食品經衛生單位，檢出大腸桿菌就說食品「有毒」，導致民眾拒買，有時還因此造成恐

慌。例如大腸桿菌是身體腸道本來就有的細菌，食品檢出大腸桿菌只是代表食品受到糞口污染，已經屬於「可能不安全的食品」。同理，防腐劑檢出超量三倍就以「毒」食品來稱呼，其實也有點誇大，關鍵在於「數量」、「頻率」與「風險」。像前述馬鈴薯發芽的成分茄靈具有毒性，會導致中毒，但是適當使用，可用於抑制人體前列腺癌、肝癌、肺癌及乳癌細胞。因此，評估添加物風險與危險時，一定要考量食用頻率與攝取量；當然經常食用具有「風險」的加工食品時，一定比較容易發生生病的「危險」；因此，最好的預防方法還是減少攝取加工食品。

(三) 亞硝酸鹽

硝酸鹽與亞硝酸鹽存在於自然界，屬於自然界氮循環的成分，在蔬菜與水果中都有，一般來自環境、空氣及水；另一主要來源，來自硝酸鹽及亞硝酸鹽所製作的肥料，這兩種化合物可經由施肥進入土壤，蔬菜及果樹可自土壤中獲取生長所需氮源，以維持生長營養及機能。亞硝酸鹽可應用在食品加工作為保色劑，臺灣法令規定僅限於肉製品、魚肉製品、鮭魚卵製品及鱈魚卵製品等可以使用，且用量必須符合衛生福利部所訂定的「食品添加物使用範圍及限量暨規格標準」之規定。

硝酸鹽對人體之慢性毒性目前仍不確定，不過因為微生物的代謝，會將硝酸鹽還原成亞硝酸鹽。硝酸鹽與亞硝酸鹽本身若過量是有毒性的，不過比較讓人擔心的是，亞硝酸鹽在酸性、高溫或微生物的作用下，可能與肉或其他蛋白消化物形成之二級胺產生致癌物亞硝胺等，曾有動物實驗結果顯示會導致腫瘤，但於人體之結果則證據不足。

亞硝胺是一種相當普遍，又具有強烈毒性的致癌物質，廣泛存在於食物、菸、酒及檳榔中，其中又以香菸中的濃度特別高。在動物實驗中，亞硝胺具有強烈肝毒性，會引起肝炎及肝硬化，且會引起口腔癌、食道癌、鼻癌、氣管癌、肺癌、肝癌及胰臟癌等。因為乳酸菌（養樂多及優

格等）可以將硝酸鹽還原成亞硝酸鹽，再進一步形成亞硝胺，因此如果香腸等含硝酸鹽物質與養樂多混合食用時，將可能導致罹患癌症。因此衛生單位建議兩者食用時，至少應該相隔三十分鐘以上，以策安全。

二〇一五年彰化縣一位小杉（化名），從國小四年級，就開始經常購買學校附近香腸路邊攤的香腸解饞，幾乎每天都吃，直到高中二年級，某天腹痛異常，剛開始小杉不以為意，但腹痛症狀沒有減輕，反而日漸加劇甚至有腸絞痛的感覺，痛了兩週之後，小杉由家人陪同到彰化基督教醫院家醫科就診，醫師觀察到小杉狀況不尋常，便安排大腸鏡檢查，一檢查之下赫然發現，小杉已經罹患第三期大腸癌。後來進行腫瘤切除手術、化學治療，可惜後來因淋巴轉移，五年後小杉不敵癌症侵襲，年輕的生命就此殞落。

通常二十歲以下青少年與兒童，除非有家族病史或有嚴重症狀，否則醫師很少安排全程大腸鏡檢查，小杉來院求診時，因為已有產生嚴重腹痛、腸絞痛等較明顯症狀，所以才在全程大腸鏡檢查中發現惡性腫瘤。這麼年輕罹患大腸癌，真的令人不捨，尤其小杉並沒有大腸癌家族病史，因此醫師追究罹病原因，應與其飲食習慣有關；小杉喜歡吃燒烤，而且幾乎天天都吃香腸。像香腸和臘肉都會添加亞硝酸鹽，因此進入人體後，有機會形成亞硝酸胺等致癌物，而肉類烤焦吃下肚容易引起細胞變異，這兩種因素加起來，將提高常吃烤香腸對於身體的危害。目前大腸直腸癌已經不是成人的專利，現代人飲食習慣不同以往，尤其青少年經常舉辦烤肉活動，喜歡吃燒烤與香腸，大大提高罹患大腸癌的風險；建議烤肉要與蔬菜同吃，以增加對於植物化學素的攝取量，屬於天然最好的抗氧化物，可有效使亞硝酸鹽迅速在胃中被破壞，抑制亞硝酸鹽與胺類的反應，減少合成亞硝胺致癌物質。高雄醫學大學的研究指出，多吃蔬菜可降低亞硝胺產生的機率高達50%。建議青少年香腸至多一星期吃一至二次，孩童一個月最多一次，並配合以上方法食用。

(四)丙烯醯胺

　　自二〇〇四年四月，瑞典政府發表馬鈴薯等澱粉含量豐富的食品，在經高溫加熱之後，會產生有毒致癌物丙烯醯胺以來，丙烯醯胺開始引起世界的注意。丙烯醯胺（acrylamide）原本是工業原料之一，主要用在增強紙張拉力、合成樹脂、合成纖維、土壤改良劑、黏著劑及塗料等方面的使用，毒性相當強，而食物會產生丙烯醯胺之機轉，主要是食物中的天門冬醯胺（胺基酸的一種）與葡萄糖在高溫下經聚合作用所產生，所以營養學家一直建議，養生需要多多攝取生食蔬果，或者低溫烹調，避免油炸，以維護身體健康；而含有丙烯醯胺的食品，包括有炸馬鈴薯條、早餐用穀製食品、炸洋芋片、小西餅、咖啡粉、巧克力粉、烤土司、派及糕餅等。（見圖5-9）丙烯醯胺實際上廣泛存在於各類食品中，若想要完全不攝取似乎有困難，於是專家建議：多攝取水果與蔬菜以求營養均衡，而對於燒烤或油炸碳水化合物含量高的食物時，建議不做不必要的長時間高溫加熱過程。

　　丙烯醯胺係一種易溶於水及酒精的化學物質，主要以聚合丙烯醯

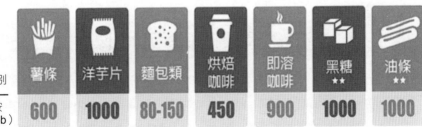

食品類別	薯條	洋芋片	麵包類	烘焙咖啡	即溶咖啡	黑糖 ★★	油條 ★★
丙烯醯胺（μg/kg, ppb）	600	1000	80-150	450	900	1000	1000

註：1.★參照歐盟（European Union）2013/647/EU之食品中丙烯醯胺指標值訂定。
　　★★參照我國歷年監測資料訂定。
　　2.上述食品中丙烯醯胺含量宜低於指標值。　　　　　　（食品藥物管理署廣告）

圖5-9　食品中的丙烯醯胺指標值★含量

資料來源：衛生福利部食品藥物管理署。

胺的型態，使用於飲用水的淨化、處理工業廢水、製紙助劑、土壤調節劑、礦石加工等，其凝膠則常為生物科技實驗室所使用，例如電泳片。雖然動物試驗結果顯示，丙烯醯胺會影響雄性動物的生殖能力，但是到目前為止，並沒有任何有關於丙烯醯胺對人類生殖系統造成影響的報告。國際癌症研究中心根據各項研究報告，將丙烯醯胺列為「可能會造成人類癌症的物質」。當人類直接暴露在丙烯醯胺的工作環境中，會因為吸入或與皮膚接觸而造成神經系統的損壞，例如末梢神經病變。

食物在高溫加熱的條件下，會生成丙烯醯胺，尤其是高澱粉含量的食品，如馬鈴薯等。FAO/WHO於二〇〇五年所召開的聯合專家會議中指出，可在七千種以上的食品中發現丙烯醯胺的存在，尤其是薯條、洋芋片及咖啡等食品最多。

由於截至目前為止，國際上仍無實際有效的方法，可以完全避免食品於加熱過程中產生丙烯醯胺。因此，建議消費者還是平日宜多注意飲食均衡，攝食豐富且充足的蔬果，並限制油炸及高脂食品的攝取，才能預防許多文明病的發生。

食安探討　　　**煎烤炸食物將產生丙烯醯胺**

二〇〇七年，英國每日電訊報報導，根據研究報告顯示，由煎、烤食物所產生的丙烯醯胺，可能將使婦女罹患卵巢癌與子宮內膜癌的機率提高一倍。科學家曾經表示，許多日常食品，其實都含有可能致癌的丙烯醯胺。丙烯醯胺已知的確與卵巢癌、子宮內膜癌有關。研究報告顯示，丙烯醯胺常見於煎、烘、烤的麵包、麥片、咖啡、肉類及馬鈴薯內，婦女如果吸收比較多量的丙烯醯胺，則日後罹患卵巢癌與子宮內膜癌的機率，可能

因此提高一倍。每天僅食用一小包油炸馬鈴薯片、半包餅乾或一些炸馬鈴薯條，將會吸收二萬五千分之一公克的丙烯醯胺，而此數量即足以提高婦女的罹癌機率。研究員係以十二萬名五十五到七十歲的民眾，作為追蹤檢測對象，約半數是屬於婦女，追蹤期則長達十年以上，報告已在《癌症流行病學生物標記與預防》期刊發表。

　　平時早餐內容燒餅夾油條，上班好幾杯咖啡配餅乾，中午漢堡配薯條，晚上看電視時吃一包洋芋片，看起來很普通，但是如果定期常吃，丙烯醯胺的危害可能就會產生。食品油炸或烘烤會產生丙烯醯胺，形成丙烯醯胺有三個必備條件：胺基酸、還原糖（平常吃的糖都是）、120℃以上的高溫；尤其又以含天門冬醯胺的胺基酸最容易產生丙烯醯胺，馬鈴薯就屬於這類。其實只要是食品，就算不油炸只是烘烤，都會因此產生丙烯醯胺。丙烯醯胺之所以開始被重視，是因為世界衛生組織轄下的國際癌症研究中心，已經將其列為2A級物質（對動物實驗具致癌性，但流行病學的研究不足以證明其為人類的致癌物質）。不過，不要看到列入致癌物質，就過度反應，之前紅肉加工品也被列為一級致癌物（流行病學證明有致癌性），各國媒體也都大幅報導，但是，「結果有哪一個國家下禁令不得吃紅肉加工品？沒有！因為紅肉是屬於生活必需品；而另一個同樣也被列一級致癌物的「酒」，當然也沒有任何國家的主管單位，因此改變對於酒類的管理方法；還有，已知檳榔會致癌，臺灣政府宣導個半天，滿街仍是一堆檳榔攤，連檳榔西施都還被外國媒體特別報導。

　　不過，黑糖是臺灣人經常食用的高丙烯醯胺食品之一，但分析歷來的國民營養調查等顯示，並沒有發現因食用黑糖造成健康問題的確切證據。紅肉加工品、酒、黑糖等含丙烯醯胺的食品，雖然都有健康風險，但是只要飲食均衡、不常吃、不多吃，就對健康沒有太大問題。而未來則可透過改變製程，降低丙烯醯胺含量，因為澱粉經油炸或烘烤，高溫下才會產生丙烯醯胺，所以歐美國家多建議民眾，少吃炸薯條或薯片，因為馬鈴薯是

其主食。而我們常吃的黑糖和油條，若用傳統方法製作，就易含有較高量的丙烯醯胺。現代因為有些人認為黑糖「養生」，所以會當零食或加入甜點，黑糖因為是經過反覆加熱而製成，因此會含較多量的丙烯醯胺，特別是小農製作的產品將會更高。

目前學界還研發降低丙烯醯胺的作法，如降低溫度。現在已有廠商以95℃製造洋芋片。黑糖也可用另一種方法，在不改變原有作法，利用添加氯化鎂或氯化鈣，就能減少70%至80%的丙烯醯胺。只是部分業者認為，如果不採用「古法煉製」，風味將會改變，導致客源流失，所以更改製程意願不高。建議消費者少吃炸太焦、烤太黑的油條與糕餅點心；另外，多喝水也有幫助，因為丙烯醯胺屬於水溶性，多喝水有助於排出體外。而烘焙咖啡豆時，也應避免深度烘焙，以減少丙烯醯胺含量。

(五)反式脂肪

臺灣二○一六年規定二○一八年七月起，擬全面禁用部分氫化油，並且強制要求標示反式脂肪：二○一五年五月美國食品藥物管理局宣布三年後，將全面禁用部分氫化油脂，臺灣衛福部食藥署因此跟進，將和美國同步，從二○一八年起擬全面禁用部分氫化油。

國內現行對食品反式脂肪的管理，係採取強制標示，含量在0.3%以下才可標為「0」，此舉已經較美國、加拿大等國嚴格。而有些天然食物本身就含有反式脂肪，如牛、羊等反芻類動物的肉及分泌的乳汁，但這類反式脂肪含量都極低，不致造成健康威脅。真正被視為是健康的大敵，指的是人為加工造成的反式脂肪，方式是將不飽和植物油（液態）經氫化轉變為固態「部分氫化油」，其中會含較多的反式脂肪，因部分氫化油能讓食物口感酥、脆，延長保存期限，且成本較低，目前植物酥油、人造奶油或餅乾及烘培食品等使用的最多。

近年研究認為，反式脂肪會提高血中低密度脂蛋白膽固醇（LDL）濃度，這些俗稱為「壞膽固醇」，早先就已被確認是增加罹患心血管疾病風險的壞分子。研究顯示，反式脂肪每天攝取超過五克以上會危及健康；油品含反式脂肪5%至15%以上會有健康風險。計算國人平均一天攝取約近八十公克油脂，六成是隱性來源，如牛奶、豆漿、牛排等，其他40%（三十二公克）如果都吃下標示反式脂肪為0，但含有0.2999%（因為含量在0.3%以下可標示為「0」）的隱性反式脂肪油脂，計算下來，一天攝取的反式脂肪總量僅約〇‧一公克，與危險值（每天五克以上）還差得遠，因此不用太擔心。世界衛生組織二〇一三年的「WHO簡報」中曾提到，減少反式脂肪的攝取是預防心血管疾病的有效方法之一。

第四節　其他

曾經有一間位於臺灣南部百貨公司的員工餐廳，其廚師在將鯖魚解凍時，沒有注意到時間的控制，造成給員工食用後，多人發生臉面潮紅、胸悶及頭痛等過敏反應症狀。經檢驗後發現，鯖魚中含有過高的組織胺殘留，屬於過敏性食品中毒，本案例如果在解凍過程中能夠「迅速」，就可以避免發生組織胺過高的情形了。根據報告，類似的過敏反應，除了有上述症狀之外，還有噁心、風疹塊、呼吸困難、喉嚨燒熱感、口唇漲麻、皮膚潮紅、血壓下降及腹瀉腹痛等，屬於食品中毒的一種。因此，在處理食物時，「迅速」是一個很重要的原則。

一、過敏性食品中毒

組織胺所造成的過敏症狀為過敏性食品中毒，主要是因為食用之食

材保存不當或腐敗，致魚肉滋生細菌所造成的中毒。常見的過敏性中毒之魚類有鮪魚、鮭魚及鯖魚等。臨床上的症狀則有嘔吐、腹瀉、皮膚紅疹等類似食物過敏的症狀，嚴重時可導致休克。

由於幼年學童對於組織胺的抵抗力較弱，過去曾發生多起的學校午餐，因為供應的鯖魚等魚類不新鮮，造成食品中毒，因此從事供應學校午餐之業者，需要在菜單設計時，盡量避免使用類似食材，以為預防。

二〇一二年九月彰化私立文興高中傳出全校師生超過百人食物中毒的情形，這些師生在午餐過後陸續出現紅疹、頭暈與嘔吐的情形，其中二名老師、八十一名學生症狀較為明顯，緊急送醫。出現不適症狀的學生說：「剛咬下鮪魚時，就覺得味道怪怪的，許多同學都吃幾口就不吃了，接著下午就出現紅疹、頭暈與嘔吐等症狀。」醫師表示：「初步研判為不新鮮的肉類蛋白變性釋放組織胺所造成的食物中毒。」當日文興高中營養午餐的煎鮪魚，疑似就是禍首。

二、油脂酸敗

民國九十二年大陸重慶某小學之學生，食用學校慶祝兒童節發放的糖果，後來陸續發生多名學生出現頭痛、噁心、腹痛和發燒等症狀。調查結果為學生食用了過期變質、油脂酸敗的糖果所導致。

三、寄生蟲

民國七十四年七月，國內某著名醬油公司董事長及其家人，因誤信偏方以為生吃蝸牛能有益身體健康，導致家族共有九人罹患廣東住血線蟲並引發嗜酸性腦膜炎，最後計有二人死亡。民國九十三年十一月，宜蘭縣也有四名泰勞，在農田撿拾非洲大蝸牛食用，結果被寄生在蝸牛體內的廣東住血線蟲所感染，引發致命的腦膜炎。

　　中國人喜好所謂「食補藥膳」，其實人體對於營養之需求，只要多樣化及均衡攝取即可，而對於具有藥理藥性之食材，千萬不要道聽塗說，冒然自行調配進食，否則往往是身體未蒙其利，卻先受其害。

　　二〇一五年愛爾蘭學者坎貝爾和日本學者大村智，因為在一九七九年發現「阿維菌素」（Avermectin），讓他們在二〇一五年獲得諾貝爾獎，而此成分讓世界衛生組織將絲蟲病，列為繼天花絕跡後的第二個可能根除的疾病。世衛組織羅列十七種被忽略的熱帶疾病，其中十一種是因為寄生蟲所引起，導致全球約有十二億人口受到影響，且多半集中在第三世界國家。阿維菌素及青蒿素雖然是老藥，但全球每年仍有數百萬人感染相關疾病，造成數十萬人死亡；這些藥對於落後的國家，是屬於救命的藥物。廣效的阿維，一種藥就能殺死多種寄生蟲。阿維菌素的最大貢獻是用來治療蟠尾絲蟲病。蟠尾絲蟲屬於血絲蟲，流行於西非以及中南美洲，感染人數約十億，是透過吸血性的「黑蠅」進行傳播，會造成持續發炎、甚至失明，過去在西非就有部落全村因為失明而滅村。而電影《沒卵頭家》就是描述澎湖居民感染寄生蟲的故事，因為絲蟲類寄生蟲，會造成人體淋巴發生阻塞，導致下肢及陰囊腫大，有男子因陰囊腫如桌子大。蟠尾絲蟲流行在非洲及中南美洲，因幼蟲蚋生長在河邊，感染後可能失明，又稱「河盲症」，一旦侵入皮下組織即可能造成象皮病，西非就曾因很多男子感染失明，而影響到當地的經濟發展。

　　二〇一五年九月有網友在臉書及手機軟體Line群組瘋傳「緊急通知」，指吃生魚片的人胃壁上會爬滿「海獸胃腺蟲」，無法夾出又難處理。醫師表示，食用生魚片導致寄生蟲寄居人體的機率不大，生魚片的常見問題是因為細菌感染而引起腹瀉，民眾只要選擇經過處理、保鮮良好的魚肉就能避免，毋須恐慌。

　　生魚片確實有可能夾帶寄生蟲或蟲卵，但醫師表示，民眾吞入寄生蟲的臨床案例很罕見，反而是生魚片不新鮮，造成沙門氏桿菌、大腸桿菌

感染的患者比較多。生魚片可能夾帶海獸胃線蟲或中華肝吸蟲等，這些寄生蟲溜進人體內，一般得過數週或數月，才會出現慢性腹痛、腹瀉、食欲不振、輕微發燒等症狀，有病患因寄生蟲吃掉體內的血液及養分，而導致暴瘦七至八公斤。這些人有共同的特點是愛吃生食，每週至少吃二次以上生魚片或生蠔。寄生蟲若在消化道內，服用抗寄生蟲藥物，通常就會死亡；只是，一旦蟲子爬進膽道、肺部或腦部時，治療就較棘手。比起深海魚的乾淨海水，加上物種種類多、食物鏈長，寄生蟲數量會較少，但淡水魚因生態食物鏈較短，環境所夾帶的寄生蟲較多。臺灣衛生條件進步，民眾吃到寄生蟲的機率低，實不必過於恐慌，若有疑慮，除了照胃鏡，糞便檢查也能驗出是否有寄生蟲入侵。不過，吃熟食比較安心，生食建議還是盡量少吃。

一九八〇年代以前的臺灣，寄生蟲病流行，包括線蟲、吸蟲、條蟲等，民眾、醫師都很熟悉。隨著醫藥衛生與科技的進步，各界對寄生蟲的關注愈來愈少，只是全球暖化和地球村的形成，人們仍舊面臨寄生蟲的威脅。日據時代臺灣屬於瘧疾疫區，直到一九六五年才除名，接著對抗血絲蟲、頭蝨、腸道寄生蟲和蟯蟲等，之後進入「保全期」，使此類寄生蟲疾病獲得很好的控制。隨後醫界將焦點轉向新興的傳染病，寄生蟲因此在現代被認為是冷門學科，醫師只修習極少數的寄生蟲學。二〇一三年五月東京發生一名男童因輸血導致心室顫動致死的案例，後來發現是一名中南美洲後裔所捐的血液中含有枯西式錐蟲而震驚了日本社會。由於國人赴東南亞等熱帶國家旅遊，稍不注意飲食衛生，都有可能感染寄生蟲；兩百萬臺商往來兩岸，也有可能感染土源性腸道寄生蟲；另外，食源性寄生蟲病如中華肝吸蟲等也呈數倍增長。民眾應提高警覺，政府也應加強相關寄生蟲病的偵測能力和宣導。

二〇一六年七月一名三十多歲年輕工程師，因為發生血便、身體虛弱就醫，醫師安排住院檢查發現，血紅素降到三（正常十二至十四），

顯示體內嚴重失血，卻遍尋不著患者貧血原因，經過檢驗，最後在患者的糞便發現鉤蟲卵，才確認是寄生蟲感染，經過用藥共打下二百多隻活生生、二至三公分長的大鉤蟲。由於每隻鉤蟲成蟲，每天可以吃掉患者0.05cc.血液，導致失血量極高，才會臉色蒼白、貧血、血便，雖然患者才三十出頭，到院時卻非常虛弱，幾乎動不了。事後和醫師追蹤這名患者染上鉤蟲的原因，發現他曾經參加志工服務，為人修剪花草、整理庭園，曾經赤腳暴露在泥土中。泥土中有絲狀幼蟲（鉤蟲的感染型）穿刺皮膚，找到微小血管後，最後進入到皮膚深層血管中，再跑到肺臟，寄生在小腸中，鉤蟲可在人體存活長達五到十年。年輕工程師疑似當志工時打赤腳整理庭園，感染鉤蟲導致嚴重貧血，建議民眾接觸大自然時最好還是穿鞋，不要赤腳，若有莫名的貧血、頭暈、身體虛弱便應該盡快就醫治療，若仍無解不妨考慮進行糞便檢查。

四、抗生素殘留

二〇一六年五月美國「疾病管制暨預防中心」（CDC）主任佛萊登表示，美國境內首次發現對「最後一線」（last resort）抗生素具抗藥性的「超級細菌」（見**圖5-10**），一旦擴散，一般的感染即可能致命；佛萊登認為，「我們可能已來到所有抗生素都無用武之地的時代。」這句話是針對《抗菌藥物與化療》期刊於二〇一六年五月二十六日刊出的一篇研究報告所發表的言論，刊物中提到賓州一名四十九歲的婦人於四月二十六日因泌尿道感染就醫，但就連用於對付特別危險病菌的抗生素「克痢黴素」（colistin），都無法控制她感染的大腸桿菌，而她在求診前的五個月內並未出國。這個超級細菌一開始時被歸類在「質體」（plasmid）[1]的一小段

---

[1]部分細菌在細胞質內擁有一段較小的、游離的環狀DNA分子，這個分子被稱為「質體」。

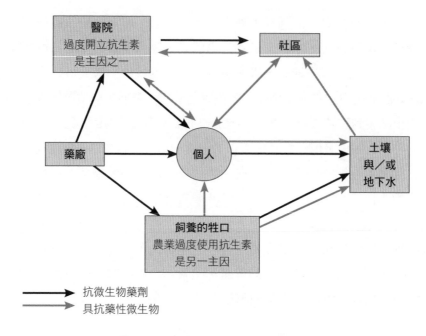

圖5-10　超級細菌的產生與散播

資料來源：整理修改自李京倫編譯（2016/05/28）。

DNA感染，質體再把能抵抗克痢黴素的 "mcr-1" 基因傳給超級細菌，她在接受另一種抗生素治療後才痊癒。研究指出，「這個病例可能預示真正具備全抗藥性的病菌即將出現。就我們所知，這是mcr-1基因首度在美國被發現。」

　　二〇一五年曾在中國大陸的人與豬身上發現細菌具有mcr-1基因，並引起恐慌。醫學界於一九五九年開始以克痢黴素治療大腸桿菌、沙門氏桿菌、不動桿菌造成的感染，一九八〇年代，因為它會產生高度腎毒而不再用於人體，但仍廣泛用於飼養的牲口，尤其是在中國大陸。由於細菌開始對其他更現代化的藥物產生抗藥性，醫界才再度使用克痢黴素，企圖構築最後防線。針對這起事件所引發的恐慌，歐洲藥物管理局表示並建議，農

民充當最後手段的克痢黴素使用量，應減少三分之二的用量，以防止危險病菌的抗藥性肆行擴散。

到底什麼原因讓細菌抗藥性的問題變得如此嚴重？過去臺灣的美國牛肉之銷售量，曾因為瘦肉精而引發風波，多數的消費者其實並不知道，美國牛並非吃草，而是食用大量玉米、動物性蛋白及抗生素所飼養出來的；許多環保團體認為，這種違反自然的飼養方式，會造成許多人體產生健康方面的禍患。

自一九五〇年代中期，美國建立第一座大型養殖場後，此類大規模動物養殖場不斷在美國蔓延，而這種養殖場與傳統農莊或牧場完全不同。牛隻並不漫步在藍天白雲下，也不悠閒吃牧草；完全改採食用各種人工飼料，最主要的食物就是玉米。因為玉米是自然界將陽光與化學肥料轉化成碳水化合物效率最高的植物。牛原本是天生吃草的動物，而吃草的牛完全不適合大規模養殖，因為缺乏效率；採用牧草飼養的天然牛，往往比吃玉米的人工牛，需要更久的養殖時間才能宰殺。

一九五〇年代時，美國養殖剛出生的牛往往要等個二到三年才能宰殺（需要二十四至三十六個月），如今縮短到只要十四至十六個月，足足縮短快一半的時間。小牛出生時約三十多公斤，如何能夠在十四至十六個月，迅速成長十六‧七倍，到五百多公斤可供宰殺，最主要的關鍵，就是大量餵食玉米飼料。玉米屬於密集熱量的來源，可以促使牛隻快速增重，也讓肉質的油花分布更佳、並且更具有風味。但是美味的牛肉，卻明顯不利人體健康，因為與其他食用牧草比起來，其中含有太多的飽和脂肪（造成心血管疾病的元凶），及太少的不飽和脂肪酸（如omega-3，屬於人體健康所必需的）。更重要的是，牛隻由於天生吃草，因此胃的結構明顯與人的不相同；天然牛的胃，酸鹼值屬於中性，不像人的胃屬於酸性。但在經密集餵食玉米以後的人工牛，胃卻因此開始變酸，牛隻也會因此經常出現心絞痛，或免疫系統減弱等徵兆，造成牛群很容易遭受各種疾

病之侵襲。這種不正常的酸性，顯然會不斷腐蝕牛的胃壁，導致細菌容易進入牛的血液，最後囤積在牛的肝臟中，造成肝臟膿腫，肝臟功能因此被破壞，也會產生抗生素用藥方面的問題。由於過去持續用藥，導致牛的腸道產生致命抗藥性細菌，而業者為增加牛隻的抵抗力，於是牧場開始改餵食抗生素，而美國出售的抗生素，絕大多數都是添加在動物飼料方面。此舉所造成的後果，就是培養出各種新型且具有抗藥性的超級細菌。

隨著玉米吃下牛肚的抗生素，如果有些細菌沒有被完全殺死，就會因此演化出具有抗藥性的細菌存在於牛的腸道中，或死亡時存在於牛隻身上的任何一個部位。有一天，當消費者食用這些牛肉時，也有可能感染這些細菌，而會抵抗人類原本用來治療感染的藥物。過去病原性大腸桿菌在一九八〇年代前從來沒有出現過，如今卻普遍存在於40%美國養殖場的牛隻中。這種細菌只要十隻進入人體，就會導致發生致命的感染（例如在第四章第三節曾提及O111病原性大腸桿菌中毒，曾在日本造成二人死亡）。由於此菌會製造毒素，破壞人體腎臟，過去原本生存於牛的腸道細菌，即使進入人體的胃，也因為會耐不住人體胃分泌的強酸而導致死亡，因為這些細菌原本生存於中性的牛胃，但是由於美國改用玉米餵養牛隻，導致牛隻的胃已經變酸，生存環境已經與人的胃差不多，因此演化出新型的大腸桿菌O111、O157: H7等等，這些細菌已經可以適應人類的胃酸，進而置人類於死地。而更需要注意的是，美式養殖的牛，更大的威脅並不只是出血性大腸桿菌，還有耳熟能詳的狂牛病。

狂牛病的原因來自於美國牛採用動物性蛋白質餵食牛隻的方式。美國牛除了食用玉米外，還被大量餵食動物性蛋白質，以使牛隻能夠快速成長，過去甚至會把從別的牛身上所萃取的蛋白質，再予以添加來餵食牛隻。而這種讓牛吃牛的餵養方式，科學家發現將會傳染牛海綿狀腦病（BSE），即「狂牛病」，俗稱新型庫賈氏病（v-CJD）。也因此美國食品暨藥物管理局已在一九九七年明令規定，不得再使用牛骨粉等從牛身上

所萃取出的蛋白質，餵食養殖場的牛隻。法律雖然規定牛不能吃牛，卻沒有規定牛不能吃雞，廠商為了因應與降低成本，改供應從雞隻身上萃取出的羽毛粉，或是乾脆從牛身上所萃取出的牛骨粉，先用來養雞、豬或魚，繞了一圈後，再將用牛骨粉餵食的雞或魚拿來餵牛，最後的結果還是牛吃牛。

不是所有牛隻的餵養方式都如美國，例如澳洲牛多屬放牧牛。澳洲牛吃牧草並不像美國採用圈養的方式；阿根廷的牛也是吃牧草。歐盟已經明令禁止餵牛時在飼料中添加抗生素。《紐約時報》更聲稱美國牛肉檢驗系統及肉品本身，已經沒有消費者所想像的那麼安全，食用牛絞肉時更像是一場豪賭，這些都值得消費者深思。

為了使牛肉的口感軟彈，業者還不忘讓牛隻在上屠宰場前一個月，使出最後一招：添加瘦肉精。瘦肉精是全球第十大藥廠禮來公司為了抗氣喘而研發出來的藥。成分係萊克多巴胺，屬於一種類似腎上腺素的合成物質，可以加速分解體內脂肪和合成蛋白質。經過試驗後，發現用在動物身上，能達到極高的換肉率（即飼料經過餵養後，轉換成肉的比率）。禮來公司後來拿活體豬做試驗，發現吃瘦肉精的仔豬，跟沒吃時比較，體重增加10%，瘦肉增加25%，每天餵養的飼料消耗量相對平均減少6%，大大提升業者的經濟效益（成本）。

至於瘦肉精為畜牧業使用後已有驚人的發現，FDA內部文件指出，截至二○一一年三月，美國已有二十一萬八千隻豬，因服用瘦肉精死亡或生病，危險程度遠高於市面上其他動物用藥。這些牛隻飼養商在使用瘦肉精後，爆出部分牛隻於服用後蹄殼掉落難行走，鮮紅的蹄肉直接暴露在空氣中，造成行動困難；豬隻服用萊克多巴胺後，開始嘔吐、發抖，寸步難行且倒地不起。對於肉食的愛用者而言，筆者的建議還是回歸攝取頻率與數量的老方式；只要均衡飲食、食用少量，並且充分加熱，只要不是經常攝取，風險就不大。

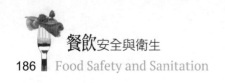

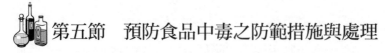
第五節　預防食品中毒之防範措施與處理

　　臺灣的寄生蟲雖然感染人數不多，但因為近年兩岸交流頻繁，加上國外旅遊盛行，且臺灣有許多外籍勞工，這些都可能增加寄生蟲感染風險，因此有學者建議臺灣應該適度重新啟動寄生蟲調查。只是臺灣因為衛生普及，寄生蟲感染在相對上較少，且大多數的寄生蟲都不是法定傳染病，也都有藥物可以醫治，罹患率相對較低，一年多不超過十例。例如，過去通報的案例大都是外籍勞工生食蝸牛所引起；此外，外籍工作者到臺灣來也都會做寄生蟲檢測，是否需要進行寄生蟲調查，尚需進行評估。至於食品中毒案件之發生，每年雖然層出不窮，但只要掌握住幾個重要原則，就可以有90%以上的機率避免掉，其中主要的四大原則就是：清潔、迅速、加熱或冷藏、避免疏忽。除此之外尚包括有預防食品中毒的三關卡及七要點。其實預防食品中毒沒有捷徑，只要凡事用心去做，就可以避免。

一、預防食品中毒之三關卡與七要點

(一)食品中毒預防三關卡

　　預防食品中毒的三個關卡為：

1.避免污染：避免食品中毒菌之污染。
2.防止增殖：防止食品中毒菌之增殖。
3.殺菌或滅菌：切實做好殺菌、滅菌。

(二)食品中毒預防七要點

1.要點一　原料採購：

(1)肉、魚貝及蔬果要新鮮。

(2)有標示的罐頭包裝食品，不能有凸罐、破損及逾保存期限。

(3)乾燥原料不能受潮。

(4)販售中之冷凍冷藏食品，確定保存在規定溫度以下之冷凍或冷藏狀態。

2.要點二　原料儲存：

(1)須冷凍或冷藏之食品，在到達餐飲店後，應立即予以冷凍或冷藏。

(2)冷凍冷藏庫儲存空間，不可以塞太滿，宜至少留下30%至40%之空間。

(3)冷凍庫溫度維持在攝氏零下18℃以下，冷藏庫溫度則應維持在攝氏7℃以下。

(4)肉魚貝等生鮮食品，須裝在塑膠袋或容器內分類妥適儲存。

(5)生原料與熟食的冷藏庫最好分開，否則生原料與熟食應分區置放；或將熟食置放於上架，生原料置於下架之方式儲存。

(6)儲存之原料在使用時須採取先進先出的原則。

3.要點三　前處理：

(1)處理生鮮原料，特別是處理魚肉蛋等食材之前或之後均必須洗手。

(2)如有接觸動物、上廁所或擦鼻涕等情形均必須洗手。

(3)生魚及生肉勿碰觸到水果、沙拉或已烹調完成之食品。

(4)魚肉及蔬果的菜刀、砧板必須分別準備，並以顏色或明顯的標示進行區別。

(5)解凍時可以利用冷藏庫或微波爐進行慢速解凍，並以一次所需要的烹調量為佳。

(6)與生鮮原料，特別是動物性來源原料接觸之抹布、菜刀、砧板、鍋刷、海棉及其他容器、器具設備等，均須清洗及消毒。

4.要點四　烹調：

(1)不需再加熱之生冷食品，如沙拉、豆干、泡菜、滷蛋等，於食用前不應放置於室溫下，調理後應立即冷藏。

(2)食品加熱要充分煮熟，食品中心溫度須達攝氏75℃一分鐘以上。

(3)中途停止烹調之食品需冷藏，當再烹調時則要充分加熱。

(4)使用微波爐時，食品容器要蓋好，並注意烹調時間。

5.要點五　熟食處理：

(1)須防範烹煮後之食物因為切、剁或不潔手部、容器等，導致再度發生污染之情況。

(2)不能用手直接觸摸熟食。

(3)不要將熟食置於室溫半小時以上，否則應加熱儲存或迅速冷卻，加熱儲存之溫度需達攝氏60℃以上。

(4)熟食冷卻時，宜使用淺而寬之盤子，容器及食物之高度不宜超過十公分，冷卻時不要將容器堆積在一起，上下左右應留有五公分之間隔，以利降溫。

6.要點六　剩餘食品：

(1)收拾剩餘食品前要洗手，並以乾淨的器皿冷藏儲存。

(2)剩餘食品復熱時須充分加熱，食品中心溫度須達攝氏75℃以上。

(3)剩餘食品感覺有異味時，應立即丟棄切勿再食用。

7.要點七　烹調人員要健康：有下痢、感冒或皮膚外傷感染之人員，宜休息並不得從事與食物接觸之工作。

二、食品中毒狀況之處理

萬一發生食品中毒，宜採取下列措施以便後續作業之有效處理：

1.迅速將患者送醫急救。

2.保留剩餘食品及將患者之嘔吐物或排瀉物留存於冰箱內（冷藏，不可冷凍），並應盡速通報衛生單位檢驗。

3.醫療機構診治病人時若發現有疑似食品中毒之情形，應在二十四小時內向當地主管機關報告。

(一)衛生福利部食品中毒事件處理流程

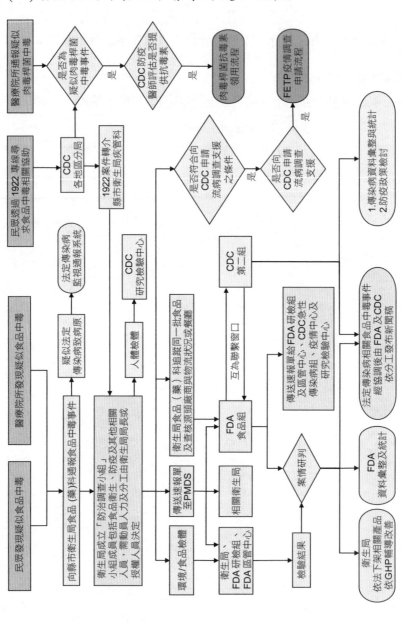

＊檢體採樣數量請參考民國100年6月16日署授食字第1001901672號公告修正之食品生化檢驗項目暨抽樣數量表（如檢驗食因性病原微生物：200至450公克）。

(二)疾病管制署支援食品中毒事件流病調查申請流程

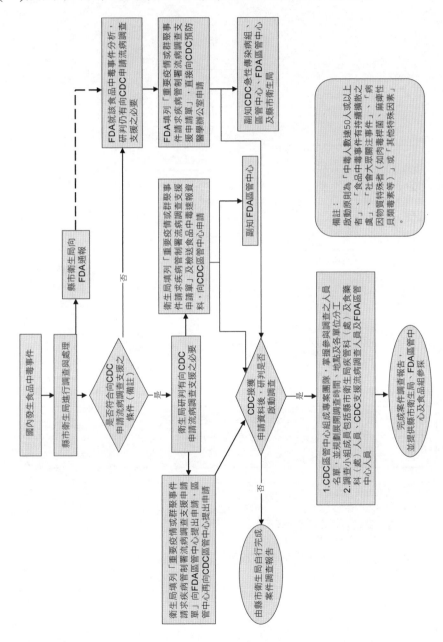

(三)疑似肉毒桿菌中毒案件之處理原則

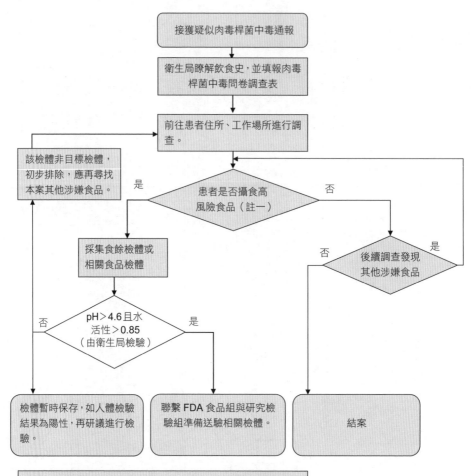

註一：高風險食品如
    1.低酸性罐頭（如鮪魚罐、肉醬罐、花生罐、麵筋罐等）
    2.真空包裝（如真空包裝豆干、滷素肚、素肉）
    3.填氣包裝（如填氣包裝豆干、滷味）
    4.（自行）醃漬類（如自行醃漬蚵、泡菜、醬瓜等）

重點回顧

一、天然毒素包括：

　　1.植物性天然毒素食品中毒：如菇類毒素、姑婆芋中毒、發芽馬鈴薯及夾竹桃。

　　2.動物性天然毒素食品中毒：如有毒貝類、河豚及熱帶魚。

二、化學毒素有：

　　1.有害性重金屬：如汞、鎘、砷及鉛。

　　2.有害性化學物質：如多氯聯苯、殘留農藥及亞硝酸鹽。

三、其他可能造成之食品中毒有：過敏性食品中毒、油脂酸敗、寄生蟲及抗生素殘留等。

四、食品中毒預防三關卡：

　　1.避免食品中毒菌之污染。

　　2.防止食品中毒菌增殖。

　　3.殺菌或滅菌。

五、食品中毒預防七要點：

　　1.要點一　原料採購。

　　2.要點二　原料儲存。

　　3.要點三　前處理。

　　4.要點四　烹調。

　　5.要點五　熟食處理。

　　6.要點六　剩餘食品。

　　7.要點七　烹調人員要健康。

六、食品中毒狀況之處理：

　　1.迅速將患者送醫急救。

　　2.將剩餘價值食品及患者之嘔吐物或排瀉物留存於冰箱內冷藏，並盡

速通知衛生單位檢驗。

3.醫療院所應在二十四小時內通知衛生單位。

課後學習評量

一、選擇題

( )1.有毒野菜歐洲黃菀，外觀跟：(1)芋頭　(2)芹菜　(3)龍葵　(4)山
　　茼蒿　很像；因為含有生物鹼，誤食以後會造成肝臟損害，嚴重
　　者恐會致死。

( )2.鵝膏蕈是：(1)菇類　(2)肉類　(3)鵝　(4)鴨。

( )3.發芽馬鈴薯含有毒性物質為：(1)肉毒桿菌毒素　(2)茄靈　(3)農
　　藥　(4)氰酸。

( )4.大花曼陀羅與可供食用的：(1)曇花　(2)百合　(3)金針花　(4)玫
　　瑰花　型相似，因此偶有誤食而發生中毒事件。大花曼陀羅整
　　株有毒，其中又以種子的毒性最大，花中有毒成分具有使肌肉
　　鬆弛、汗腺分泌受抑制之麻醉作用，因此古人將此花所製的麻醉
　　藥，取名為「蒙汗藥」。

( )5.木薯（樹薯）與可供食用的：(1)曇花　(2)百合　(3)山藥　(4)玫
　　瑰花　相似。誤食塊莖時會引起口、舌、喉等處燒灼痛、噁心、
　　嘔吐、腹痛、瞳孔縮小、手腳麻痺、昏迷及呼吸困難等症狀，嚴
　　重時會致命。

( )6.以輻射照射處理馬鈴薯的主要目的是：(1)防治蟲害　(2)抑制發
　　芽　(3)增加風味　(4)防止病原菌污染。

( )7.醫療機構診治病人時發現有疑似食物中毒之情形，應於多少小時
　　內向當地主管機關報告？(1)6　(2)12　(3)24　(4)48。

( )8.蔬菜收成後若發現有農藥殘留，則此危害在食品安全上屬於何種

危害？(1)物理性　(2)生物性　(3)化學性　(4)天然。

（　）9.維護冰凍的肉類品質：(1)可以多次解凍　(2)可以微波爐解凍後
冷藏　(3)應一次使用完畢不宜再度冷凍冷藏　(4)冷凍食物品質
不會變質，可以冷凍冷藏。

（　）10.配膳區屬於：(1)污染區　(2)準清潔區　(3)清潔區　(4)一般作業
區。

（　）11.在日本被稱為油症（Yusho）中毒事件是因下列何者所致？(1)鎘
(2)有機汞　(3)多氯聯苯　(4)聚氯乙烯。

（　）12.下列重金屬物質之攝取，常會累積於人體之腎臟中而引起骨質
軟化：(1)鉛　(2)鎘　(3)汞　(4)硒。

（　）13.廚房瓦斯供氣設備，須附有安全防護措施，下列何者不正確？
(1)裝在密閉空間以防閒雜人員進出　(2)裝設遮陽、遮雨設施
(3)瓦斯出口處裝置遮斷閥及瓦斯偵測器　(4)裝設欄杆、遮風設
施。

（　）14.下列何種營養素，不能供給人體所需的能量？(1)蛋白質　(2)脂
質　(3)礦物質　(4)醣類。

（　）15.不銹鋼工作臺優點，下列何者不正確？(1)不易生鏽　(2)耐躺、
耐坐　(3)耐腐蝕　(4)易於清理。

（　）16.下列何種肉類，含較少的脂肪？(1)鴨肉　(2)雞肉　(3)牛肉　(4)
豬肉。

（　）17.下列何者是預防因食物引起組織胺中毒的最佳措施？(1)食物在
食用前再加熱　(2)食物來自沒有有毒藻類污染之水域　(3)食物
以低溫貯存　(4)以淡水清洗。

（　）18.下列有關金屬汞所引起中毒之敘述，何者不正確：(1)造成中毒
者聽力受限　(2)對神經中樞造成傷害　(3)干擾血紅素合成　(4)
造成死亡。

（　　）19.食品冷藏溫度，最好維持在多少℃？(1)7℃以下　(2)10℃以上　(3)20℃以上　(4)0℃以下。

（　　）20.為避免食物中毒，餐飲調理製備的三個原則為加熱與冷藏、迅速及：(1)美味　(2)顏色美麗　(3)清潔　(4)香醇可口。

二、問題與討論

1.請概述麻痺性貝毒。

2.西施乳是什麼毒素？

3.何謂「痛痛病」？

4.有害性化學毒素有哪些？

5.吃海鮮類過敏算不算食品中毒？若為中毒，應該屬於哪一類食品中毒？

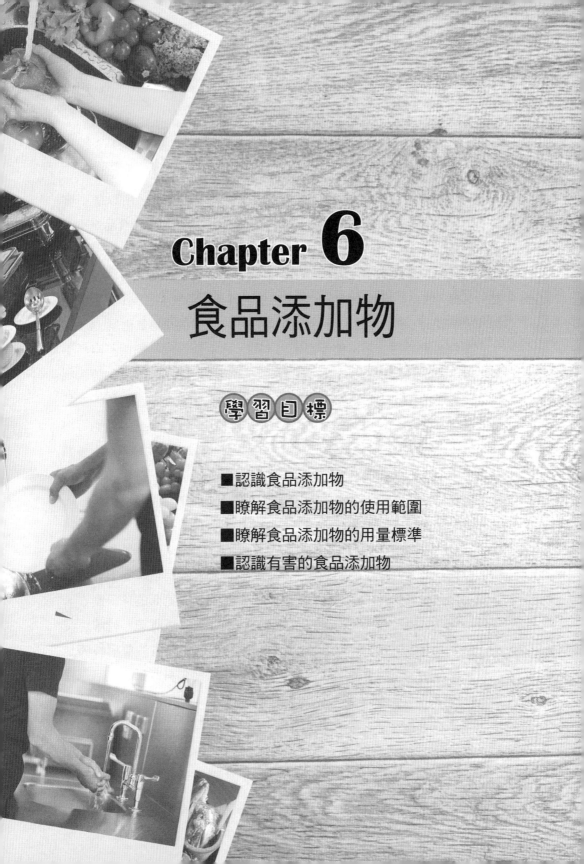

Chapter **6**

食品添加物

學習目標

- ■認識食品添加物
- ■瞭解食品添加物的使用範圍
- ■瞭解食品添加物的用量標準
- ■認識有害的食品添加物

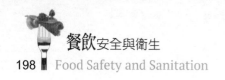
第一節　前言

　　有人說：「罐頭食品不能吃，因為放了很多防腐劑，所以都不會壞！」只是，除非專案向衛生福利部申請，否則依照法規罐頭食品是不能放防腐劑的；合理來說，一般罐頭是沒有添加防腐劑的，因為經過高溫滅菌的作業後，罐頭中所有的細菌均已被殺死，已經不需要再添加防腐劑。又有人說：「泡麵不能吃，因為也放了很多防腐劑！吃多了器官會壞掉。」事實上，依法泡麵也是不能放防腐劑的，它放的是抗氧化劑。

　　蜜餞很甜很甜，是用糖慢慢蜜出來的，水活性很低，細菌不容易生長，所以理論上不用放防腐劑，但在市售的蜜餞中，因為違規添加防腐劑被查獲之事件層出不窮，算是違規的大宗與常客。其中的主要原因，就是業者沒有遵循古法純用糖來製作蜜餞，為了降低成本改用人工甘味劑等物質來保持甜味，雖可降低用糖量與成本，卻因此導致水活性過高、不易儲存而不得不添加防腐劑。

　　臺灣經歷多次食安事件後，民眾對於食品添加物變得非常敏感。民眾想從食品標示深入瞭解添加物，往往也會發現「看攏嘸」，例如泡麵標示一堆「○○嘌呤核苷磷酸二鈉」，隨手Google，也不見得能夠瞭解其中的奧秘，緊張的民眾乾脆拒買、拒吃。食品添加物是否真的很可怕？其實，食品添加物並不是現代產物，古代早已使用。劉邦的孫子劉安，早在漢朝就發現，在豆漿中添加石膏後，可將豆漿變成豆花。韓國企業**SAHMYOOK FOODS**在輸日產品簡介中，更是明目張膽的聲稱韓國是豆漿的發源地，並引用韓劇《大長今》等不具任何史料背景的劇目作背書，此舉讓舉世華人為之譁然；因為豆漿和豆腐，眾所周知均起源於中國，傳為西漢淮南王劉安始創；另外，歐洲國家為了要去除肉品中的腥味，更在肉品中添加辛香料，以增加其風味，這些美食都是藉由食品添加

物所造就出來的，也是人類在追求「色香味」下的產物。

　　食品添加物不只能讓食物變得美味、好吃，還可以提升食品安全、維持品質、強化營養。「維持品質」的效果，像是不飽和油脂（如泡麵中的植物油）接觸到空氣時很容易氧化，氧化過程中將會產生氧化物「自由基」，而自由基是致癌物，此時在不飽和油脂中添加一點「抗氧化劑」就可以防範。只是，一旦違法添加就是毒了。例如香腸添加硝酸鈉及其鹽類除了可以防止肉毒桿菌食品中毒，還可使肉品呈現漂亮紅色，並能產生香腸特殊香味（所以叫「香」腸，而不像臭豆腐被稱為是臭的）等效果；但是若有業者，將硝酸鹽放入剛宰殺的生鮮豬肉增加販賣時間，並期盼獲得上述好處時，則是不合法的。

　　另外，合格防腐劑分別有己二烯酸、丙酸鈣與苯甲酸鈉等多種，如果麵包要防止黴菌生長，到底該放哪一種呢？而合格的防腐劑中，去水醋酸雖可以使用於乾酪、乳酪、奶油及人造奶油，一旦超過法令規定的殘留量時，還是得面臨因違規而被處罰。食品添加物的狀況很多，在瞭解本章之後，就能釐清上述所說的種種狀況了。

第二節　食品添加物的定義、規格用量與使用範圍

　　在食安風暴下，食品安全成為各方關注的議題，國人飲食也漸漸注重養生，對加工食品，尤其是久放不壞的產品戒心是愈來愈高了。不少人認為速食麵之所以能久久不壞，一定是添加很多防腐劑，其實大家都誤會了，速食麵並不需要添加防腐劑，而且衛生福利部也規定，泡麵麵體不准放防腐劑。而想讓食品免於腐壞，並非只靠添加防腐劑即可，速食麵之所以能夠防腐，主要是「乾燥」。因為速食麵在製作與包裝的過程中，都會先經過油炸或烘乾，產品是脫水乾燥的，麵中的水分含量一旦低於細菌生

長的最低需求，細菌將難以生長，食物也就不易腐壞。現在多數具規模的食品業者，都相當在意速食麵產品的氧化指標，必須採用新鮮的油，如此炸出的麵體才會形成金黃色，若使用回鍋老油，麵體將會變得色澤黯淡，因此利用回鍋油的業者並不多。所以，目前市面上的速食麵添加抗氧化劑BHT的業者比較少，倒是在油包裏添加具抗氧化功能的維生素E比較多。因為業者知道標示「抗氧化劑」也是消費者的大忌，大部分均不添加，而添加BHT法規有使用量的限制規範。

依照現行規定，民眾購買包裝食品和食物有關的部分是品名、營養標示、內容物與添加物，這是必須標示的項目。其中，營養標示還須標示出熱量及營養素含量；內容物雖然不需標示用量，但排序要從用量高的成分依序列出，民眾才可從標示順序判斷出內容物成分的多寡。例如，如果產品的品名是果汁，那麼在內容物的欄位中，果汁理應排在前面。民眾較關心的添加物如防腐劑、甜味劑及抗氧化劑等，則需把功能性名稱與通用性名稱一併標上。這麼規定的用意，是讓消費者從字面就能判斷出添加物成分。某些添加物確實能增加口感、滿足味蕾，但使用時業者也需符合限量規定，在安全、合理的範圍內使用。業者如果沒有標示，依食品安全衛生管理法規定，可罰三至三百萬不等；若誇大或標示不實，依情節可開罰四至四百萬元不等。但如果業者因未標示或標示不實、誇大而被罰者，並不代表食物本身一定有問題，有時只是標示不當，依法可以限期改正。

一、食品添加物的定義

依據食品安全衛生管理法第三條之規定：「食品添加物，係指為食品著色、調味、防腐、漂白、乳化、增加香味、安定品質、促進發酵、增加稠度、強化營養、防止氧化或其他必要目的，加入、接觸於食品之單方或複方物質。複方食品添加物使用之添加物僅限由中央主管機關准用之食

品添加物組成，前述准用之單方食品添加物皆應有中央主管機關之准用許可字號。」

前面曾提及的市售加工肉品，以火腿、香腸等最為國人所熟知，肉品中所含有的亞硝酸鹽在食品添加物中屬於一種「保色劑」，能夠讓肉品維持漂亮的紅色，且產生獨特香味，而添加亞硝酸鹽最主要的目的不是「美觀」或「香味」，而是為了防堵肉毒桿菌增生。香腸是將肉絞碎、調味後再灌到腸衣裏，肉品原本存在「無菌」的環境中，但四處飛散的肉毒桿菌芽孢，可能會趁隙進入絞肉中，肉毒桿菌又特別愛在「缺氧」環境生長，一旦肉毒桿菌大量繁殖，香腸下肚前若沒有完全加熱，肉毒桿菌素恐怕就會形成致命的威脅。因此，業者在製造香腸時，會添加微量「亞硝酸鹽」，目的便是在抑制肉毒桿菌的孳生。民眾當然也可以選擇沒有添加亞硝酸鹽的香腸，只是得承擔肉毒桿菌中毒的風險，而選擇添加亞硝酸鹽的香腸，則是付出身體需代謝的時間。

根據上述，顯然食品添加物係使用於製造、加工、調配、包裝、運送、貯存、販賣、輸入、輸出或從事食品器具、食品容器或包裝、食品用洗潔劑之製造、加工、輸入、輸出或販賣等過程。其目的是為了著色、調味、防腐、漂白、乳化、增加香味、安定品質、促進發酵、增加稠度、強化營養、防止氧化或其他必要目的。

二、食品添加物的規格、用量標準與使用範圍

瞭解食品添加物的規格標準、使用範圍與用量標準相當重要。食品加工業者，為了求得好看的乾燥金針的賣相佳，因此使用漂白劑二氧化硫，進行薰硫處理；於是當賣場上的金針，呈現出金黃色的漂亮誘人顏色時，也同時代表有二氧化硫的殘留（不用檢驗，由外觀即可判斷出），這種狀況與多年前，業者為使洋菇變白，而違規以過氧化氫進行漂白的情況

是一樣的。當二氧化硫殘留超過規定時,對於有氣喘的人來說,可能會誘發氣喘,因此必須注意。

　　食品餐飲業者對於食品添加物之規格、標準、範圍與用量,必須確實遵守,才能確保食品添加物之使用安全。例如將合格的防腐劑己二烯酸,添加在飲用水中是不被允許的,其規定之使用範圍明定為:「魚肉煉製品、肉製品、海膽、魚子醬、花生醬、醬菜類、醃漬蔬菜、豆皮豆乾類、乾酪及水分含量25%以上(含25%)之蘿蔔乾。煮熟豆、醬油、味噌、魚貝類乾製品、海藻醬類、豆腐乳、糖漬果實類、脫水水果及其他調味醬、果醬、果汁、乳酪、奶油、人造奶油、番茄醬、辣椒醬、濃糖果漿、調味糖漿、不含碳酸飲料、碳酸飲料及糕餅、膠囊狀、錠狀食品。」由於飲用水並不在上述使用範圍之內,所以添加是屬於違規的。

　　此外,前述的添加硝酸鈉於剛宰殺的生鮮豬肉,以求增加販賣時間,並獲得防止肉毒桿菌食品中毒,使肉品呈現漂亮紅色,並能產生香腸特殊香味等好處,這樣做合法嗎?依規定硝酸鈉雖然可以使用於肉製品及魚肉煉製品,但因為「生鮮肉類、生鮮魚肉類」不在使用範圍中,因此添加於生鮮豬肉還是違規的。

　　食品添加物之使用安全,係指保證所使用之食品添加物符合以下要求:

1.合乎規格標準。
2.使用食品添加物的方法必須適當,其添加範圍與使用量等均沒有違反規定。

　　以下茲舉一般人最耳熟能詳的防腐劑之己二烯酸及二氧化硫等的使用安全與其注意事項,說明任何食品添加物均有其規格標準、使用範圍與用量標準之限制。

(一)防腐劑的規格、用量標準與使用範圍

防腐劑己二烯酸食品添加物之使用範圍與用量標準如下:

1. 可使用於魚肉煉製品、肉製品、海膽、魚子醬、花生醬、醬菜類、醃漬蔬菜、豆皮豆乾類、乾酪及水分含量25%以上（含25%）之蘿蔔乾，用量以己二烯酸計為2.0g/kg以下（即用量標準為0.2%）。

2. 可使用於煮熟豆、醬油、味噌、魚貝類乾製品、海藻醬類、豆腐乳、糖漬果實類、脫水水果及其他調味醬；用量以己二烯酸計為1.0g/kg以下。

3. 可使用於果醬、果汁、乳酪、奶油、人造奶油、番茄醬、辣椒醬、濃糖果漿、調味糖漿、不含碳酸飲料、碳酸飲料及糕餅，用量以己二烯酸計為0.5g/kg以下。

4. 可使用於水果酒，用量以己二烯酸計為0.2g/kg以下。

簡單來說就是，己二烯酸可使用於魚肉煉製品、肉製品、海膽、魚子醬、花生醬、醬菜類、醃漬蔬菜、豆皮豆乾類、乾酪及水分含量25%以上（含25%）之蘿蔔乾、煮熟豆、醬油、味噌、魚貝類乾製品、海藻醬類、豆腐乳、糖漬果實類、脫水水果及其他調味醬、果醬、果汁、乳酪、奶油、人造奶油、番茄醬、辣椒醬、濃糖果漿、調味糖漿、不含碳酸飲料、碳酸飲料及糕餅、水果酒；用量則依其類而有不同限制用量。因此，如果將己二烯酸使用於生鮮肉品、或於20%水分的蘿蔔乾、或於肉製品中添加量大於0.3%時，均屬於違規行為。

(二)使用防腐劑應注意事項

防腐劑使用時應注意事項如下:

1. 罐頭一律禁止使用防腐劑，如果因原料加工或技術製造關係，而必

須加入防腐劑者，須事先向中央衛生主管機關（衛生福利部）申請核准後，始得使用（也就是說，沒有取得核准，一般罐頭是不准使用防腐劑的）。「罐頭食品」係指在製造過程中，經過脫氣、密封、殺菌等步驟，而能防止外界微生物之再污染，且可達到保存目的之食品。

2.防腐劑除對羥苯甲酸酯類得混合使用外，其餘不得混合使用。對羥苯甲酸酯類混合使用時，不得超過規定用量標準值，但因原料加工或技術製造關係，必須混合使用防腐劑者，應事先向中央衛生主管機關申請核准後，始得使用。

3.可使用範圍規定之注意事項有：

(1)「煮熟豆」：係指經煮熟調味之豆類，不包括豆餡。

(2)「海藻醬類」：係指以海藻或海苔為原料製成供佐餐用之醬菜。

(3)「濃糖果漿」：係指由天然果汁或乾果中抽取50%以上，添加入濃厚糖漿中，其總糖度應在五十糖度以上，可供稀釋飲用者。

(4)「含果汁之碳酸飲料」：係指含5%以上天然果汁之碳酸飲料。

(三)市售中藥材的殘留限量標準

市售的中藥食材所引發的食安問題，較知名的有二○一六年七月臺灣鹽酥雞發明人，創立「臺灣第一家」有限公司，因為被查獲涉嫌在椒鹽粉等調味料，添加工業用碳酸鎂，該公司於二○一○至二○一四年進貨八千八百九十公斤，摻入椒鹽粉內販售，不法所得高達一億多元。「臺灣第一家」公司，為讓椒鹽粉產品能夠蓬鬆，不易受潮與結塊，又為降低成本，未使用每公斤二百二十元的食品用碳酸鎂，從二○○七年開始，向三重「純佳公司」進貨，每公斤僅約四十六至五十三元的工業用碳酸鎂，並以每一百公斤椒鹽粉添加五公斤工業用碳酸鎂的比例，摻入「第一家普通椒鹽粉」、「全家福特辣椒鹽粉」等十六項產品，販售給下游中、小食品

行與攤商、小吃店等，銷售網幾乎遍及全臺。查扣的工業用碳酸鎂經送驗，驗出含有危害人體健康的重金屬「砷」（砒霜）成分超過4ppm。根據衛福部的資料顯示，服用一百毫克的砷會引起中毒症狀，超過二百毫克就可能致命，也會增加罹患皮膚癌、肝癌、膀胱癌與肺癌的風險。

　　一般市售中藥材，常會使用燻硫法進行上色和方便保存，但其中殘留的二氧化硫，卻可能誘發氣喘。衛福部因此於二〇一六年首度針對中藥材，訂出二氧化硫殘留限量標準。除了龍眼肉、烏梅、枸杞、山楂等二十五項中藥材限量400ppm（百萬分之一）以下，其餘中藥材，規定皆不得超過150ppm。同時，衛福部也訂出中藥材黃麴毒素限量標準，胡椒、麴類、橘皮、黃耆、紅耆等三十七種中藥材的總黃麴毒素，須在10ppb（十億分之一，ppm的千分之一）以下、黃麴毒素B_1則在5ppb以下。另外，考量藥食同源，菊花、蓮子、白木耳、龍眼肉、烏梅乾、百合等十八種中藥材，若作為食品使用，均須符合食藥署食品規範。

　　二氧化硫如果添加過多時，硫磺味將會變得非常刺鼻，食藥署建議民眾採購中藥材前，先聞聞看有無霉味、硫磺味，也可摸摸看藥材是否濕黏，一般正常的中藥材應是乾燥的，如果是濕的或發霉則產生黃麴毒素的機率會變高；再來就是看看中藥材是否破碎、不完整、有斑點、長黴斑等，有此類狀況者都建議不要購買，因為黃麴毒素與肝病有密切關係。黃麴毒素不只會出現在花生、黃豆等製品，甘草、大棗、山楂、枸杞等三十七種中藥材，也容易因潮濕而產生黃麴毒素，因此針對這些中藥材，訂定總黃麴毒素與黃麴毒素B_1限量標準。

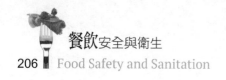

第三節　食品添加物的分類

前述的二氧化硫可以將食品漂白，因此是漂白劑，但它同時也是抗氧化劑，因此在對食品添加物進行分類時係依據其添加時之功用來進行歸類。

依據行政院衛生福利部公布的食品添加物使用範圍及用量標準，食品添加物依據其功能得區分為十七類：(1)防腐劑；(2)殺菌劑；(3)抗氧化劑；(4)漂白劑；(5)保色劑；(6)膨脹劑；(7)品質改良用、釀造用及食品製造用劑；(8)營養添加劑；(9)著色劑；(10)香料；(11)調味劑；(12)黏稠劑；(13)結著劑；(14)食品工業用化學藥品；(15)溶劑；(16)乳化劑；(17)其他。

二○一六年五月公告預定日後將食品添加物依其功能改為二十八類：(1)酸度調整劑（acidity regulator）；(2)抗結塊劑（anticaking agent）；(3)抗起泡劑（antifoaming agent）；(4)抗氧化劑（antioxidant）；(5)漂白劑（bleaching agent）；(6)增量劑（bulking agent）；(7)碳酸化劑（carbonating agent）；(8)載體（carrier）；(9)著色劑（color）；(10)保色劑（color retention agent）；(11)乳化劑（emulsifier）；(12)硬化劑（firming agent）；(13)調味劑（flavor enhancer）；(14)麵粉處理劑（flour treatment agent）；(15)起泡劑（foaming agent）；(16)凝膠劑（gelling agent）；(17)包覆劑（glazing agent）；(18)保濕劑（humectant）；(19)包裝用氣體（packaging gas）；(20)防腐劑（preservative）；(21)推進用氣體（propellant）；(22)膨脹劑（raising agent）；(23)螯合劑（sequestrant）；(24)安定劑（stabilizer）；(25)甜味劑（sweetener）；(26)黏稠劑（thickener）；(27)營養添加劑（nutrient additives）；(28)香料（flavoring）。在未確定實施日期前，則

將仍維持十七類，以下針對這十七類進行說明。

一、防腐劑

　　防腐劑是為了保存食物，防止遭受微生物污染破壞所添加之物質。添加防腐劑，可以抑制微生物的生長或代謝，由於並沒有將微生物完全殺死，所以必須維持一定濃度，以維持繼續抑制微生物生長之效果；而在安全方面，重要的是使用時其殘留量不得大於法令規定之用量標準（不得超量使用），另外使用範圍也有限制（只能添加於規定的品項中，不是規定的品項，即使是合法添加物也不能添加）。

　　防腐劑合法使用時可抑制微生物、細菌及黴菌生長，延長食物保存時間，防止食物腐壞、降低食物中毒或其他健康風險。以香腸及臘肉為例，因為肉毒桿菌喜歡生長在沒有氧氣的環境，香腸又常被包覆在腸衣中形成厭氧環境，有利於肉毒桿菌生長，民眾若不慎食用到肉毒桿菌素，嚴重者恐有生命危險。苯甲酸、己二烯酸等防腐劑，常被添加至醬菜類或果醬、糕餅、魚肉煉製品中，罐頭則一律禁止使用防腐劑，除非事前申請並取得衛生主管機關核准才可使用。

　　二〇一六年六月臺東縣衛生局展開端午食品稽查，查獲其中二件醬料中皆含過量防腐劑，若過量食用防腐劑，會造成腹部疼痛、噁心、嘔吐，建議食品烹調前先以熱水浸泡沖洗，以減少防腐劑殘留量。衛生局抽查蝦米、菜脯、乾香菇、粽葉、調味醬料等端午節食材共四十九件，檢驗防腐劑、漂白劑、殺菌劑、硼砂等；發現兩件皆來自金峰鄉商行的調味料含過量防腐劑，總體不合格率約4%。防腐劑為水溶性，烹調食材前，可先用熱水浸泡沖洗，減少殘留量；另有民眾或業者為使鹼粽口感Q軟，可能使用禁用添加物「硼砂」，建議可以使用合法添加物「三偏磷酸鈉」，對抑制粽身與粽葉黏著非常有效，也可改善鹼粽硬度、彈性與咀嚼

口感。攝食「硼砂」可能引發人體消化不良、抑制營養素吸收，甚至有嘔吐、腹瀉、紅斑、休克、昏迷等中毒現象。另外，粽葉顏色太綠，或聞起來有淡淡硫磺味等化學藥劑味道，或粽葉來源不清楚，都應拒絕選購；一般常用的蝦米，建議要選購形體完整、碎屑少，且色澤呈自然淡橘紅色、無異味之產品。

二〇一六年二月消基會公布雙北地區水餃店、碗粿店、水煎包攤、速食店、便利商店、烤鴨專賣店等通路的醬包調查，發現其中防腐劑添加問題嚴重，抽樣四十件有十三件，逾三成檢出防腐劑苯甲酸或己二烯酸（32.5%），其中板橋重慶路蔡水煎包辣椒醬苯甲酸過量，不符合規定。消基會指出，蔡水煎包已違反「食品安全衛生管理法」第十八條規定之食品添加物使用限量，可處新臺幣三萬元以上三百萬元以下罰鍰。

防腐劑不論是在使用對象或用量上均有其限制規定，如防腐劑之使用對象（菌種）有：

1.己二烯酸：黴菌及酵母菌。
2.丙酸鈣：黴菌。
3.苯甲酸鈉：細菌及酵母菌。

食安風暴下，國人聞之色變的「防腐劑」屬於大宗，但是國人到底吃下多少防腐劑，二〇一六年海洋大學食品科學系與中國醫藥大學營養系團隊，針對九十七種食物檢驗防腐劑「苯甲酸」濃度，並評估國人「苯甲酸」暴露量，調查後發現都低於每人每日可接受劑量，因此認為國人其實無須對防腐劑有太多的恐慌。調查是以食藥署二〇一五年提出的「食品添加物使用範圍及限量標準」草案初稿中的限量標準來評估臺灣民眾暴露於苯甲酸的危險指數，計算方法為估計每日苯甲酸攝取量／苯甲酸每日可接受劑量，結果發現幼兒、孩童、青少年、成年人的暴露量都超過100%，表示防腐劑苯甲酸攝取量高於每日可接受劑量。至於造成暴露

量超過100%的推估原因是攝取非碳酸飲料、烘焙食品、濕麵條、麵皮等食品，其中又以非碳酸飲料為最大宗，但這是以苯甲酸最大允許濃度作為計算。事實上，不是所有業者都會在產品中將苯甲酸添加到最大允許濃度，為了深入瞭解食品中到底有沒有添加大量的苯甲酸，調查團隊在八個縣市，分別購買相同的九十七種代表性食品。根據檢出苯甲酸的食物，再對照國人實際的攝食資料，評估國人實際會暴露到苯甲酸的風險，結果發現暴露量通通都小於食品添加物每人每日可接受劑量。先前以法規最大允許濃度評估暴露量最多的「非碳酸飲料」，包括咖啡、茶、運動飲料、經加工處理的果汁、果醋及果茶等二十二種非碳酸飲料，則沒有一項檢出苯甲酸。過去民眾認為包裝茶飲料可保存這麼久，可能有添加防腐劑，但事實證明業者無須添加防腐劑，也能透過食品加工技術或提高茶葉濃度來達到相同的保存效果。反觀黃豆類及其製品中含苯甲酸的比例較高，且相較於其他產品的濃度也高，不過風險評估結果，仍是暴露量低於每人每日可接受劑量。許多食品添加物，有時候是必須添加的，例如食品中如果孳生李斯特菌或肉毒桿菌等，反而會危及生命，只要符合標準，防腐劑都可以透過尿液代謝，因此民眾實無須過度恐慌。

二、殺菌劑

殺菌劑適量殘留於食品時，並不會傷害人體而可以殺死食品中之細菌或微生物之化學物質。此類添加物有：

1. 氯化石灰（漂白粉）：使用於飲用水及食品用水，用量以殘留有效氯符合飲用水標準為度，即≦1.5ppm。
2. 次氯酸鈉液：可使用於飲用水及食品用水，用量以殘留有效氯符合飲用水標準為度。

3.過氧化氫（雙氧水）：可使用於魚肉煉製品，除麵粉及其製品以外之其他食品，惟不得殘留。

4.二氧化氯：可使用於飲用水及食品用水；用量以殘留有效氯符合飲用水標準為度。

二〇一六年六月消基會公布「消費者檢測豆製品義檢活動」結果，由民眾自主檢測的兩百件豆製品樣品中，篩檢出二十六件有過氧化氫殘留（13%）。消基會建議，夏天已到，應避免購買來路不明、室溫販售、散裝的豆製品，最好選擇有包裝、冷藏販售者。臺灣因為天氣濕熱，豆製品在傳統市場販售時間稍長，就易孳生微生物和細菌，因此不少豆製品工廠為了降低商品發生變質風險，都會添加過氧化氫及防腐劑，消費者若食用過多，會引起頭痛、嘔吐等症狀。當豆製品發生黏膩感或有酸味，代表已經變質；豆製品常溫下約只能保存半天，冷藏也只有三到七天，所以買回家最好盡快烹調，烹調前最好先以水浸泡，以將殘留的過氧化氫釋出，若需加熱最好不要加蓋，此舉可減少過氧化氫殘留。

二〇一五年二月食藥署公布大賣場、超市販售免洗筷抽驗結果，一件檢出防腐劑聯苯0.22ppm、三件檢出可漂白殺菌的過氧化氫，因聯苯會引發噁心、嘔吐、肝功能退化等，過氧化氫則會引發腸胃道不適，食藥署建議民眾外食時要自備環保筷，若發覺免洗筷太白或具酸味就要當心。這些違規產品全部都是從越南進口。二〇一一到二〇一五年國內進口免洗筷，約有86%來自大陸、12%為越南、1.8%印尼。長期接觸聯苯恐導致噁心、嘔吐、腹脹、腹瀉，過氧化氫也會造成噁心、嘔吐，並刺激嘴巴、喉嚨，甚至還會引起肝功能退化等問題。民眾外出盡量自備環保筷，如果要使用免洗筷，應先看看顏色是否過白，聞一聞是否有酸味，避免過度漂白及過量二氧化硫殘留風險。

三、抗氧化劑

　　抗氧化劑屬於具有防止油脂酸敗之物質，具有中斷油脂自氧化連續作用之能力。油脂之氧化作用，分成光氧化與自氧化兩種。

　　自氧化是一連串的自由基連鎖反應，首先氫自油脂的不飽和脂肪酸中脫離，形成自由基；而自由基因為帶有電子，因此具有很強的活性及氧化能力，本身會因為性質不穩定而容易攻擊其他物質奪得其電子，以求取自身之穩定。當自由基與氧分子結合時，會形成過氧化自由基，之後會再與其他不飽和脂肪酸進行反應，繼續產生新的自由基與氫過氧化物，而當氫過氧化物發生裂解時，將產生醛、酮、酸及醇等小分子，是導致食品產生不良風味的主要原因。

　　在自氧化過程中，由於自由基是指任何帶有不成對電子的原子或分子，其中又可依其未成對電子所在位置，而區分為以碳、氧、氮或硫為中心之自由基，依據電子力學的原理，這樣的原子或分子，由於處於極不穩定的狀態（活性極高，代表攻擊其他物質的能力很強），會抓取鄰近的原子或分子上的電子，以使自己穩定，但是卻會造成後者（被奪取電子者），因為失去電子而不穩定（形成另外一個自由基），而繼續攻擊附近的其他原子或分子，引起一連串的連鎖反應。

　　抗氧化劑之作用就是將自己的氫貢獻給自由基，進而形成穩定的氫過氧化物，或將油脂還原；而抗氧化劑本身作用後會形成穩定性高的抗氧化自由基分子，並不會再參與其他反應，因而能終止油脂氧化的連鎖反應。

　　抗氧化劑的作用是用來防止油脂腐敗，避免出現臭油味，如二丁基羥基甲苯（BHT）、丁基羥基甲氧苯（BHA），主要用於冷凍魚貝類、口香糖、泡泡糖、脫水馬鈴薯片、乾燥穀類早餐等。不過，動物實驗發現，長期使用恐增致癌風險，只是至今仍有爭議；另外，生育醇（維生素

E）及L-抗壞血酸（維生素C）也是屬於常用的抗氧化劑。

二丁基羥基甲苯（BHT）是過去常用的抗氧化劑，二〇一六年研究牛血（屬於屠宰場副產品），其中含有血紅蛋白與抗微生物胜肽物質。基於現代人注重食品安全，利用生物活性胜肽成了市場感興趣的食品天然防腐劑。目前多進行血紅蛋白 α 137-141片段（蘇氨酸—絲氨酸—賴氨酸—酪氨酸—精氨酸）的研究使用；研究發現，利用肉的 α 137-141作為防腐劑，能降低約60%的脂質氧化效果，抗菌效果接近二丁基化羥基甲苯（BHT）。

在食安風暴下，許多人對於添加物，包括抗氧化劑都希望盡量避免；只是二〇一六年的研究指出，人體發生慢性發炎後，均涉及到心血管疾病、癌症、糖尿病及慢性呼吸道等疾病，而飲食則是抗發炎的主要來源。研究結果指出，人們攝取促炎飲食將增加致病因與癌症死亡率，食用抗氧化劑將可抵消飲食的促炎效應。另外，抗氧化劑在醫學上，已被廣泛使用於治療關節炎、精神分裂症、不孕、糖尿病、愛滋病與癌症等疾病；因此，回歸添加物的關鍵原則，「適量」對身體利多於弊，一昧要求純天然，完全沒有添加物的觀念是否妥適，實在值得現代消費者重新省思。

日本北海道消費生活中心曾檢測進口蝦共二十種，結果半數驗出含有二氧化硫；養殖蝦十二種中，五種檢出2.5至42.6ppm的二氧化硫，平均為20.6ppm；天然蝦六種中有五種檢出3.4至23.2ppm的二氧化硫，平均為12.8ppm。

消基會曾檢測七件市售南瓜子，發現有五件（71.4%）檢出二氧化硫殘留量超過標準；三件開心果中有一件超過；五件蝦米全部都超過標準；十二件乾燥香菇，一種檢出含有二氧化硫。有氣喘的人一旦攝取含有二氧化硫殘留的食品時，就有可能會誘發氣喘，消基會還特別提醒消費者注意。二氧化硫作為抗氧化劑時，可使用於冷凍魚貝類及冷凍鯨魚肉之浸

漬液、口香糖、泡泡糖、油脂、乳酪、奶油、魚貝類乾製品及鹽藏品、脫水馬鈴薯片或粉、脫水甘薯片，以及其他乾燥穀類早餐、馬鈴薯顆粒、穀類酒、啤酒（麥芽釀造）及麥芽飲料（不含酒精）等。

抗氧化劑依其功能可區分為：

1. 自由基終止型：丁基羥基甲氧苯、二丁基羥基甲苯。
2. 還原型或耗氧型：維生素C、亞硫酸鹽、維生素C棕櫚酸酯、抗異壞血酸及其鹽類、葡萄糖氧化。
3. 鉗合劑型：檸檬酸、多磷酸鹽、乙烯二胺四醋酸。

另外，抗氧化劑依其溶解性，可區分成水溶性與脂溶性：

1. 水溶性：如抗壞血酸（維生素C）、二氧化硫。
2. 脂溶性：維生素E、丁基羥基甲氧苯、二丁基羥基甲苯。

需注意的是，抗氧化劑在混合使用時，每一種抗氧化劑的使用量除以其用量標準所得之數值（即使用量÷用量標準）總和不得大於1。

四、漂白劑

漂白劑是一些化學物品，具有將食品有色物質去除，以獲得理想預期色澤之物質；特別是針對褐變反應所造成之食品暗褐色外表。

漂白劑以亞硫酸鹽類為主，能讓食材顏色變白，堪稱是防止食物變色的美白品。如洋菇或白木耳、金針在乾燥加工過程中，容易氧化而變成褐色或黑色，影響食物賣相，漂白劑可抑制氧化作用，讓金針於乾燥後依舊色澤鮮豔。雖然這個成分合法，衛生局抽驗卻常發現漂白劑使用過量導致殘留的問題，影響民眾健康。消費者選購時，可聞一聞有無刺鼻味道，或避免購買色澤太鮮豔、純白的食材。金針烹煮前應泡水，以減少健

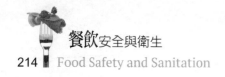
康危害。

漂白劑依其氧化還原反應可以區分為：

1. 還原性（型）：漂白劑在反應中擔任還原劑者，稱為還原型漂白劑；可將有色分子透過還原劑，還原為無色分子，如亞硫酸鹽與次亞硫酸鹽等。

2. 氧化性（型）：漂白劑在反應中擔任氧化劑者，稱為氧化型漂白劑；係將有色分子透過氧化劑，氧化成為無色分子，如漂白水亞氯酸鈉及過氧化氫等。

(一)亞硫酸鹽

亞硫酸鹽除了可以作為抗氧化劑使用外，也可當作漂白劑，還具有防止食物褐變，抑制微生物生長等功效。一般除非民眾經常性大量攝食，否則亞硫酸鹽偶爾超過每日攝取容許量時，並不會對身體造成傷害。當食入亞硫酸鹽後，亞硫酸鹽將在體內轉為硫酸鹽，然後隨著尿液排出體外。但是，民眾體內一旦缺乏亞硫酸鹽氧化酵素（sulfite oxidase），加上食用超量亞硫酸鹽食物時，會無法將亞硫酸鹽順利予以氧化成硫酸鹽排出體外，而會產生不同程度的過敏反應，如氣（哮）喘、腸胃不適、呼吸困難，嚴重時會造成死亡。過去由於許多消費者擔心市售醃漬蔬菜會添加違法的色素，導致不少加工業者使用亞硫酸鹽進行漂白，以增加賣相（讓食材變白使消費者誤以為沒有添加色素），反而讓消費者在不知不覺中將亞硫酸鹽吃進肚子。

二〇一六年花蓮縣衛生局，自五月份起針對光復地區、玉里鎮赤科山、富里鄉六十石山地區的所有加工製造金針菇及其販賣業者，進行地毯式的稽查，查獲陳姓與王姓業者販售含有二氧化硫的金針，數量達六百二十台斤，衛生局將處分業者並銷毀違規的金針菇。花蓮種金針的面積超過三百公頃，二〇一六年查獲玉里鎮的陳姓、光復鄉的王姓加工業

者所製造的金針，被驗出二氧化硫，其中以陳姓業者的工廠所查獲的最大宗，高達五百台斤。依規定，一公斤乾的金針最多只能有四公克的二氧化硫，但陳姓業者的金針菇被驗出每公斤含有九‧七五公克的二氧化硫，超標二倍以上；而王姓業者的加工乾金針，被驗出每公斤含四‧九三公克的二氧化硫。金針農及盤商使用二氧化硫的目的，在於防止金針褐變，維持賣相，但人體如果過量攝取二氧化硫，易造成肝損害及其他過敏問題。針對陳姓及一干販售違規金針的農戶，衛生局將處以三萬至三百萬罰款。

　　二〇一六年六月臺北市衛生局抽驗生鮮水產，其中發現喜來登飯店使用的旭蟹，重金屬鎘超標；另有白蝦漂白劑二氧化硫超標。重金屬鎘超標的旭蟹供喜來登自助餐廳使用，衛生局稽查時，現場已經沒有看到旭蟹及其相關單據。臺北市衛生局總共抽驗四十八件生鮮水產品，其中二件「旭蟹」及「白蝦」產品不符合規定，不合格率4.2%，且都來自寒舍餐旅管理顧問公司，也就是知名的臺北喜來登大飯店。不合格「旭蟹」驗出重金屬鎘0.57ppm（標準為0.5ppm以下）；不合格「白蝦」產品檢出二氧化硫0.50g/kg（標準為0.1g/kg以下）。二氧化硫超標白蝦可依食安法罰三萬至三百萬元。二氧化硫是漂白劑，大量食用會造成呼吸困難、腹瀉、嘔吐等症狀，甚至引發過敏。

　　二〇一六年三月食藥署公布市售金針抽檢，發現近三成小吃店販售的金針二氧化硫超標。醫師指出，二氧化硫容易刺激腸胃，敏感族群可能誘發氣喘發作，建議民眾烹煮金針前先泡水。二〇一五年聯合稽查六百三十三件金針加工、販售、餐點等製品，加工業及盤商不合格不到一成，販售業不合格率則約一成三，供餐業如小吃店、餐廳不合格率逾三成最高。每年四至六月、七至九月分別是平地、高山金針產季，為了拉長保存期限，不少業者會在金針中添加合法食品添加物「亞硫酸鹽」，不僅可殺菌、防腐、增添色澤。食藥署指出，市售金針多是曬乾的，正常顏色應是褐色、湯汁也是褐色，但有業者為了讓金針賣相更佳，浸泡亞硫酸鹽維

持金針的金黃色澤,導致二氧化硫超標;建議民眾少買顏色太鮮豔、吸濕回潮、有刺鼻藥水味或霉味的金針,若在外用餐發現金針顏色太鮮豔,也應留意少吃。民眾如果食用殘留過多二氧化硫的金針,可能會感到腸胃刺激、不適,對於敏感體質的民眾,則可能誘發氣喘發作;二氧化硫屬於水溶性,建議烹煮前先以清水、溫水浸泡三十分鐘再烹煮食用。

以金針(又稱為萱草或忘憂草,臺灣普遍為臺東六號品種)為例,金針為加工脫水製品,如果不使用亞硫酸鹽處理,成品為深暗褐色,若使用亞硫酸鹽進行加工處理,會轉而為漂亮的鮮豔金黃色製品,因此顏色愈亮麗的金針脫水製品,消費者可預期其中二氧化硫殘留量會愈高;須注意的是,這並不代表顏色暗褐色的金針脫水製品,其二氧化硫殘留量就會比較低,因為不當的金針加工過程,同樣會產生暗褐色的製品。

市售金針脫水製品種類,包括無硫金針(有機金針)、平地金針及港針等。其中「無硫金針」是直接將新鮮採摘金針鮮蕾以60℃熱風乾燥製成。由於沒有添加亞硫酸鹽進行殺菁,而需要較長時間乾燥,導致成品率低,由於復水後脆度及口感皆會變差,無硫金針並不適合烹調,比較適合泡茶飲用。依據「風險與利益」之添加物使用原則,適量添加二氧化硫可使金針製品可耐久儲,且增加脆度與口感。但是合格低硫金針成品因製成率低,成本比較高,售價自然相對較高。消費者往往喜愛選購顏色鮮豔且低價之不合格金針產品,其實不見得有利,因為不合格高硫殘留之乾金針,濕且重。至於港針,屬於香港進口之製品,價格比較低廉,產品呈現暗褐色,香港地窄人稠並不生產金針,實際上是經由大陸其他地區轉口或走私進入臺灣市場。港針易有些許酸敗味,風味及口感較差,且為了增加產品重量會額外添加蔗糖、甘油或其他不明或非法添加物,導致表面較黏,品質比較沒有保障,長期食用可能有健康危害之疑慮,必須注意。

金針製品加工時,一般必須利用高濃度亞硫酸鹽溶液,浸泡以後才能去除金針雄蕊(藥)中的黑色素,而二氧化硫殘留量比較高時,產品色

澤較鮮豔，特別是在尖端部分，建議消費者可透過觀察金針製品尖端顏色，作為判斷二氧化硫是否屬於殘留量過高製品之指標。此外，亞硫酸鹽之使用範圍及用量（即法令允許可以添加之食品）依法令規定為：

1. 本品可使用於金針乾製品，用量以SO_2殘留量計為4.0g/kg以下。
2. 本品可用於杏乾，用量以SO_2殘留量計為2.0g/kg以下。
3. 本品可使用於白葡萄乾，用量以SO_2殘留量計為1.5 g/kg以下。
4. 本品可使用於動物膠、脫水蔬菜及其他脫水水果，用量以SO_2殘留量計為0.50g/kg以下。
5. 本品可使用於糖蜜及糖飴，用量以SO_2殘留量計為0.30g/kg以下。
6. 本品可使用於食用樹薯澱粉，用量以SO_2殘留量計為0.15g/kg以下。
7. 本品可使用於糖漬果實類、蝦類及貝類，用量以SO_2殘留量計為0.10g/kg以下。
8. 本品可使用於蒟蒻：非直接供食用之蒟蒻原料，用量以SO_2殘留量計為0.90g/kg以下；直接供食用之蒟蒻製品，用量以SO_2殘留量計為0.030g/kg以下。
9. 本品可使用於上述食品以外之其他加工食品，用量以SO_2殘留量計為0.030g/kg以下。但飲料（不包括果汁）、麵粉及其製品（不包括烘焙食品）不得使用。

上述所稱的「脫水水果」，包括以糖、鹽或其他調味料醃漬、脫水、乾燥或熬煮等加工方法製成之水果加工品。除上述九項依法規定之外的其他食品品項，均不得使用亞硫酸鹽食品添加物。

由於上述第9點明定「可使用於上述食品以外之其他加工食品」，但是用量以SO_2殘留量計為0.030g/kg以下。但又規定飲料（不包括果汁）、麵粉及其製品（不包括烘焙食品）不得使用，代表著除了果汁以外之飲料、烘焙食品以外之麵粉及其製品外，均可添加使用。因此一般會產生違

規添加漂白劑亞硫酸鹽之問題，這些問題主要在於添加超量或者是添加時未於包裝上標示等兩項。

(二)亞硫酸鈉

亞硫酸鈉（sodium sulfite）之使用範圍及用量（即法令允許可以添加之食品）依法令規定為：

1. 亞硫酸鈉可使用於金針乾製品，用量以SO_2殘留量計為4.0g/kg以下。
2. 亞硫酸鈉可用於杏乾，用量以SO_2殘留量計為2.0g/kg以下。
3. 亞硫酸鈉可使用於白葡萄乾，用量以SO_2殘留量計為1.5g/kg以下。
4. 亞硫酸鈉可使用於動物膠、脫水蔬菜及其他脫水水果，用量以SO_2殘留量計為0.50g/kg以下。
5. 亞硫酸鈉可使用於糖蜜及糖飴，用量以SO_2殘留量計為0.30g/kg以下。
6. 亞硫酸鈉可使用於食用樹薯澱粉，用量以SO_2殘留量計為0.15g/kg以下。
7. 亞硫酸鈉可使用於糖漬果實類、蝦類及貝類，用量以SO_2殘留量計為0.10g/kg以下。
8. 亞硫酸鈉可使用於蒟蒻；非直接供食用之蒟蒻原料，用量以SO_2殘留量計為0.90g/kg以下；直接供食用之蒟蒻製品，用量以SO_2殘留量計為0.030g/kg以下。
9. 亞硫酸鈉可使用於上述食品以外之其他加工食品，用量以SO_2殘留量計為0.030g/kg以下。但飲料（不包括果汁）、麵粉及其製品（不包括烘焙食品）不得使用。

(三)亞硫酸鈉（無水）

亞硫酸鈉（Na_2SO_3）是一個無機化合物，於室溫下為白色顆粒粉

末，可溶於水，具還原性，可以以無水物等其他的形式存在，其中以無水
物最不易被氧化，亞硫酸鈉無水（sodium sulfite, anhydrous）之使用範圍
及用量（即法令允許可以添加之食品）依法令規定為：

1. 亞硫酸鈉（無水）可使用於金針乾製品，用量以SO_2殘留量計為4.0 g/kg以下。

2. 亞硫酸鈉（無水）可使用於杏乾，用量以SO_2殘留量計為2.0g/kg 以下。

3. 亞硫酸鈉（無水）可使用於白葡萄乾，用量以SO_2殘留量計為1.5g/kg以下。

4. 亞硫酸鈉（無水）可使用於動物膠、脫水蔬菜及其他脫水水果，用量以SO_2殘留量計為0.50g/kg以下。

5. 亞硫酸鈉（無水）可使用於糖蜜及糖飴，用量以SO_2殘留量計為0.30g/kg以下。

6. 亞硫酸鈉（無水）可使用於食用樹薯澱粉，用量以SO_2殘留量計為0.15g/kg以下。

7. 亞硫酸鈉（無水）可使用於糖漬果實類、蝦類及貝類，用量以SO_2殘留量計為0.10g/kg以下。

8. 亞硫酸鈉（無水）可使用於蒟蒻；非直接供食用之蒟蒻原料，用量以SO_2殘留量計為0.90g/kg以下；直接供食用之蒟蒻製品，用量以SO_2殘留量計為0.030g/kg以下。

9. 亞硫酸鈉（無水）可使用於上述食品以外之其他加工食品，用量以SO_2殘留量計為0.030g/kg以下。但飲料（不包括果汁）、麵粉及其製品（不包括烘焙食品）不得使用。

(四)亞硫酸氫鈉

亞硫酸氫鈉（sodium bisulfite）之使用範圍及用量（即法令允許可以

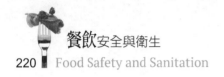

添加之食品）依法令規定為：

1. 亞硫酸氫鈉可使用於金針乾製品，用量以SO_2殘留量計為4.0g/kg以下。

2. 亞硫酸氫鈉可用於杏乾，用量以SO_2殘留量計為2.0g/kg以下。

3. 亞硫酸氫鈉可使用於白葡萄乾，用量以SO_2殘留量計為1.5g/kg以下。

4. 亞硫酸氫鈉可使用於動物膠、脫水蔬菜及其他脫水水果，用量以SO_2殘留量計為0.50g/kg以下。

5. 亞硫酸氫鈉可使用於糖蜜及糖飴，用量以SO_2殘留量計為0.30g/kg以下。

6. 亞硫酸氫鈉可使用於食用樹薯澱粉，用量以SO_2殘留量計為0.15g/kg以下。

7. 亞硫酸氫鈉可使用於糖漬果實類、蝦類及貝類，用量以SO_2殘留量計為0.10g/kg以下。

8. 亞硫酸氫鈉可使用於蒟蒻；非直接供食用之蒟蒻原料，用量以SO_2殘留量計為0.90g/kg以下，直接供食用之蒟蒻製品，用量以SO_2殘留量計為0.030g/kg以下。

9. 亞硫酸氫鈉可使用於上述食品以外之其他加工食品，用量以SO_2殘留量計為0.030g/kg以下。但飲料（不包括果汁）、麵粉及其製品（不包括烘焙食品）不得使用。

(五)低亞硫酸鈉

低亞硫酸鈉（sodium hydrosulfite）之使用範圍及用量（即法令允許可以添加之食品）依法令規定為：

1. 低亞硫酸鈉可使用於金針乾製品，用量以SO_2殘留量計為4.0g/kg

以下。

2.低亞硫酸鈉可用於杏乾，用量以SO_2殘留量計為2.0g/kg以下。

3.低亞硫酸鈉可使用於白葡萄乾，用量以SO_2殘留量計為1.5g/kg以下。

4.低亞硫酸鈉可使用於動物膠、脫水蔬菜及其他脫水水果，用量以SO_2殘留量計為0.50g/kg以下。

5.低亞硫酸鈉可使用於糖蜜及糖飴，用量以SO_2殘留量計為0.30g/kg以下。

6.低亞硫酸鈉可使用於食用樹薯澱粉，用量以SO_2殘留量計為0.15g/kg以下。

7.低亞硫酸鈉可使用於糖漬果實類、蝦類及貝類，用量以SO_2殘留量計為0.10g/kg以下。

8.低亞硫酸鈉可使用於蒟蒻；非直接供食用之蒟蒻原料，用量以SO_2殘留量計為0.90g/kg以下；直接供食用之蒟蒻製品，用量以SO_2殘留量計為0.030g/kg以下。

9.低亞硫酸鈉可使用於上述食品以外之其他加工食品，用量以SO_2殘留量計為0.030g/kg以下。但飲料（不包括果汁）、麵粉及其製品（不包括烘焙食品）不得使用。

(六)偏亞硫酸氫鉀

偏亞硫酸氫鉀（potassium metabisulfite）之使用範圍及用量（即法令允許可以添加之食品）依法令規定為：

1.偏亞硫酸氫鉀可使用於金針乾製品，用量以SO_2殘留量計為4.0g/kg以下。

2.偏亞硫酸氫鉀可使用於杏乾，用量以SO_2殘留量計為2.0g/kg以下。

3.偏亞硫酸氫鉀可使用於白葡萄乾,用量以SO_2殘留量計為1.5g/kg以下。

4.偏亞硫酸氫鉀可使用於動物膠、脫水蔬菜及其他脫水水果,用量以SO_2殘留量計為0.50g/kg以下。

5.偏亞硫酸氫鉀可使用於糖蜜及糖飴,用量以SO_2殘留量計為0.30g/kg以下。

6.偏亞硫酸氫鉀可使用於食用樹薯澱粉,用量以SO_2殘留量計為0.15 g/kg以下。

7.偏亞硫酸氫鉀可使用於糖漬果實類、蝦類及貝類,用量以SO_2殘留量計為0.10g/kg以下。

8.偏亞硫酸氫鉀可使用於蒟蒻;非直接供食用之蒟蒻原料,用量以SO_2殘留量計為0.90g/kg以下;直接供食用之蒟蒻製品,用量以SO_2殘留量計為0.030g/kg以下。

9.偏亞硫酸氫鉀可使用於上述食品以外之其他加工食品,用量以SO_2殘留量計為0.030g/kg以下。但飲料(不包括果汁)、麵粉及其製品(不包括烘焙食品)不得使用。

(七)亞硫酸氫鉀

亞硫酸氫鉀(potassium bisulfite)之使用範圍及用量(即法令允許可以添加之食品)依法令規定為:

1.亞硫酸氫鉀可使用於金針乾製品,用量以SO_2殘留量計為4.0g/kg以下。

2.亞硫酸氫鉀可用於杏乾,用量以SO_2殘留量計為2.0g/kg以下。

3.亞硫酸氫鉀可使用於白葡萄乾,用量以SO_2殘留量計為1.5g/kg以下。

4.亞硫酸氫鉀可使用於動物膠、脫水蔬菜及其他脫水水果,用量以

SO_2殘留量計為0.50g/kg以下。

5.亞硫酸氫鉀可使用於糖蜜及糖飴，用量以SO_2殘留量計為0.30g/kg以下。

6.亞硫酸氫鉀可使用於食用樹薯澱粉，用量以SO_2殘留量計為0.15g/kg以下。

7.亞硫酸氫鉀可使用於糖漬果實類、蝦類及貝類，用量以SO_2殘留量計為0.10g/kg以下。

8.亞硫酸氫鉀可使用於蒟蒻；非直接供食用之蒟蒻原料，用量以SO_2殘留量計為0.90g/kg以下；直接供食用之蒟蒻製品，用量以SO_2殘留量計為0.030g/kg以下。

9.亞硫酸氫鉀可使用於上述食品以外之其他加工食品，用量以SO_2殘留量計為0.030g/kg以下。但飲料（不包括果汁）、麵粉及其製品（不包括烘焙食品）不得使用。

(八)偏亞硫酸氫鈉

偏亞硫酸氫鈉（sodium metabisulfite）之使用範圍及用量（即法令允許可以添加之食品）依法令規定為：

1.偏亞硫酸氫鈉可使用於金針乾製品，用量以SO_2殘留量計為4.0g/kg以下。

2.偏亞硫酸氫鈉可使用於杏乾，用量以SO_2殘留量計為2.0g/kg以下。

3.偏亞硫酸氫鈉可使用於白葡萄乾，用量以SO_2殘留量計為1.5g/kg以下。

4.偏亞硫酸氫鈉可使用於動物膠、脫水蔬菜及其他脫水水果，用量以SO_2殘留量計為0.50g/kg以下。

5.偏亞硫酸氫鈉可使用於糖蜜及糖飴，用量以SO_2殘留量計為0.30g/kg以下。

6.偏亞硫酸氫鈉可使用於食用樹薯澱粉，用量以SO_2殘留量計為0.15g/kg以下。

7.偏亞硫酸氫鈉可使用於糖漬果實類、蝦類及貝類，用量以SO_2殘留量計為0.10g/kg以下。

8.偏亞硫酸氫鈉可使用於蒟蒻；非直接供食用之蒟蒻原料，用量以SO_2殘留量計為0.90g/kg以下；直接供食用之蒟蒻製品，用量以SO_2殘留量計為0.030g/kg以下。

9.偏亞硫酸氫鈉可使用於上述食品以外之其他加工食品，用量以SO_2殘留量計為0.030g/kg以下。但飲料（不包括果汁）、麵粉及其製品（不包括烘焙食品）不得使用。

(九)過氧化苯甲醯

過氧化苯甲醯（benzoyl peroxide）雖然是漂白劑，但同時也是合法的「品質改良用、釀造用及食品製造用劑」，因而可以使用於麵粉，進行漂白作用；用量為60mg/kg以下。而當漂白劑使用時，則不能用於麵粉，只能使用於：

1.於乳清之加工過程中視實際需要適量添加過氧化苯甲醯。
2.過氧化苯甲醯可使用於乾酪之加工，用量為20mg/kg以下（以牛奶重量計）。

人們通常會認為饅頭要愈白愈好，如果是自己製作饅頭時便會發現，做出來的饅頭將不會是白的，而是米黃色的。米黃色才是麵粉的天然顏色，因為小麥含葉黃素和胡蘿蔔素，會使饅頭呈現米黃色。在二〇一六年，想讓饅頭變白的方法很多，最常見且合法的方式是在麵粉裏添加漂白劑「過氧化苯甲醯」（benzoyl peroxide, BPO）。過氧化苯甲醯屬於強氧化劑，添加在麵粉裏，可以氧化去除葉黃素和胡蘿蔔素的米黃色，使

麵粉變白。另外，「過氧化苯甲醯」可以將大部分營養、易氧化的物質去除，成品將不容易變質，能夠保存更久，只是添加了「過氧化苯甲醯」於一段時間後，會變成「苯甲酸」殘留在麵粉，「苯甲酸」是防腐劑，依照食品安全衛生法規定，並不允許使用於麵製品。人體若長期過量食用「苯甲酸」，易引起腹瀉、流口水、肚痛及心跳加快等不適現象，也可能造成皮膚發炎、過敏等現象，因此歐洲、澳洲、日本及中國大陸等都已於二〇一三年禁止使用「過氧化苯甲醯」，臺灣過去也禁止使用，直到加入WTO之後，由於美國食品藥物管理局FDA認定過氧化苯甲醯屬於安全物質，為了美國小麥麵粉入關，才又開放使用。

消費者應如何辨別麵粉是否添加過氧化苯甲醯，首先可從外包裝標籤進行辨識，國內麵粉業者的習慣是沒有添加「過氧化苯甲醯」時，就會特別在麵粉袋明顯處標示「未添加過氧化苯甲醯」或「未添加漂白劑」等字樣（適用一般二十公斤包裝的麵粉）。因此沒有這類食品添加物標示時，則表示麵粉極可能有添加「過氧化苯甲醯」或其他漂白劑。打開麵粉袋後也可經由麵粉外觀的色澤及氣味進行判斷，正常麵粉呈現米黃色，外觀有微小的黃色斑點，而添加過氧化苯甲醯的麵粉則是白色。除此之外，還可利用氣味辨別，正常麵粉有淡淡麥香味，而添加過量漂白劑的麵粉，則淡而無味或帶有化學藥品味。麵粉天然加工後應為米黃色，而添加過氧化苯甲醯可以去除小麥的胡蘿蔔素等，讓麵粉變得白晰。

通常小麥在磨成麵粉後，因為麵筋斷裂會缺乏彈性和韌性，須再經三到四週的儲藏、後熟，才能恢復原本的筋彈特性，透過添加偶氮二甲醯胺（ADA），則可以將後熟時間縮短至三到四天，因而具有降低電費等成本的效果。目前國內的法令規定，BPO限量60ppm（60mg/kg），ADA限量45ppm，二〇一六年七月臺灣與美國都允許使用，但歐盟、紐澳等國則已禁用。過氧化苯甲醯經水解後會形成苯甲酸，肝病患者、小孩長期攝取恐會傷肝，而且可能誘發氣喘、刺激腸胃道，並增加幼童過動症等

疾病風險。至於偶氮二甲醯胺除了應用在食品加工外，也具有塑料發泡劑的工業用途，常用於製作瑜伽墊、橡膠鞋底等，全球連鎖的潛艇堡業者SUBWAY所使用的麵包，數年前因為被驗出含有ADA，導致引發美國民眾恐慌並發起連署、抗議，SUBWAY因此宣布停用。偶氮二甲醯胺的代謝物氨基脲，已經在動物試驗證實具有生殖毒性與致癌性等，歐盟因此禁用。麵粉的漂白功效其實可改用維他命C等替代，但是BPO每公斤約一百三十元，僅有維他命C進價的五分之一，生產成本足足墊高有四倍之多，國內業者多不採用維他命C，至於偶氮二甲醯胺則因消費者擔心健康風險，目前廠商幾乎已經不用。

五、保色劑

保色劑係用來保存食品色澤之物質，如肉類之肌紅色，如香腸及火腿等製品添加保色劑，可獲得美麗的紅色肉品。保色劑可使用於肉製品及魚肉製品，用量以二氧化氮（NO_2）殘留量計為0.07g/kg以下；但是生鮮肉類、生鮮魚肉類不得使用。

讓食物增豔不腐壞的保色劑有硝酸鹽或亞硝酸鹽，兩者常混用於醃製魚肉製品中，除了能保留肉類原有色澤外，還能抑制肉毒桿菌的生長，同時具有保色及防腐的雙重功效。但過量攝取對身體也不好，會有致癌的疑慮。

二〇一六年六月台全熱狗火腿行，因為摻用非食用級亞硝酸鈉、硝酸鈉製成培根、火腿與熱狗銷往知名早餐店，問題產品甚至已流入市面七年之久，實際負責人黃姓女子，雖然喊冤表示看不懂包裝英文，不知原料是非食用級，也沒注意包裝的「骷髏頭」標記，但檢方認為即便誤用仍屬違法，依違反食品安全法起訴黃女。檢方認為，台全這幾年來只花約一萬元買亞硝酸鈉、硝酸鈉，銷售總額一千七百一十七萬元屬犯罪所得，建請

法院宣告沒收。

六、膨脹劑

　　膨脹劑具有增加食品的體積、使組織產生鬆軟狀態（利用CO_2發泡，使組織鬆軟）、增加風味及容易吸收等優點。讓食品產生膨脹之來源有食品中之空氣、水蒸氣與二氧化碳。而二氧化碳之來源，分別來自微生物（酵母菌或細菌）、化學成分（碳酸氫銨）及發粉（利用各種酸與碳酸氫鈉作用放出二氧化碳，如著名之塔塔粉）。其中，合成膨脹劑又可分為：

　　1.單一劑合成膨脹劑。
　　2.二劑式合成膨脹劑。

　　膨脹劑可增加食物空隙，讓口感更脹酥可口，常見的膨脹劑包括鉀明礬、鈉明礬、氯化銨、酵母粉及合成膨脹劑（俗稱的發粉）等，膨脹劑常用於油條、包子、麵包、蛋糕等食物製作。但近來部分膨脹劑含鋁可能引發的健康危害也引起廣泛討論，有關鋁是否會導致阿茲海默症，依現有之科學研究仍未能有定論，但卻已引起民眾擔心；亦有研究認為，長期大量食用會導致鋁沉積於骨頭，影響骨質鈣化，較容易有骨頭疼痛或骨折，腎功能也可能變差。由於國際間對含鋁食品添加物的規定不一，食管署仍在調查國人膳食中攝入鋁的風險評估，供日後研擬相關管理規定。

七、品質改良用、釀造用及食品製造用劑

　　此類食品添加劑，通常用來作為食品品質改良、釀造（酒及醬油等）及食品製造之用。二○一五年衛福部四月推出新版「食品添加物使用範圍及限量標準」草案，將現有的十七項分類新增成二十八類（如前

述），被學者揪出磷酸鹽含量竟大幅放寬，與現行規定相差三倍以上，且計算母數也放寬，醫師憂心此舉「完全是開大門讓業者任意添加」，認為如果草案真的上路，臺灣的食品會愈來愈「好吃」，但未來臺灣的洗腎人口也會大幅增加。

食品添加磷酸鹽具有保水、增加黏著性等作用，貢丸、重組肉、麵條都需要使用到磷酸鹽，會讓食品更Q彈，也能延長食品保存的時間。現行法規規定，磷酸鹽類添加物每公斤最多使用三千毫克，且計算方式是以「磷酸根」九十六個分子量來計算；新版的規定將磷酸鹽的添加限量最高增加到每公斤四萬四千毫克，且計算方式是以「磷」的三十二個分子量來計算。姑且不論計算方式用的分子量已經相差三倍，光四萬四千毫克與過去的三千毫克相比，就已相差近十五倍，導致放寬增加四十五倍，「未來業者怎麼加都不會違法」。若以國人常吃的麵包來看，新版食品添加物草案，磷酸鹽加在麵包中所規範的限量標準，為每公斤可用九千三百毫克，遠超過舊規定的三千毫克。

根據國人膳食營養素參考攝取量，一般成人每日建議磷酸鹽的攝取量為八百毫克，目前已知吃下太多磷酸鹽時，會有罹患高血磷症、併發心血管疾病、血管鈣化、腎病等多重危機。提升食品添加物限量雖然是為了與國際接軌，但民眾還是有知的權利，建議食藥署在食品包裝上清楚標示，讓民眾知道後減少重複攝取，避免過量而危害健康。

磷酸鹽在臺灣為合法食品添加物，目前開放十六種可用於加工肉品，包含多磷酸鹽、偏磷酸鹽、焦磷酸鹽等，主要功用包括保水、黏著、抗氧化、防腐、抑菌、增加風味、抗結塊等作用，常用於加工肉品、麵條、餅乾等食品。磷雖然是人體必需的礦物質，且天然食物中也有磷，但是攝取過多會抑制鈣質吸收，更加惡化臺灣骨質疏鬆疾病，即出現高血磷症、低血鈣症狀、腎衰竭，並易增加心血管疾病等風險。

八、營養添加劑

食品添加物目前使用最多的是「營養添加劑」。營養添加劑是用來增加食品的營養素，添加於食品中，補充營養之不足，特別是因為加工過程而減少之營養素。例如美國曾因發現民眾攝取「鈣」與「B群」的狀況不佳，乾脆把鈣與B群，直接加到麵粉裏，變成「強化麵粉」，目的是為了強化健康。國內許多食品也有類似的作法。營養添加劑種類繁多，包括維生素A、B_1、B_6、D、E及碘化鉀等均是，可區分為下列四大要項：

1.胺基酸類。

2.含鈣鹽類。

3.含鐵鹽類。

4.維生素類營養添加劑：此類添加物例如維生素A粉末、維生素A油溶液、維生素A脂肪酸酯油溶液、鹽酸硫胺明（維生素B_1）、核黃素（維生素B_2）、鹽酸吡哆辛（維生素B_6）、氰鈷胺明（維生素B_{12}）、抗壞血酸（維生素C）、鈣化醇（維生素D_2）、生育醇（維生素E）、菸鹼酸及其相關維生素等。

一般的營養添加劑需注意之事項有：

1.特殊營養食品應先經中央衛生主管機關審核認可。

2.特殊營養食品中所使用之營養添加劑，其種類、使用範圍及用量標準得不受表列規定之限制。

3.維生素D_2及D_3混合使用時，每一種之使用量除以其用量標準所得之數值（即使用量÷用量標準）總和不得大於一。

4.每日營養素建議攝取量可於衛生福利部網站查得。

5.前述適用三歲以下幼兒之奶粉如同時使用5'-胞核苷單磷酸鹽、5'-尿核苷單磷酸鹽、5'-腺核苷單磷酸鹽、5'-次黃嘌呤核苷單磷酸鹽、5'-

鳥嘌呤核苷單磷酸鹽等五類核苷酸鹽，其每一百大卡產品中使用量之總和不得超過5mg。（民國90年8月28日之規定）

依食品安全衛生管理法第三條第二款規定：「特殊營養食品係指嬰兒與較大嬰兒配方食品、特定疾病配方食品及其他經中央主管機關許可得供特殊營養需求者使用之配方食品。」另外，依食品安全衛生管理法第二十二條第十款規定，特殊營養食品之病人用食品應加以標示之事項如下：

1.容器或包裝上除一般標示外，尚須依規定標示下列事項：

(1)適用對象。

(2)產品開封前後之保存方法。

(3)產品之使用方法及用量。

(4)須標示「本品屬病人用特殊營養食品，不適合一般食用，須經醫師或營養師指導使用」之類似詞句。

(5)須標示「多食對改善此類疾病並無幫助」之類似詞句。

(6)須列出注意事項。

(7)其他。

2.除前述之共同規定外，不同性質之病人用食品，應於容器或包裝上另加標示下列事項：

(1)調整蛋白質食品：

①鈉、鉀、蛋白質的含量。

②蛋白質效率（即P.E.R.；惟產品含氮量低於1.8%者，得免標示此項）。

③高蛋白質食品應標示「高蛋白質食品」字樣，低蛋白質食品應標示「低蛋白質食品」字樣。

④必須標示如「為達營養均衡，本品請勿單獨使用」等警語之

類似詞句。

(2)調整胺基酸食品：

　①必需胺基酸之含量。

　②無苯丙胺酸配方食品及低苯丙胺酸配方食品須標示警語「本品並非完全營養之配方食品」以及「非苯酮尿症患者請勿食用」等類似之詞句。

　③須標示警語：「本品非供靜脈注射用」。

(3)調整脂肪酸食品：

　①必需脂肪酸百分比及熱量之含量。

　②如產品不含必需脂肪酸（亞麻仁油酸含量小於0.5％）則須標示警語「本品不含必需脂肪酸」。

(4)調整礦物質食品：

　①須標示電解質之含量，如鈉、鉀、氯、鈣、鎂、磷等。

　②應依成品之性質，標示係屬「低鈉食品」、「限鈉食品」、「低鈉食鹽」、「低鈉醬油」或「電解質口服補充品」等字樣。

　③「低鈉食鹽」與「低鈉醬油」須標示所使用之代替物成分、含量等。

　④「電解質口服補充品」須標示滲透壓及PH值。

　⑤「電解質口服補充品」須標示警語「中度、嚴重腹瀉或大量體液、電解質流失狀況下，須先經醫師處置」之類似詞句。

(5)低減過敏性食品：

　①所減除之過敏原名稱。

　②若添加有替代除去過敏原的特定成分，必須標明其名稱。

(6)控制體重食品：

　①若使用甘味料須標示其名稱及含量。

　②須標示各種營養素之名稱及含量，包括熱量、蛋白質、脂

　　肪、醣類、各種維生素及礦物質等。

　　③須標示「大量攝食仍會造成熱量累積，對控制體重並無幫
　　　助」之類似詞句。

　　④其他應標示事項，如警語：「兒童、青少年及孕婦不宜使
　　　用」、「如欲長期使用應先經醫師或營養師之評估及指
　　　導」、「不宜連續食用超過某一特定時間」等；或「本品
　　　每日僅可取代〇份正餐，必須配合所設計好的飲食計畫使
　　　用」、「每日應適量補充水分」等等。

　　⑤須附使用方法說明書及一週以上示範食譜。

(7)管灌配方食品：

　　①須標示各種營養素的名稱及含量，包括熱量、蛋白質、脂
　　　肪、醣類、各種維生素及礦物質等。

　　②滲透壓。

　　③須標示警語：「本品非供靜脈注射用」。

　　過去衛生福利部曾發現市售的「金優哺優體胺基酸螯合鈣」產品維
生素D含量過高，對一歲以下嬰兒的健康會造成極大危害，而要求該產品
全面回收下架。

　　衛生福利部署立新竹醫院因發現有十月大的嬰兒因腹瀉急診，血中
驗出高血鈣、高尿鈣、腎臟鈣化沉積及維生素D過高等病症，因而入院，
經醫師診斷疑似為維生素D攝食過量，而病患家屬表示，寶寶食用臺中市
時珍草本「金優哺優體胺基酸螯合鈣」產品有近五個月。後經衛生福利
部藥物食品檢驗局檢驗確認，該產品之維生素D含量過高，衛生福利部立
即呼籲家中有一歲以下嬰兒的家長，應立即停用該產品，若手邊有該產
品，可向原販售商退貨。

　　人體膳食營養素的攝取均有其定量，一旦攝取過量都對人體有或多
或小的危害，例如攝取高劑量維生素D會有中毒致命的風險。依據我國衛

生福利部民國九十一年公布的「國人膳食營養素參考攝取量」，其中建議每人每天維生素D_3攝取量為五至十微克（ug）（相當於200至400IU）。相關科學文獻顯示，維生素D每日攝取量達一千二百五十至五千微克（50,000至200,000IU）時，長期服用會導致中樞神經系統方面的問題，包括憂鬱、厭食、噁心及嘔吐等症狀，也有可能會發生高血鈣症。

　　膳食營養素攝取不當的案例時有所聞，例如「金優哺體胺基酸螯合鈣」產品造成嬰兒致病的案例，衛生福利部檢驗出其產品維生素D含量確實過高（維生素D_3含量高達847,520IU/100g，罐外標示則為12,000IU/100g；維生素D_2含量為68,640IU/100公克，但罐外未標示），因此衛生福利部判定該產品為「紅燈」（即對人體有立即危害，不宜食用之產品），並已派食品特派員會同衛生機關監督業者立即將產品全面回收下架，以確保民眾食品消費安全，並將已封存的六百瓶產品抽樣送藥物食品檢驗局檢驗，依該產品標示之建議食用量，檢驗結果顯示其維生素D含量已超過指示藥品每日用量上限1,000IU，已涉及違反藥事法相關規定，產品因而致人於死者，處七年以上有期徒刑，致重傷者處三年以上十二年以下有期徒刑。

　　二〇一一年十月《香港兒科醫學雜誌》公布維生素D中毒的個案，患者係一名九個月大的女嬰，係因父母每天餵服高達三十萬個單位維生素D，導致引起「高血鈣症」中毒反應。兒童罹患高血鈣症，日後將會影響神經肌肉、腸胃、腎、骨骼及心血管系統，也可能致命。該女患嬰過去身體健康，後來發生從一百公分高的睡床墜下，雖然當時沒有症狀，但是三天後女嬰開始持續哭鬧、抗拒進食，並且行為異常；一開始送醫時，被當作罹患感染呼吸道疾病進行治療，但一直沒有獲得改善；經過轉診以後，醫生檢查出女嬰的心跳高達每分鐘一百八十下，血壓則為85/55，且坐立不安，體重也在一禮拜內減輕了7%（一般一週內減輕2%即屬於營養不良的高危險群）；後經醫生詳細問診後發現，女嬰的父母因為聽信

一名退休護士的建議，在過去十天內，每日供應三十萬單位維生素D給女嬰，高出臺灣二〇一一年規定建議的每日上限攝取量（一千單位或二十五微克）的三十倍，原本只是為了女嬰的健康著想，卻因此導致中毒，造成女嬰血清鈣值十七‧一毫克／升（正常為八至十‧二）、維生素D值則高達八百九十二‧九納克／毫升（正常為七‧四至五十三‧三），後來經過注射降鈣素及激素，並進行持續性的飲食控制鈣質與維生素D，於治療三十五天以後，始才恢復健康。

只是，兒童只要發生一次中等程度高血鈣症時，會導致生長完全停滯達六個月或更長，而且身高會不足，也有可能將永遠無法改善。至於所謂的生長完全停滯達六個月或更久的影響到底是有多大？以國人四至六歲男童平均一百一十三公分，七至九歲一百三十公分，每年平均身高增加五‧六七公分計算，六個月應增加近三公分，如果男童本來可以長高到一百七十二公分，卻因為高血鈣症，將至高只能到一百六十九公分時，讀者就可以知道它的嚴重性。

又如二〇一〇年十二月《聯合報》報導有一位阿嬤，因為擔心孫子日後長不高，因此孫子在六個月大時，就開始熬煮大骨湯餵食孫子，還另外在三餐之中，購買及添加額外含有維生素D_3的鈣粉；結果導致孫子血中維生素D_3過量，造成腎臟結石。

一般人都想讓正在成長發育的孩子多補充鈣，認為此舉將有利於其骨骼與牙齒生長及發育。只是，鈣質的吸收係受到維生素D的調控影響，單純補充鈣質的吸收率幫助有限，因此多半會再額外添加活性維生素D_3，以提高其吸收率，而由於脂溶性維生素D不易排出體外，攝取過量時會因積蓄而造成危害。研究顯示，長期過量食用維生素D，一旦發生中毒時，將因為堆積體內而引發頭痛、嘔吐等中樞神經症狀，並出現高血鈣症，造成鈣化沉積現象，嚴重時造成結石。目前市售較大嬰兒成長奶粉中，大部分均已額外添加維生素D_3，建議勿自行再額外補充，否則有可

能洞會愈補愈大洞。

九、著色劑

　　著色劑多為食用色素，為用來保存食物本身的顏色，或增加食物美觀之物質，添加後可任意將食品原有的顏色改變。

　　二〇一二年美國加州法律規定，飲料如果含有某種程度的致癌物質時，必須加附致癌警語，此舉導致可口可樂及百事公司決定更改配方，降低汽水中焦糖著色劑化學成分4-甲基咪唑（4-MEI）的含量，進而避免必須標示致癌警語的規定。大陸《新快報》（廣州一綜合性日報）報導，廣州與東莞菜市場賣相很好的「青豆」，大部分均使用黃豆添加致癌化學色素浸泡而成，消費者一旦吃多，將嚴重損害身體健康。根據報導，這些用來浸泡黃豆的色素很可能是使用大陸明令禁止在農產品中添加的著色劑「果綠」。

　　著色劑能夠讓食物色澤鮮豔、增加賣相，避免食品加熱過程中，顏色或香味散失、品質不穩定。著色劑是食品工業大量生產及標準化的重要環節，包括食用紅色六號、七號或藍色一號、二號、黃色、綠色等，皆是相當常見的著色劑。大部分著色劑雖可被人體排出，但有研究指出，食用黃色四號可能與氣喘、過敏及幼童過動有關。此外，著色劑依規定不得添加在生鮮蔬果或魚蝦貝類、肉類、豆類、海苔、醬油等，以避免業者藉此掩蓋生鮮食物腐敗的事實，混淆消費者判斷選購。可樂或醬油常添加的焦糖色素，在加工過程中，糖與蛋白質加熱會出現梅納反應，產生4-甲基咪唑衍生物（4-MEI），實驗研究指出，老鼠在天天餵食大量4-MEI後，引發增加肝、腎病變及罹患淋巴癌的機率，惟對於是否會導致人體罹癌的機率，目前尚未定論。不過食管署已修法，對於可樂及醬油均分別訂定明確的使用範圍與4-MEI的限量標準，予以嚴格規範。

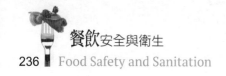

著色劑可以區分為二大類：

1.天然色素：如葉綠素、胡蘿蔔素等。

2.人工色素：如硝酸鹽等。

著色劑顧名思義，是用來美化食品的色相、引發食慾之物質；消基會曾在臺北市著名賓館中，檢驗出含有人工合成色素食用黃色五號的京都醬炒蝦仁。依法規定「生鮮肉類、生鮮魚貝類、生鮮豆類、生鮮蔬菜、生鮮水果、味噌、醬油、海帶、海苔、茶等不得添加著色劑」，因此京都醬炒蝦仁是不可以添加著色劑。

在食品添加物違規的問題中，主要一項就是「該放的不敢放」，而「不該放的偏偏亂放」，原因多半是因為認識不清，過去就曾發生所謂業者的「祖傳祕方」，竟然是靠著違規添加食品添加物而獲得的。

食用色素廣泛用於餅乾、糖果中，生鮮食品等依照規定依法是不可添加的。二〇一三年英國曾有研究擔心孩童食用部分色素恐較好動（非指過動症），研究後因實證不足而不予採信，但仍建議孩童要少吃。食品加工過程中，經過加熱、光照等過程，會使得食材原本的天然顏色改變，視覺上常會讓人誤以為是壞掉或不好吃，導致賣相不佳。為讓食物經過加工製造後，仍能維持原來的顏色，製造過程中常會使用食用色素，讓食物顏色變得更好看、更持久。食用色素因此被廣泛用於各項食品中，例如餅乾、糖果、冰淇淋，甚至連生菜沙拉醬料等也會添加。

一般食品所使用的著色劑，多半為人工合成色素，價格比天然色素便宜、穩定度也高。不過，「食品添加物使用範圍及限量暨規格標準」中規定，所有的生鮮肉類、生鮮魚貝、生鮮水果、茶葉、醬油等，均不能使用著色劑，因為生鮮食材及釀造食品必須維持原色，好讓消費者可以從顏色來判斷其新鮮度。

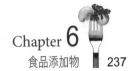
十、香料

香料係使用來增加食品原有的香味，提高商品價值，其成分大都屬於酯類。可區分為二大類：

1.天然香料：麝香。
2.人工香料：香草香精與香蕉香油。

需要注意的是：

1.香料含松蕈酸、蘆薈素、β-杜衡精、小檗鹼、古柯鹼、香豆素、總氫氰酸、海棠素、蒲勒酮、苦木素、奎寧、黃樟素、山道年、酮（α與β）成分時，依法應顯著標示其成分、名稱及含量。
2.飲料使用香料含下列成分時，應符合其限量標準（見**表6-1**）：

表6-1　飲料使用香料含以下成分的限量標準表

品名	使用範圍	限量標準(mg/kg)
松蕈酸 (Agaric acid)	飲料	20
蘆薈素 (Aloin)		0.10
β-杜衡精 (β-Asarone)		0.10
小檗鹼 (Berberine)		0.10
古柯鹼 (Cocaine)		不得檢出
香豆素 (Coumarin)		2.0
總氫氰酸(Total Hydrocyanic Acid)		1.0
海棠素 (Hypericine)		0.10
蒲勒酮 (Pulegone)		100
苦木素 (Quassine)		5
奎寧 (Quinine)		85
黃樟素 (Safrole)		1.0
山道年 (Santonin)		0.10
莕酮(α與β) (Thujones, α and β)		0.5

資料來源：衛生福利部「食品添加物使用範圍及限量」。

松蕈酸、蘆薈素、β-杜衡精、小檗鹼、古柯鹼、香豆素、總氫氰酸、海棠素、蒲勒酮、苦木素、奎寧、黃樟素、山道年、苧酮（α與β）。

十一、調味劑

增加食品鮮味、甜味、鹹味或酸味等味道之物質稱為調味劑，可分為下列四類：(1)人工甘味劑；(2)呈味劑；(3)酸味劑；(4)鹹味劑。茲分述於後。至於用量方面，除磷酸可使用於可樂及茶類飲料0.6g/kg以下、咖啡因可使用於飲料320mg/kg以下，以及茶胺酸可使用於各類食品1g/kg以下；其他調味劑之用量，均可視實際需要適量使用（即沒有限制用量）。

(一)人工甘味料（劑）

人工甘味劑即「糖精」（saccharin），也就是俗稱的「代糖」。可以增加食品的甜味，甜度為蔗糖的數百倍，添加時可有效降低蔗糖的使用量，達到降低成本的目的。近年來因為低熱量食品風行，人工甘味劑使用量也隨之增多。人工甘味劑為化學製品，合法添加物包括糖精、阿斯巴甜、糖醇類等，傳統食品業或蜜餞工廠是糖精使用的大宗，但糖精吃完後，口腔常有人工金屬味道殘留，民眾容易感覺發膩。

甜味劑包括天然的甜菊、甘草素、甘草萃（用水萃取有效成分後乾燥之物）及其他的人工甘味劑。甘草素萃取自甘草，甜度高，是砂糖的一百倍，與砂糖併用有加乘效果，有助甜味發揮；如與鹽合併使用時則可緩和鹽味，因此常被添加至蜜餞、瓜子、梅粉、碳酸飲料及醬油之中。而糖精及其鈉鹽均為無色的白色結晶，即使將其稀釋到一萬倍的水溶液中，仍可嚐出甜味。鈉鹽因具有五百倍蔗糖甜味，易溶於水，經口攝入人

體後，約在二十四小時內有90％會隨著尿液排出。美國及加拿大早期曾在動物實驗上發現，糖精及甜精會增加老鼠罹患膀胱癌的風險，因此過去一度禁用，後來的研究顯示，糖精與甜精跟老鼠罹癌的相關性並不高，因而又重新開放糖精的使用。

一九六〇年代的各種學術研究均表示，糖精可能是一種致癌物。一九七七年有一份研究報告指出，當老鼠餵食大劑量的糖精（差不多是幾百罐可樂中所含有的糖精量），罹患膀胱癌的機率明顯上升；於是，加拿大禁止使用糖精，美國食品藥物管理局也提出禁令，禁止食品中使用糖精。當時，糖精是美國市面上唯一的代糖，這項禁令引起民眾的強烈反對，尤其是糖尿病患者。最後美國國會暫停糖精的禁令，規定所有含有糖精的食物必須顯示警告標示，如「糖精可能是致癌物質」等警語。只是糖精有促進腫瘤生長的疑慮，至今仍在禁用之列，只是一般人不易取得。

阿斯巴甜及醋磺內酯鉀（ACE-K）也是常用的人工甘味劑，主要作為代糖使用，因為它可以增加甜味，卻不會影響血糖，讓糖尿病患者或是想要減重的人也能享受甜味。如零卡可樂就常添加阿斯巴甜，但阿斯巴甜遇熱較不穩定，容易分解、失去甜味，而且阿斯巴甜，不適合苯丙酮尿症患者食用。另外，山梨糖、甘露醇、木糖醇等糖醇類代糖，則因含有熱量的甜味劑，大部分不被腸道吸收，因而被作為甜味劑，常用在糖果、口香糖和清涼口含錠等，只是大量攝取易有腹瀉疑慮。值得注意的是，雖然代糖能讓糖尿病患者或減重民眾享受甜味，但它仍然是一種人工甘味劑，不如甘草或甜菊等天然甘味劑來得安全。糖尿病患者如果想喝飲料，建議可在煮好的洛神花茶或仙楂中，加入一點天然的「甜菊糖」，不僅能品嚐甜味，又不會使血糖飆升。

這些動物實驗的研究結果雖顯示糖精有導致膀胱癌的可能性，但在人體試驗上則並未發現有不良影響。後來的許多研究均已證實糖精與罹患癌症（尤其是膀胱癌）之間沒有相關性。截至目前所有的研究都指出一個

明確的事實，正常食用劑量下的糖精，對人體健康並不會產生太大的影響。過去人們對糖精的安全性質疑，來自於一個有缺陷的研究，美國國立環境衛生科學研究所在二〇〇〇年得出了同樣的結論，糖精因此從疑似致癌物名單中被除名。目前中國大陸允許使用糖精，但有用量限制：食品中應小於0.150g/kg，汽水中應小於0.08g/kg。在臺灣也允許使用糖精，也有使用範圍與用量限制：

1. 本品可使用於瓜子、蜜餞及梅粉；用量以糖精計為 2.0g/kg以下。
2. 本品可使用於碳酸飲料；用量以糖精計為 0.2g/kg以下。
3. 本品可使用於代糖錠劑及粉末。
4. 本品可使用於特殊營養食品。
5. 本品可使用於膠囊狀、錠狀食品；用量以糖精計為1.2g/kg以下。
6. 本品可使用於液態膳食補充品，用量以糖精計為0.08g/L以下。

(二)呈味劑、酸味劑、鹹味劑

呈味劑（如味精）、酸味劑（如檸檬酸）、鹹味劑（如食鹽）等類的添加物有阿斯巴甜（見上述）、咖啡因、乳糖醇、赤藻糖醇、蔗糖素及其相關的甘味劑等。需注意的是，添加這類人工甘味料之食品應標示下列事項：

1. 添加糖精、糖精鈉鹽、環己基（代）磺醯胺酸鈉、環己基（代）磺醯胺酸鈣、阿斯巴甜、醋磺內酯鉀等調味劑之食品，應以中文顯著標示「本品使用人工甘味料：〇〇〇（人工甘味料名稱）」字樣。（衛生署81.2.17.衛署食字第8118073號公告）
2. 添加阿斯巴甜之食品（包括代糖錠劑及粉末），應以中文顯著標示「苯酮尿症患者不宜使用」或同等意義之字樣。（衛生署77.6.2.衛署食字第731556號公告）

十二、黏稠劑（糊料）

黏稠劑係用來增加食品黏性及體積，使食品組織安定、增加固形物及保水等之使用。可以區分為二大類：

1.天然黏稠劑：澱粉、洋菜膠。
2.人工黏稠劑：海藻酸丙烯二醇、澱粉磷酸酯鈉。

此類添加物有海藻酸鈉、聚糊精、卡德蘭熱凝膠、糊化澱粉、漂白澱粉、氧化澱粉、醋酸澱粉及其相關黏稠劑等。需注意的是，使用黏稠劑聚糊精時，一次食用量超過十五公克之食品，須顯著標示：「過量食用對敏感者易引起腹瀉」（即一次攝取聚糊精超過十五公克時，有可能會腹瀉拉肚子）等警語。

目前臺灣許多關東煮和魚漿、魚板所製成的火鍋料，其實是使用黏稠劑「卡德蘭膠黏稠劑」，來取代成本較高的魚漿而調製成的。而看似營養的雞蛋布丁，則是用蔗糖、奶粉、高果糖、雞蛋萃取物、乳化劑、香料、鹿角菜膠、食用色素加水做成的，其中連一顆新鮮的雞蛋也沒有。喝咖啡或下午茶，附上的奶精其實是使用植物油、糊精、酪蛋白鈉、奶油香精、乳化劑等完全沒有任何奶成分的混合物。奶油球則是植物性油脂的玉米油、棕櫚油和水混合而成，也是沒有任何一滴成分來自真正的鮮奶。市售蠔油很多不是用生蠔、雞粉也不是雞肉、魚露也不是從魚中提煉出來的……，這些情節簡直是過去大陸山寨版食物，就連原本來自植物的澱粉，也隨著生產技術的進步，可以完全因應食品加工業目前的需求，創造出不同的「變性澱粉」（又被稱為「化製澱粉」）。經常應用在罐頭食品、軟糖、速食麵、冷凍食品、醬燴湯料、沙拉醬、醬油膏、番茄醬中，或兼作乳化劑和防腐劑之效果。上述這些都是黏稠劑的運用。

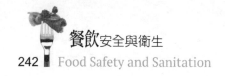

十三、結著劑

結著劑可以增進動物性食品中蛋白質與脂肪間之結著保水作用，用來保水，增加口感，讓食品中之分散懸浮分子形成穩定安定狀態，防止難溶性物質久置後析出，及防止金屬離子可溶性鹽類之活動；此類產品多半屬於磷酸鹽之衍生物，多半用於肉製品及魚肉煉製品等。如取代硼砂的功用，讓魚丸或鹼粽變Q。

二〇一六年四月麥當勞宣布，麥克雞塊要更改配方！為了挽救過去持續失去的客源，並扭轉不健康的形象，麥當勞已從二〇一六年三月份開始測試麥克雞塊的新配方，在美國奧勒岡州與華盛頓州，約一百四十家分店實驗性推出。儘管目前麥當勞尚未給出新配方的全部細節，但基本上，新版的麥克雞塊將不會添加結著劑磷酸鈉，也不會使用含有抗氧化劑TBHQ的油來炸，而且「配方將更單純，家長也能安心」。麥當勞雞塊成分以前就曾引起不小的爭議，故自二〇〇三年起，麥克雞塊就改用白肉雞且不含任何防腐劑，是屬於第一次的重大改造。隨著現代人愈來愈注重健康，不少速食業紛紛修改食譜，去除對人體不健康的成分。

十四、食品工業用化學藥品

食品工業用化學藥品主要用於加工時改變酸鹼值之用，如離子交換樹脂用於改變產品之陰陽離子。這類添加物可於各類食品中視實際需要適量使用；惟使用限制為「最後製品完成前，必須中和或去除」。

這類添加物有：

1.過濾劑與吸著劑：離子交換樹脂（如用於清涼飲料用水）。
2.酸類添加物：鹽酸（製造味素）。
3.鹼類添加物：氫氧化鈉（脫除水果薄膜）。

十五、溶劑

溶劑有丙二醇、甘油、己烷、異丙醇、丙酮、乙酸乙酯、三乙酸甘油酯等。其中：

1.己烷：限於蒸煮前或蒸煮時加入。己烷可使用於：

(1)食用油脂之萃取，得視實際需要適量使用，但於油脂產品中不得殘留。

(2)香辛料精油之萃取，精油樹脂中之殘留量為25ppm以下。

(3)啤酒花之成分萃取，啤酒花抽出物中之殘留量為2.2%以下（以重量計）。

2.丙酮：可使用於香辛料精油之萃取，精油樹脂中之殘留量為30ppm以下。須注意的是，於其他各類食品中須視實際需要適量使用，且最終產品中不得殘留。

3.乙酸乙酯：可使用於食用天然色素之萃取；同樣，最終產品中不得殘留。

十六、乳化劑

乳化劑為具有乳化功能的物質，又稱為界面活性劑，功用是將油與水結合，形成穩定的乳化狀態而不至於分離。許多食品是由不同相（如水相與油相）所組成的分散狀態，而食品分散系統，可藉由添加乳化劑或界面活性劑來降低兩個不同相間的界面張力，而形成像沙拉般的乳化狀態，並且能維持穩定不會分開。

二〇一四年有網友購買便利商店的冰淇淋進行實驗，結果發現冰淇淋放在室溫數小時都不融化，網友還在網路實況轉播冰淇淋融化情況，結果最後足足等了兩天才融化。這個影片因此引起熱烈討論，很多人好奇到

底是添加了什麼成分，能讓冰淇淋不會融化？重點是討論這些成分是否安全？其實冰淇淋之所以能夠久放不化，與其成分、添加物和加工過程都有關，不見得是添加非法、或對身體有害的化學物質。至於久久不融，有可能是因為它是含脂肪、固型劑數量較高的產品，外型才會比較持久。

　　乳脂肪含量是影響冰淇淋在室溫融化速度的關鍵。一般冰淇淋約含10%上乳脂肪，來源多為鮮奶油或奶油；這些脂肪主要的功能是在攪打過程包覆空氣，讓空氣與冰晶形成均勻狀態，以穩定冰淇淋結構及組織，乳脂肪含量太少會導致組織不良、保型性差；但乳脂肪含量過高，則導致硬度增大，產品會產生油膩感。此外，冰淇淋的乳糖、蛋白質、礦物質、維生素及酵素等固形物，也有減緩冰淇淋融化的作用，這些成分大多來自脫脂奶粉。冰淇淋添加脫脂奶粉有助於冰淇淋的保型，並減少乳脂肪所帶來的油膩感，一般比率為8%至12%，如果比率過少會使成品保型性變差。另外，冰淇淋也會添加合法的食品安定劑（也稱改良劑），以防止儲存過程中冰晶生成、促進組織圓滑、增進硬度、保持形狀等，這類添加物常見的有玉米粉、食用膠、澱粉或雞蛋等，原料多為天然來源。只是，「安定劑」一詞，容易令人產生化學合成、不健康的聯想。

　　其實安定劑使用量很低，僅占總成分的0.5%，卻可發揮「小兵立大功」之功效，可穩定冰淇淋結構、延緩融解，建議消費者不必過於恐慌。另一種常見於冰淇淋中的食品添加物則是乳化劑。冰淇淋原料有乳品、水及油脂，油與水本來不相溶，但為使其充分融合，讓產品口感順暢，因此必須添加乳化劑促使「水乳交融」。乳化劑的另一個功能是使乳脂肪適當凝集、析出，讓冰淇淋不會過快或過慢融化，乳化劑多數屬於天然脂肪酸酯類，例如黃豆、雞蛋所含的卵磷脂，就是非合成的乳化劑。除了成分可以減緩冰淇淋融化速度，加工過程也可讓冰淇淋不易融化，例如降低脂肪球粒徑就可以防止油水分層。冰淇淋製造時須經過「均質」的過程，以充分混勻各原料，使口感與組織更佳，增加保型性。均質後，冰淇

淋原料會在低溫靜置一段時間，讓各成分充分吸水、混合後，才會送入冷凍階段。冰淇淋冷凍過程會不斷攪拌以混入空氣，讓冰淇淋變鬆，具有海綿質地而又不像冰塊那麼堅硬。此外，攪拌方式、時間、溫度、速度等因素，也都會影響產品品質，攪拌後的冰淇淋原料，會因為拌入空氣而膨脹，體積變大。冰淇淋在達到最適當的膨脹比率為90%至100%時，為具有最好的口感及最佳保型性，也易在口中融化。而霜淇淋的最適膨脹率則在30%至50%之間。

至於如何將食品之水相與油相均勻混合，如沙拉醬（臺灣俗稱的白醋或蛋黃醬）則是藉由蛋黃中之卵磷脂當乳化劑，來固定醋（水相）與沙拉油（油相）。乳化劑之性質則是使用親水親油的平衡值來表示：

$$親水親油平衡值＝乳化劑親水性百分比÷5$$

親水親油平衡值愈大，代表其親水作用愈大；值愈小，代表其親油性愈大。親水親油平衡值範圍為○至二十；當親水親油平衡值為○時代表親水性為0%；當親水親油平衡值為二十時，代表親水性為100%。

十七、其他

其他食品添加物有：

1. 限防蟲用：胡椒基丁醚。
2. 限消泡用：矽樹脂。
3. 食品製造加工吸著用或過濾用：矽藻土。
4. 限食品製造或加工必須時使用：酵素製劑、蟲膠、液態石蠟（礦物油）、聚乙二醇。
5. 使用於果實、果菜、乾酪及殼蛋時，限為保護被膜用：石油蠟、合成石油蠟。

6.食品製造助濾用：單寧酸。

7.其他：醋酸聚乙烯樹脂、油酸鈉、羥乙烯高級脂肪族醇。

抗凍蛋白（antifreeze proteins, AFPs）或叫冰結構蛋白（ice structuring proteins, ISPs）是指由脊椎動物、植物、真菌和細菌產生的多胜肽。這些多胜肽能保證物種在零下低溫溫度環境下仍能夠存活。AFP結合小的冰晶後，可以因此阻止冰的繼續結晶和晶體生長，否則低溫結晶將會對生命物種產生致命的影響。二〇一三年臺灣有家公司，把冷凍過後的魚放到水裏，竟然還可復活，業者利用此一方式使肉品的保鮮最長可以長達兩年肉質不變，解凍後就跟現撈的魚一樣，原理就是利用寒帶魚體內的抗凍蛋白，讓魚像是進入冬眠般。

寒帶的鮭魚、鮪魚等魚種，體內都有抗凍蛋白，可以進入冬眠回溫後再復活。科技的演變，現在已可將抗凍蛋白利用於所有魚類，保鮮至少兩年，雖然兩年後無法再復活，但肉質卻不會改變。幾十年前美國學者從南極魚類血液中，首次發現動物抗凍劑。南極洲外圍海水溫度約零下一·七度，因為含鹽度較高，因此仍能保持液態，但這種海水含有大量冰晶粒子，一般魚如果將之吞下，會在腸道結成冰晶、膨脹，魚很快就會翻肚死亡，但南極魚卻沒有死亡。研究後發現，約有一百二十多種魚的南極魚科，其體組織和血液中都充滿一種具有防凍作用的蛋白質，當與冰晶結合後，可以將凝結溫度降至零下二·二度，透過此蛋白，就足以讓這些極寒區魚類生存起來，也因為這個抗凍蛋白使用於食品方面，降低了食品之冰點與抑制其冰晶成長，而廣泛應用於冰淇淋與冷凍肉類方面。

二〇〇九年研究出一種新重組I型抗凍蛋白類似物（rAFP），係由乳酸球菌分泌，食品微生物分泌的重要經濟產品。冷凍麵團使用rAFP，將比未經處理的冷凍麵團獲得更好的發酵能力。而處理rAFP冷凍麵團出爐的麵包與新鮮麵包均獲得消費者相同的接受性；而使用抗凍蛋白處理的凍肉，讓解凍的滴水損失少，蛋白質流失少，獲得感官品評的多汁高分。

其實，食品添加物本來就不是天然存在於食品中的物質，而是另外經由化學成分製造出來的產物。而「食物」和「食品」的區別，就在於食物是原生天然的材質，食品則是加工後的物質；而大部分的食品都含有高量的食品添加物。當民眾經常攝取含有高量添加物的食品時，未來將導致味蕾退化，健康失衡，免疫力被破壞，難保日後不會引發各種疾病；所以建議飲食要選擇食物，不是食品。

過去希望消費者大快朵頤的食品業者，現在卻要消費者少吃一點，似乎有違企業賺錢的意圖，但其實對抗過胖的議題，已經在全世界蔚為潮流——英國更已確定將課徵「含糖稅」，世衛組織也建議人們要減少糖的攝取量，美國食藥局則將發布新準則，建議減少糖分的攝取量。使得各大食品商，開始針對新世代的消費者採取積極的對策。例如，過去「每日來支『瑪氏巧克力棒』」是美國家喻戶曉的廣告口號（余曉惠、廖玉玲編譯，2016），但二〇一六年六月美國巧克力巨擘瑪氏（Mars）卻要消費者，「限制」此高熱量食品的食用量，改為建議「偶爾」來一支就好；全球最大食品商瑞士雀巢公司也公開呼籲消費者，六份裝的Digiorno披薩一天「吃一片」就好，同時建議盤子裏最好多裝些沙拉。

消費者重視健康的浪潮，已開始促使食品企業們重新思考食品銷售發展的策略。二〇一一年來已有雀巢、可口可樂在內的知名品牌宣布，將減少產品內的人工香料、防腐劑、糖或鹽的含量。也有愈來愈多消費者開始略過傳統加工食品，希望尋找一些簡單、有機、天然、新鮮，而且更符合個人需求的食品，這一點在年輕的消費者身上尤其明顯，小型新興品牌因此正快速崛起，瓜分市場。根據統計，二〇一一到二〇一五年間，美國整體食品加工業中已有一百八十億美元的銷售量，流向了年營收不到五十億美元的小公司，等於是這些大型的食品商的市占率減少了二・七個百分點。對大型的食品公司來說，未來在如何減用添加物而又能同時維持食品原本的味道和口感將是一大挑戰。

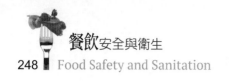
🧪 第四節　有害的食品添加物

　　一九八四年有一經營餐飲業數十年的店家，因為製作的產品有其特色，口感之佳，為其他店家所沒有辦法比較，生意興隆，歷久不衰，只是，這家商店被衛生單位檢查出，他們所謂的特殊口感，其實是靠著添加有害的食品添加物「硼砂」所製作出來。不論何種目的，違規添加食品添加物均屬違法行為。

　　添加有害食品添加物「硼砂」，係違反食品安全衛生管理法第十五條第一項第三款：「食品或食品添加物有下列情形之一者，不得製造、調配、加工、販賣、貯存、輸入、輸出、贈與或公開陳列：一、變質或腐敗。二、未成熟而有害人體健康。三、有毒或含有害人體健康之物質或異物者。……」依據同法第四十四條第一項第一款規定：「有下列行為之一者，處新臺幣六萬元以上二億元以下罰鍰；情節重大者，並得命其歇業、停業一定期間、廢止其公司、商業、工廠之全部或部分登記事項，或食品業者之登錄；經廢止登錄者，一年內不得再申請重新登錄：一、違反第八條第一項或第二項規定，經命其限期改正，屆期不改正。二、違反第十五條第一項、第四項或第十六條規定。」。

　　另依據同法第四十九條規定：「有第十五條第一項第三款、第七款、第十款或第十六條第一款行為者，處七年以下有期徒刑，得併科新臺幣八千萬元以下罰金。情節輕微者，處五年以下有期徒刑、拘役或科或併科新臺幣八百萬元以下罰金。」依照法令之規定，罰金屬於法院權責，罰鍰則屬於行政機關權責，如衛生福利部等行政機關，可以直接加以判處罰鍰，但卻不能科開罰金，因此上述例子的負責人被移送法辦。臺灣目前已經很少查獲使用硼砂者，而二〇一三年大陸深圳粽子抽檢粽子產品一一二批次，一〇九批次粽子合格，合格率均已達97％，僅有三家餐飲單位被

檢出含有硼砂。

除了違規使用硼砂外，如另違規使用下列有害之食品添加物，一經查獲均將面臨移送法辦之處罰。本節僅就多數為消費者所熟知的違法添加物進行說明。

一、三聚氰胺

三聚氰胺俗稱密胺或蛋白精，主要由三聚氰胺與甲醛所聚合而成，屬於一種含氮雜環有機化合物，是製造三聚氰胺甲醛樹脂（melamine-formaldehyde resin）的原料，常用於製造日用器皿及紙張等。所謂美耐皿（melamine），其實就是三聚氰胺英文之直接音譯。美耐皿因為對人體有害，規定不可使用於食品加工或食品添加物。市售美耐皿一級品可耐攝氏120℃，但次級品只能耐80℃。因此剛煮熟的餐食，如果立即置於次級美耐皿餐具時，就有可能會釋放出三聚氰胺。

二〇一六年三月因大陸民眾在海外狂掃奶粉的行徑引發全球爭議，大陸農業部長表示是因為大陸乳業過去曾出現過問題，導致中國人對國產市場的牛奶缺乏信心，才有大批民眾到國外搶購奶粉，並認為「這是中國奶業人的恥辱」。大陸奶粉含有有害添加物的例子不少，例如二〇〇八年九月驚傳奶粉含有三聚氰胺致病，陸陸續續查出至少有十二個省份，上百名嬰兒因食用「三鹿」奶粉後出現腎結石等問題。

三鹿奶粉在大陸當時的市場占有率達18%，經查河北石家莊三鹿公司嬰幼兒「毒奶粉」事件，係因為供應原奶的酪農於送交原奶時添加了三聚氰胺，導致嬰幼兒罹患腎結石，當時受害嬰幼兒範圍擴及九個省、上百名嬰兒。三鹿毒奶粉事件爆發後，中共國家質檢總局對全大陸的市售鮮奶、保久奶展開檢查，知名品牌蒙牛、伊利和光明三家公司的牛奶，也含有三聚氰胺，三元、雀巢等其他廠商則安全過關。事件之後中國人對國產市場

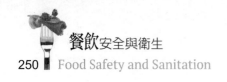
的牛奶缺乏信心，自然會轉向海外品牌，對國家形象的打擊可謂不小。

　　三聚氰胺在人體消化過程中，在胃酸的作用下，可能部分轉化為三聚氰酸，進而與未轉化部分形成結晶。根據一項毒物學研究證實，三聚氰酸與三聚氰胺並存時，是造成貓發生嚴重腎衰竭的主因。而長期攝取三聚氰胺，將可能導致生殖能力損害、膀胱或腎結石、膀胱癌等。如上述，三聚氰胺屬於化工原料，是不被允許添加到食品中，因而沒有所謂的設定殘留標準量之限制。二〇〇八年事件發生後，大陸國家食品質量監督檢測中心於同年的九月十三日發布公告，制定三聚氰胺於乳及其乳製品的臨時管理值為：「嬰幼兒配方乳粉三聚氰胺限量值為1mg/kg，高於1mg/kg的產品一律不得銷售。而液態奶（包括原料乳）、奶粉、其他配方乳粉中三聚氰胺的限量值為2.5mg/kg，高於2.5mg/kg的產品一律不得銷售。含乳15%以上的其他食品，規定三聚氰胺限量值為2.5mg/kg，高於2.5mg/kg的產品一律不得銷售。」另外，「二〇〇八年度遼寧省飼料產品質量安全監測計畫」公告中，則明確規定飼料添加三聚氰胺要低於2mg/kg。香港政府更於二〇〇八年九月二十二日緊急立法，禁止食物三聚氰胺含量超標。其新法律規定：「嬰幼兒及孕婦等食品，每公斤不能含有超過一毫克三聚氰胺，食物每公斤不能超過二‧五毫克。」因應這件風波，行政院衛生福利部於同年九月二十四日參考國際檢驗方法及香港最新立法的規定，並與藥物食品檢驗局及食品工業研究所專家會商後，認為因為難以在短時間內驗出二毫克以下的三聚氰胺，而為了加速檢驗，決定將二‧五毫克（2,500 ppb）作為食品殘留三聚氰胺之檢驗判定標準。後來因為民眾擔心，因此不允許乳製品檢出三聚氰胺。歐盟執委會更於二〇〇八年九月二十六日發給所有會員國緊急通報，清楚指出所有含三聚氰胺量超過二‧五毫克／公斤的產品均應立即銷毀。

二、硼砂

硼砂，臺語俗稱「冰西」，因毒性高，世界各國多禁止作為食品添加物之用，但臺灣習慣使用在食品中，例如貢丸、魚丸、碗粿、鹼粽、年糕、油麵、燒餅及油條等，原因是硼砂具有增加食品韌性與脆度、防止蝦類變黑、改善保水性、保存性、口感、增加生產量等功效，但是硼砂進入人體以後，經過胃酸作用後會轉變成硼酸，少量時人體可自行分解排出體外，但排出速度非常緩慢，且在人體內具有積存性，縱使每次攝取量不多，一旦連續攝取積少成多時，將會妨害消化酵素作用，引起食慾減退、消化不良及抑制營養素吸收等危害，食用過量時，更會造成紅血球破裂、皮膚出紅疹、引起嘔吐、腹瀉或休克，甚至造成生命危險，目前法令嚴格禁止使用於食品中。

二〇一六年六月端午節前夕，新北市衛生局抽驗市售粽子，分別發現金山老街和永和區勵行路攤商販賣的鹼粽和紅豆鹼粽，被檢出含有硼砂。抽驗共一百六十二件，一件蘿蔔防腐劑超標，另有三件鹼粽檢出硼砂（約含1.9%），依法移請地檢署偵辦，可處七年以下有期徒刑，得併科八千萬元以下罰金。

硼砂會經胃酸作用轉變為硼酸持續累積在人體之中，日久將引起食慾不振、消化不良，造成嘔吐、腹瀉、紅斑、循環系統障礙等症狀，嚴重時甚至會休克、死亡，臺灣早已明令禁止使用。

三、吊白塊

二〇一六年五月宜蘭市生產潤餅皮的春記商行與源隆號，被宜蘭縣衛生局檢出違法添加「吊白塊」，為了讓潤餅皮Q彈，避免破裂賣相不佳，業者違法添加俗稱「吊白塊」的工業用漂白劑。衛生單位在這二家業

者生產的潤餅皮中檢出甲醛含量為12.17ppm及31.7ppm，證據確鑿，遭送法辦，後來檢方依違反食品安全衛生管理法，將二名業者起訴。宜蘭地方法院法官認為二人犯後態度良好且有悔意，判春季商號張姓業者五個月、源隆號林姓女業者四個月，緩刑二年。

吊白塊為違規之漂白劑，係以福馬林結合亞硫酸氫鈉再還原而製得，是次碳酸甲醛鈉與亞硫酸氫甲醛鈉之混合物，構造上可視為亞硫酸鹽，也屬於甲醛衍生物。原本使用於染色，而食品之所以會使用吊白塊，係因其產生之亞硫酸具有還原作用，可以漂白，只是使用後會有甲醛及亞硫酸鹽殘留於食品中的問題，尤其是甲醛的殘留。

亞硫酸鹽雖可以被氧化成為硫酸鹽，但甲醛則因為不容易被氧化，而易殘留於食品中，過去曾發現甲醛被違規使用於肉製品及乳製品，甲醛中毒會產生頭痛、昏睡、眩暈、消化障礙、呼吸困難及嘔吐等症狀。此外，甲醛對於眼睛及喉部具有刺激性，易溶於酒精及水中，甲醛的35%水溶液稱為福馬林，防腐效果很強，即使稀釋五千倍仍可阻止細菌發育，同時甲醛會引起蛋白的變性，阻礙消化酵素的作用，影響蛋白及澱粉的消化。在工業或醫藥上雖可使用甲醛，在食品加工上卻是禁止使用的。

四、螢光增白劑

螢光增白劑即螢光增白染料及香豆素衍生物等，過去經常用於小魚乾及魩仔魚等食品之增白，但因具有致癌性而遭禁用。二○一六年一月衛福部公布多項食安稽查抽驗結果，臺灣大創的紙碗及city's super所販售的生日派對紙餐盤，其中含有不得檢出的螢光增白劑，業者將面臨三萬元到兩億元罰鍰。添加螢光增白劑可以讓餐具賣相變好，但根據醫師們指出，誤食恐引發噁心、嘔吐等症狀。

五、鹽基性介黃等有害色素

　　鹽基性介黃是毒性甚強的水溶性鹽基煤焦色素，過去使用於黃蘿蔔、麵條及糖果等食品中，可產生穩定的黃色色澤，但因毒性強（大量囤積會造成頭疼、心悸亢奮或手足麻痺及意識不明等病症），長期食用可能會有致癌的危險，故被禁止使用。其他尚有鹽基性桃紅精及奶油黃等，也都在禁止使用之列。

六、其他：塑膠與塑膠容器

　　德國科學家實驗發現，寶特瓶材質中微量的銻會慢慢溶出並釋放至所盛裝的水中，且所溶出的量會隨著存放的時間增加而增多，引起民眾的關注。經評估，於正常保存條件下，寶特瓶裝水所可能溶出的銻含量極為低微，縱使以該報導最高銻溶出量（0.7ppb）來計算，該濃度仍遠低於安全標準，尚不致於對人體健康造成危害。

　　銻是一種銀白色天然金屬，其化合物可作為聚合有機物的催化劑，因此在生產高透明度之聚酯類塑膠製品時，會有極微量的銻殘留於最終產品中。通常銻中毒事件主要是因工業操作時，吸入銻粉塵而造成職業性的傷害，如採礦及煉鐵廠工人可能由吸入而造成肺炎，鑄造業工人會因大量攝入銻而發生消化不良、嘔吐等腸胃不適症狀，或因吸入或接觸而發生頭痛及結膜炎。只有少部分情形是經由使用含銻釉瓷或琺瑯之容器，以及容器焊錫處遇到酸性食品而讓銻溶出，導致中毒的情形。

　　寶特瓶製造過程中添加的銻極微量，目前我現行食品器具容器包裝衛生標準，已規定寶特瓶（使用PET材質）溶出試驗銻含量應在0.05ppm以下；另外，飲料類衛生標準中亦要求銻之最大容許量為0.15ppm。報導中德國實驗室所檢出的銻含量，其濃度均遠低於安全標準，因此不會對人

體健康造成危害。依據美國消費者產品安全委員會所規定之每日可接受攝入量上限為每人每天每公斤體重二‧三毫克，以七十公斤成人計算，每天可攝取銻的安全量為一百六十一毫克。相較之下，德國實驗之寶特瓶裝水銻檢出量極低。

銻，對於一般人係屬於非常陌生的金屬元素，很多人甚至連發音都可能會讀錯；銻字的讀音為「ㄊㄧˋ」，會刺激眼睛、皮膚，如果持續接觸還會破壞心臟與肝臟功能，除導致嘔吐、頭痛外，甚至可能造成死亡。因為過去的傳統寶特瓶含有這種金屬，德國於二〇〇七年調查全球二十八國共一百三十二個包裝水品牌，結果赫然發現寶特瓶如果存放愈久，其中銻含量就會愈高。廠商目前已發展無銻寶特瓶，看似純淨透明的瓶裝水，其實是利用「聚乙烯對苯二甲酸酯」（PET）製成的，也是屬於塑膠的一種。塑膠因為具有質地輕巧、不易損壞、攜帶方便、成本低廉等優點，而在日常生活中大量被應用，消費者往往忽略塑膠其實很怕熱，塑膠製品一旦超過六十至八十五度將造成裏面的塑化劑跑出來，寶特瓶最高耐熱溫度約攝氏六十到八十五度，超過這個溫度就會開始溶出化學物質，其中最有名的化學物質就是塑化劑，甚至連其中的乙烯也可能會跑出來。塑化劑的危害不用多言，它對於人類生殖系統的傷害已經眾所皆知，但在二〇一四年中央研究院與國家衛生研究院的研究發現，塑化劑還會刺激雌激素分泌，可能提高民眾罹患乳癌風險。

「健康食品管理法」第二條規定：「本法所稱健康食品，指具有保健功效，並標示或廣告其具該功效之食品。本法所稱之保健功效，係指增進民眾健康、減少疾病危害風險，且具有實質科學證據之功效，非屬治療、矯正人類疾病之醫療效能，並經中央主管機關公告者。」

所以，健康食品是保健用，不能治療、矯正人類疾病。「有助於調整血脂功能」此句看似稀鬆平常的話，如果標示在罐裝魚油外包裝上，這類宣傳用詞會讓民眾誤以為只要吃了魚油食品就可降低血脂。這類的認知

其實是錯誤的，例如有民眾原有三酸甘油酯過高的問題，因為看到魚油產品的標示，宣稱可以調整血脂，就購買了好幾瓶，卻沒料到，因為魚油屬於動物性油脂，吃多了反會提高罹患心血管疾病風險。在醫院往往會碰到很多病患或家屬，誤以為健康食品或類似產品具有療效，於是購買來保健，但是因為攝取太多反而傷害健康。民眾如果想要降低三酸甘油酯，透過多食用深海魚、多運動，也可達到效果，不見得非吃魚油不可。

另外，健康食品小綠人標章自一九九九年施行後，二〇一四年經過政府認可的健康食品已超過二百七十九種，由於有政府認可，讓這類食品價格比其它產品高；同時，法律又明定若未取得小綠人標章，業者就擅自製造或進口健康食品，可處三年以下有期徒刑，得併科新臺幣一百萬元以下罰金，使不少民眾誤以為健康食品或類似產品是「政府掛保證」的仙丹妙藥。

正確的認知應該是：健康食品的本質還是食品，不是藥品。健康食品所以會獲得政府核發認證，是因為這些產品經過科學驗證具「保健」效果，而非療效。目前政府核可的健康食品可以宣稱的保健效能計有十三種：包含調節血脂、調整腸胃功能、免疫調節、輔助調整過敏體質、改善骨質疏鬆、牙齒保健、調節血糖、護肝、不易形成體脂肪、抗疲勞、延緩衰老、輔助調節血壓、促進鐵質吸收等。消費者應該知道，不是吃愈多愈好，且已在服藥治病的民眾，食用健康食品前務必諮詢過醫師。此外，探病送禮還是建議不要亂送健康食品為宜。

重點回顧

一、到底罐頭食品能不能吃？有人說：「罐頭食品不能吃，因為放了很多
防腐劑，所以都不會壞！」事實上，罐頭食品是不能有防腐劑的，為
什麼？因為法令明文規定：「罐頭食品一律禁止使用防腐劑。因原料
加工或技術製造關係，而必須加入防腐劑者，須事先取得中央衛生主
管機關（衛生福利部）核准後，始得使用。」因此，原則上罐頭食品
是沒有防腐劑的。

二、泡麵到底能不能吃，或能不能常吃？有人說：「泡麵不能吃，因為放
了很多防腐劑！吃多了器官會壞掉。」事實上，泡麵也是不放防腐劑
的，為什麼？因為放的是抗氧化劑，而不是防腐劑。

三、蜜餞有沒有或放不放防腐劑？蜜餞很甜很甜，是用糖慢慢蜜出來
的，水活性很低，細菌不容易生長，所以是不用放防腐劑的，只是市
售的蜜餞，違規添加防腐劑者不少，因而被衛生單位查獲之事件，
層出不窮，算是違規的大宗與常客。主要的原因是業者為了降低成
本，沒有遵循古法僅使用糖，而改用人工甘味劑等添加物來保持甜
味，降低了用糖量與成本，導致了食品的水活性過高，細菌容易滋長
而不得不添加防腐劑。

四、將合格的防腐劑己二烯酸放在飲用水中被查出，仍屬違法。依法令規
定，防腐劑己二烯酸的使用範圍為：「魚肉煉製品、肉製品、海膽、
魚子醬、花生醬、醬菜類、醃漬蔬菜、豆皮豆乾類、乾酪及水分含
量25%以上（含25%）之蘿蔔乾。煮熟豆、醬油、味噌、魚貝類乾製
品、海藻醬類、豆腐乳、糖漬果實類、脫水水果及其他調味醬、果
醬、果汁、乳酪、奶油、人造奶油、番茄醬、辣椒醬、濃糖果漿、調
味糖漿、不含碳酸飲料、碳酸飲料及糕餅、膠囊狀、錠狀食品。」因
此，在飲用水中使用己二烯酸依法是違規的，不在法定允許範圍中。

五、所謂的生鮮豬肉到底鮮不鮮？市售香腸味甜而香，主要是因為添加了硝酸鈉，除了可以防止肉毒桿菌食品中毒，呈現出漂亮的紅顏色外，能使香腸產生特殊香味而名之為「香腸」，不像臭豆腐被稱為是臭的。那麼，將硝酸鈉添加入剛宰殺的生鮮豬肉來增加販賣時間，並獲得上述好處，這樣做合法嗎？事實是，硝酸鈉雖可以使用於肉製品及魚肉製品，但有其使用限制，法令明文規定：「生鮮肉類、生鮮魚肉類不得使用。」因此，食品添加物的保色劑硝酸鈉，添加於生鮮豬肉來增加販賣的做法是違規的。

課後學習評量

一、選擇題

（　　）1.豆漿和豆腐，眾所周知為：(1)中國西漢淮南王劉安　(2)韓國大長今　(3)日本幕府龍馬　(4)美國阿諾　始創。

（　　）2.加工肉品如香腸、火腿等含有亞硝酸鹽，亞硝酸鹽在食品添加物中，屬於一種：(1)防腐劑　(2)著色劑　(3)抗氧化劑　(4)保色劑，能夠讓肉品維持漂亮的紅色與產生獨特香味。添加亞硝酸鹽，最主要的目的不是「美觀」或「香味」，而是為了防堵肉毒桿菌增生。

（　　）3.市售常見的麵條、烏龍麵、水餃皮、米苔目等麵濕加工製品，違規添加苯甲酸（防腐劑），衛生局依食安法第18、47條規定，可處3萬元以上：(1)3萬　(2)30萬　(3)300萬　(4)3,000萬　元以下罰款。

（　　）4.速食麵之所以能夠防止腐敗，主要是添加：(1)防腐劑　(2)著色劑　(3)抗氧化劑　(4)保色劑。

（　　）5.一般市售中藥材，常使用燻硫法進行上色和方便保存，但其中殘

留的：(1)硫酸　(2)二氧化硫　(3)酮酸　(4)鹽酸　卻可能誘發氣喘。

（　）6.依食品安全衛生管理法及其施行細則規定，由國外輸入之有容器或包裝之食品及食品添加物須以何種語文標示？(1)英文　(2)中文　(3)原產地語文　(4)無規定。

（　）7.何種食品添加物沒有用量標準之限制？(1)乳酸鈉　(2)亞硫酸鈉　(3)硝酸鈉　(4)偏磷酸鈉。

（　）8.何種食品添加物之使用與標示，應同時標示其用途名稱及品名或通用名稱？(1)防腐劑　(2)調味劑　(3)香料　(4)乳化劑。

（　）9.有關三聚氰胺之敘述，下列何者正確？(1)為食品添加物，可允許適量添加於食品中　(2)為避免食品中蛋白質含量較高的誤判而添加　(3)會殘留蓄積於人體內　(4)造成肝臟衰竭。

（　）10.同一種食品依「食品添加物使用範圍及限量暨規格標準」之規定，同時使用三種防腐劑時，每一種防腐劑之使用量除以其用量標準所得之數值（使用量／用量標準）之總和應：(1)不得大於1　(2)不得大於3　(3)依食品之種類而定　(4)依使用之防腐劑種類而定。

（　）11.下列食品添加物何者在其標示中，必須註明苯酮尿症患者（phenylketonuric）不宜使用之警語？(1)環己基磺醯胺酸　(2)阿斯巴甜　(3)糖精　(4)山梨醇。

（　）12.下列哪種食品添加物曾被發現會對人引起支氣管炎？(1)亞硫酸鹽　(2)苯甲酸鹽　(3)麩胺酸鈉　(4)己二烯酸鹽。

（　）13.下列有關我國「食品添加物之管理原則」，何者正確？(1)「食品添加物使用範圍及限量暨規格標準」採正面表列制度　(2)進口添加物採取「申請許可」制　(3)任何食品添加物均有使用添加限制　(4)食品標示上應有「碘」含量的標示。

(　　)14.食品之製造加工、調配、包裝、運送、貯存等過程中以著色、
調味、防腐、漂白、乳化、增加香味、安定品質、促進發酵、
增加稠度、增加營養、防止氧化或其他用途而添加或接觸於食
品之物質係指：(1)食品　(2)食品添加物　(3)食品器具　(4)容
器。

(　　)15.下列何種食品添加物經常使用於香腸、熱狗的製作？(1)維生素
A　(2)紅色二號　(3)亞硝酸鹽　(4)亞硫酸鹽。

(　　)16.我國的食品添加物使用範圍及用量標準中，下列何者不是合法
的防腐劑？(1)benzoic acid　(2)dehydroacetic acid　(3)formalin
(4)sorbic acid。

(　　)17.健康食品之標示及廣告，不包括下列何者？(1)食品添加物之名
稱　(2)攝取量　(3)核准之療效　(4)營養成分及含量。

(　　)18.買回來的橘子或香蕉等有外皮的水果，供食之前：(1)最好加熱
(2)擦拭一下　(3)不必清洗　(4)要清洗。

(　　)19.下列何種食物，為維生素B的最佳來源？(1)豬肉　(2)豆腐　(3)
鮮奶　(4)米飯。

(　　)20.下列何者為水溶性維生素？(1)維生素D　(2)維生素A　(3)維生
素E　(4)維生素C。

解答：
1.1　2.4　3.3　4.3　5.2　6.2　7.1　8.1　9.2　10.1
11.2　12.1　13.1　14.2　15.3　16.3　17.3　18.4　19.3　20.4

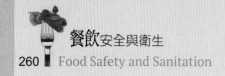

二、問題與討論

1.請概述防腐劑。

2.漂白劑又分為哪些種類？

3.請舉出三種有害的食品添加物及其對人體的危害。

4.香腸可否添加亞硝酸鹽，用量如何？

5.何謂親水親油平衡值？

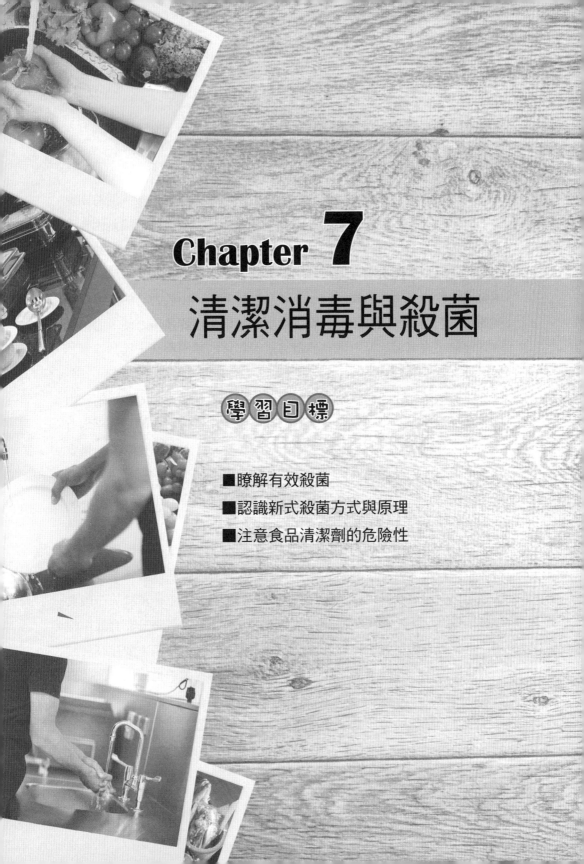

Chapter 7
清潔消毒與殺菌

學習目標

- 瞭解有效殺菌
- 認識新式殺菌方式與原理
- 注意食品清潔劑的危險性

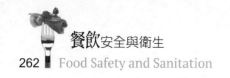
第一節　前言

　　科學家巴斯德（Louis Pasteur, 1822-1895）發現細菌以後，同時期奧國的Simnelweis醫師與英國的Lister醫師也發現傷口會發生感染是因為不清潔所引起，之後並確定感染是因為細菌侵入傷口而引起的，因此提出消毒方法與無菌的手術觀念來預防發生感染，因此減少許多醫院的內部感染，拯救許多生命，屬於醫學上革命性的突破。由於當時的無菌手術要求醫師們在手術前必須進行刷手等步驟，增加了許多不方便，而招來許多攻擊、謾罵與排斥。最後消毒方法與無菌的手術觀念，因為確實為醫院減少很多內部感染，而廣被接受並迅速推展。

　　雖然消毒能殺死病原菌的細菌繁殖細胞，但是病原菌的孢子細胞由於能耐高溫，因而不一定能完全被消滅。研究顯示，飯店的餐食平均有1%含有金黃色葡萄球菌及大腸桿菌等病原菌，污染的主要原因，是重複使用抹布，以及機械與切刀等器械清洗不完全所導致的交互污染所造成，而要防止食品發生交互污染，在設備方面最重要的工作就是清潔與消毒。

　　交互污染是指「產品在製造過程中，經由某些加工操作處理，使有害微生物藉由非食品接觸面或媒介，例如器具、設備、人員手部、空氣或水源，由一個食品轉移至另一個食品所引起之污染」。依據「一般食品衛生標準」，不需再調理即可供食用的一般食品，其每公克食品中檢出之大腸桿菌數應為陰性（代表不可以檢出）。大腸桿菌主要存在於動物的腸道體內，會隨著糞便排出體外，因此大腸桿菌一旦檢出，便代表該食品已遭受到糞便污染，已經屬於不安全的食品。

　　除了傳統熱能屬於有效控制溫度與濕度之殺菌方法，而廣為餐飲業使用來殺菌外，其他酒精及化學藥劑（消毒劑或殺菌劑）等方式，也是

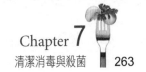

具有殺菌效能之方法，以下分述之。

第二節　清潔與有效殺菌

　　以前人們用火燒及乾燥等方法來對抗流行疫病，後來開始使用化學藥品，或將中草藥塗敷於傷口來治療，而當瞭解細菌與感染之間的關係後，才開始有了正確的防治對策。一七四〇年，Pouteou醫師在手指受傷後，仍繼續照顧罹患化膿傷口的患者，結果後來得了壞疽病，於是他推論是因為傳染而來，警告其他醫師，應該經常保持雙手乾淨，並建議使用拋棄式敷料以為因應。一八一〇年，Ollivier醫師故意將壞疽病的膿種入自己的臂膀，實驗結果引起嚴重的發炎及腋下淋巴腺腫。之後Ollivier醫師再重複做一次實驗，得到的結果相同，於是Ollivier建議器械必須先淨化，才能拿來使用。

　　清洗是利用物理、化學或機械方法，移去設備上面外來的堆積或殘留物質。完整的清洗是包括表面的清洗與微生物的清洗。清潔係指去除塵土、殘屑、污物或其他可能污染食品之不良物質之清洗或處理作業。消毒係指以符合食品衛生有效殺滅有害微生物之方法，但不會影響到食品品質或其安全之適當處理作業。殺菌指殺死細菌（繁殖細胞）或透過必要之措施，將微生物減少至可接受範圍的過程。滅菌指採取殺菌後，使成為無菌狀態，只是在食品安全衛生管理法中，規定的殺菌方法是指「有效殺菌」。

　　確保飲食衛生安全最基本的方法，就是防止微生物的污染與生長；而防止微生物污染與生長的有效方法，就是「清潔與有效殺菌」。依據食品良好衛生規範規定，「有效殺菌」係指採取下列任一之殺菌方式（見**表7-1**）：

表7-1　食品良好衛生規範中之有效殺菌

方式＼器具	毛巾、抹布（分鐘）	餐具（分鐘）
煮沸殺菌法（100℃）	5	1
蒸氣殺菌法（100℃）	10	2
熱水殺菌法（80℃）	--	2
氯液殺菌法（200ppm）	--	2
乾熱殺菌法（110℃）	--	30

資料來源：李義川整理製表。

1. 煮沸殺菌法：以攝氏一百度溫度之沸水，將毛巾或抹布等煮沸，煮沸時間五分鐘以上，或將餐具煮沸一分鐘以上：

   (1)即毛巾、抹布等需以100℃的沸水煮沸，煮沸時間五分鐘以上。

   (2)餐具則以100℃的沸水煮沸，煮沸時間一分鐘以上。

2. 蒸氣殺菌法：以攝氏一百度溫度之蒸氣，將毛巾或抹布等加熱時間十分鐘以上，或將餐具煮沸二分鐘以上：

   (1)將毛巾、抹布等以100℃蒸氣加熱時間十分鐘以上。

   (2)餐具則以100℃沸水加以煮沸，煮沸時間二分鐘以上。

3. 熱水殺菌法：以攝氏八十度溫度以上之熱水將餐具煮沸，加熱時間二分鐘以上。

4. 氯液殺菌法：氯液之有效餘氯量，不得低於百萬分之二百（200ppm），浸入溶液中的時間二分鐘以上（餐具）。

5. 乾熱殺菌法：以攝氏一百一十度溫度以上之乾熱，餐具加熱時間三十分鐘以上。

6. 其他經中央衛生主管機關（衛生福利部）認可之有效殺菌方法。

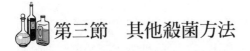

第三節　其他殺菌方法

　　消毒與滅菌方法有熱能、輻射性、超音波與逆滲透等方式。輻射性殺菌則有紫外線、伽馬線、X光線與其他輻射線等。

　　現在許多家庭淨水設備及經處理過後的水，屬於俗稱RO或RO水（即逆滲透水）。所謂滲透是指使用半透膜，來隔開兩種不同濃度的溶液，其中因為溶質不能透過半透膜，因此濃度較低一方的水分子，會通過半透膜到達濃度較高的另一方，直到兩側的濃度相等為止。在沒有達到平衡前，濃度較高的一方利用加壓方式，為使前述水分子移動狀態暫時停止時所需的壓力，稱為「滲透壓」（osmotic pressure）；而當施加的壓力大於滲透壓時，水分的移動會向反方向而行，也就是從高濃度的一方，改流向低濃度的一方，這種現象就叫作「逆滲透」。透過逆滲透作用的原理，可以有效清除溶解於水中的無機物、有機物、細菌、熱原及其它顆粒等。

　　這個原理也可應用於海水淡化。將清水（低張溶液）與鹹水（高張溶液）分置不同管中，中間利用允許水分子通過的半透膜予以分隔，達到海水淡化。根據報導指出（盧宏昌、洪榮斌，2015），市售RO逆滲透，在過濾時會排放來不及過濾掉的「餘水」，一杯RO無礦質的純水相當於同時要倒掉四杯乾淨的水。不少人因為不想喝到含有雜質的自來水，會在家裏裝設RO逆滲透濾水器，因而「喝RO水居然會浪費水資源」報導一出，立即引起了廣泛的探討，其中的關鍵在於，一般RO逆滲透濾水器注入自來水後，會透過濾心將重金屬、礦物質、病毒細菌及水分子過濾掉，再透過逆滲透膜排出，為達到此逆滲透的目的，等於民眾每喝一杯RO純水，必須倒掉四杯餘水。環保署調查，目前全臺灣約有五千多個加水站，平均一天因此排掉七萬五千多度餘水，相當於三十座奧運標準游泳池。環保署一直不鼓勵使用RO滲透水，認為自來水水質的合格率都已

高達99%以上，已相當安全。正常狀況水會從滲透壓低（低張溶液）的地方，透過滲透作用，流向滲透壓高（高張溶液）的地方；而如果在高張溶液處施予適當之壓力，則可迫使水改由滲透壓高的地方，反向流至滲透壓低的地方。目前除使用於家庭用水、廢水淨化及海水淡化外，逆滲透更是洗腎病人，維持透析液品質的重要設備。

除上述方法以外，現代科技還有許多方式可以殺菌，包括紫外線（UV）殺菌法、化學藥物（次氯酸鹽等）、清潔劑及臭氧。

一、紫外線（UV）殺菌法

二〇一五年Dyson發表全球首款具有紫外線殺菌功能的潔淨霧化電扇，可以殺死99.9%的水中細菌，再結合無葉片的氣流倍增技術噴出水霧，除可在夏天提供純淨的水霧涼風外，也可調節冷房室內空氣的濕度。除了水霧電扇，市面也盛行超音波霧化加濕器或水氧機，沒經過殺菌處理的水直接噴出，霧化後的水，分子更小、更易被吸入體內，但是對健康則可能形成隱憂，細菌也可能因此在房間裏滋生。Dyson潔淨霧化扇，強調每滴水都經過兩次紫外線殺菌處理，潔淨的水再透過每秒一百七十萬次的振動形成水霧，使氣流倍增，科技形成的氣流會將水霧均勻吹送至各角落。除了溫度外，相對濕度也是營造室內空氣舒適的關鍵，維持在30%至60%之間，將可避免過於乾燥的空氣造成身體不適或肌膚缺水。臺灣雖然是濕熱的環境，但在空調房中溫度每降低五度，濕度就會減少20%，夏天如果長時間開冷氣，空氣就有可能過於乾燥。

二〇一四年臺灣宜蘭縣私立慧燈中學國中部學生，合力研發「路燈型太陽能防霾滅菌裝置」，把空氣清淨機搬到戶外清除塵霾、淨化空氣，更在香港創新科技國際發明展摘下金牌及特別獎，也有廠商打算引進至大陸北京街頭對抗霾害。一般的空氣清淨機大都裝在室內，「路燈型

太陽能防霾滅菌裝置」則裝在室外，已取得臺灣專利，如果做成路燈規格，十五到二十公尺範圍內的空氣，都可獲得有效淨化。這項發明的除霾原理是自底部吸入髒空氣後，經過微孔過濾、活性炭除味、靜電集塵、負離子淨化、紫外線滅菌，最後排放出清淨空氣，係以太陽能為主要電力，兼具環保概念。

紫外線殺菌機轉是破壞細菌核酸的生命遺傳物質，使其無法繁殖，其中最重大的反應，是將核酸分子內的鹽基變成雙合體，令其在複製生命遺傳物質過程中發生錯誤而致死。唯紫外線因為穿透能力有限，而對於食品微生物內部之作用較小，因為可以殺死空氣中的微生物及其胞子，經常被使用於餐飲業內部環境之衛生消毒，如場所內的空氣、水、容器器具及刀具等器材之消毒。

紫外線之殺菌機制有二：

1.對非胞子形成菌或繁殖體細胞，造成其去氧核醣核酸上嘧啶產生雙體，此變異將造成細菌在複製過程中，發生錯誤而死亡。
2.細菌胞子經UV照射後，可能使其去氧核醣核酸上面之胸嘧啶產生自由基，而兩個自由基結合後，將產生光產物，破壞胞子的萌芽而使其致死。

(一)優點

1.不會改變物理或化學成分。
2.不會產生不良氣味或顏色。
3.無藥劑殘留疑慮。
4.使用方便。
5.對每種細菌都有效，但是對於不同菌種，抵抗力也各不相同。
6.可使用於不能用化學藥品殺菌的物品。
7.無副作用：對於標的物無損害、無腐蝕、無污染及無殘留。

8.價格低廉：不論設置設備費或使用維護費用，均比其他方法低廉。

9.應用範圍廣泛：目前應用於環保工業、醫療院所及食品工業等。

(二)缺點

1.紫外線之穿透力會隨著燈管之使用時間而變低，同時易受到穿透障礙物與環境吸收物質之影響，妨害其殺菌效果。

2.由於紫外線會傷害人體皮膚及黏膜組織，故人員在操作時，應有適當的防護措施。

3.富含脂肪及蛋白質之食品，照射後易因紫外線之作用，而變性氧化，產生變色及異味。

二、化學藥物

理想的化學藥物的特性有下列幾點：

1.可以殺死細菌、芽孢及病毒。

2.性質穩定，與其他物質接觸時，不會造成其變性；對於主要病原菌，具有快速抑制殺菌作用。

3.安全性高，即使高濃度，也對人體及動物沒有損害。

4.無臭、無味、無刺激性，最好還能兼具除臭特性。

5.殺菌作用不受糞尿、血液、分泌物及其他有機物的影響。

6.消毒作用能持久。

7.於常溫下可使用。

8.不會腐蝕機具表面。

9.在環境中一段時間後，可自然分解，無污染環境之公害問題。

10.病原菌對該消毒劑無抵抗力。

11.易於計量及偵測。

12.符合經濟效益；可以大量使用且費用不高。

(一)漂白水（劑）

■ 高氯酸鹽

　　高氯酸鹽為無色無味的鹽，為固體狀，易溶於水，除於自然環境中存在外，也可以在大氣中自然形成，透過讓水中微量高氯酸鹽沉澱而形成。

　　高氯酸鹽為活性很強的化學物質，除可用於炸藥、煙火、爆竹、道路照明燈等之外，也可作為拋棄式的消費產品漂白劑使用。製造或使用高氯酸鹽的工廠可能會將其釋放至土壤及水中，唯高氯酸鹽並不會停留於土壤中，會隨著雨水而沖走，而成地下水。根據二〇一六年六月的統計，臺灣每年自大陸進口不少茶葉，而包括歐盟在內，均曾意外檢出大陸的茶葉有不少遭到高氯酸鹽（perchlorate）的污染。人體一旦攝入含有高氯酸鹽的食物、牛奶、茶葉，或飲用污染的水時，會造成甲狀腺功能削弱，如造成飲茶者出現甲狀腺病變及新陳代謝異常等危害。根據推測，大陸的茶葉可能與茶農種植過程中使用含氯消毒劑，或者灌溉水源可能被污染有關。雖然歐盟已訂出茶葉檢出高氯酸鹽的限量標準參考值，臺灣因為缺乏標準檢驗方法（即不會檢驗），無法得知含量，於是二〇一七年時衛福部緊急補破網，將啟動進行高氯酸鹽之背景值調查，並據以訂出限量標準。

　　高氯酸鹽離子存在於地下水中，然後透過飲用水影響人類。高氯酸鹽離子，主要來自於工業活動，或來自第一次世界大戰的武器製造——銨鹽。高氯酸根離子在人體內是鈉碘轉運時的競爭性抑製劑，會抑制甲狀腺激素的合成，特別是對於孕婦、新生兒與嬰幼兒。根據衛福部食藥署的統計，臺灣的茶葉主要三大進口國為越南、斯里蘭卡、大陸，占總進口量85％以上。其中自越南進口的主要是綠茶及紅茶；自斯里蘭卡進口紅茶；以及從大陸進口普洱茶。值得注意的是，如前所述經抽驗的大陸茶葉，發現的部分產品中含有高氯酸鹽，可能與種植時使用的化學肥料、灌溉用水

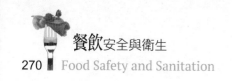

或食品加工的含氯消毒劑有關。如果水源被高氯酸鹽污染，茶樹在生長時會吸收進去，研究顯示，人體一旦攝入被污染的茶葉，日後恐出現導致甲狀腺病變，也會影響代謝能力，對孕婦、胚胎等也有一定的影響。

■次氯酸鈉

　　二○一六年腸病毒蠢蠢欲動，新北市衛生局問卷調查發現，有三成以上的家長，並未經常清洗家中小孩的玩具（筆者推測，有的家庭應該是購買以後便沒消毒過），建議使用含氯漂白水，按照一比一百的比例倒入清水混合稀釋，用來消毒家中物品和幼童玩具，以有效避免感染腸病毒。稀釋漂白水和消毒時最好戴口罩、橡膠手套、防水圍裙和護目鏡，消毒後十分鐘再以清水擦拭，可降低異味；浸泡消毒則建議三十分鐘以上。此外，抗微生物製劑、清潔消毒劑及「酒精」，均無法殺死腸病毒，必須使用醛類、鹵素類消毒劑，如市售含氯漂白水，才可以使腸病毒失去活性；至於毛絨玩具則不適合用稀釋漂白水消毒，可清洗後拿到戶外曝曬陽光，利用紫外線殺死腸病毒。腸病毒目前並沒有疫苗，最有效的預防方法就是正確的勤洗手，常常清洗並消毒家中玩具，流行期間則避免出入公共場所。

　　餐飲業一般則是使用漂白水次氯酸鈉（NaClO）作為殺菌劑。次氯酸鈉是鈉的次氯酸鹽，而次氯酸鈉與二氧化碳反應產生的次氯酸是漂白劑的有效成分，是殺菌最主要的主角。次氯酸鹽是經常使用的殺菌劑，於正常溫度及在中性pH值的狀況下，作用只需幾秒至幾分鐘，即可殺死90%以上的微生物。次氯酸鈉作為殺菌消毒之用時，由於氯會與水中的有機物結合，產生三鹵甲烷（trihalomethanes, THMs）等具有致癌性之消毒副產物，因而也有改使用二氧化氯代替者。使用二氧化氯取代次氯酸鈉進行淨水處理時，約可減少30%總三鹵甲烷的生成，因為二氧化氯能將大分子有機物質氧化成小分子，有效分解三鹵甲烷的生成，進而降低三鹵甲烷的生成量。

　　日常用水從水源發源地到淨水廠的過程中，難免會受到有機污染物影響，因此淨水廠為了衛生安全，會在自來水中加氯進行消毒。添加氯時，原水中如含有有機污染物，即會衍生三鹵甲烷的副產物。這些含氯副產物如果含量過高，除會對人體造成肝毒、腎毒外，更會引起膀胱癌等病症；因此，飲用水中的三鹵甲烷含量，是影響人體健康的重要因素。而次氯酸的生成與pH值有關。民眾要注意，當pH值降至四‧○以下時，次氯酸容易變成氯氣，因此漂白劑不可接觸鹽酸等酸性物質。一旦工業用鹽酸倒入漂白水後，二者會產生危險的化學反應，因為pH值降至四‧○以下將生出黃色的有毒氯氣，會使人產生嘔吐、頭暈、昏迷，產生致死的危險性。當pH值為六‧○以上時，次氯酸根離子的生成比例會增加，但氯氣與次氯酸根離子並沒有殺菌效果，因此，將pH值維持在四‧○至六‧○之間，才是屬於漂白水殺菌的最佳範圍。（見**表7-2**）。

表7-2　次氯酸鹽對細菌孢子殺菌作用之比較

殺菌劑	微生物	pH值	溫度（℃）	濃度（ppm）	作用時間（min）	死滅率（%）
次氯酸鹽	E.coli	7.1	25	1.0	0.5	90
	B.subtilis孢子	4.5	20	4,000	0.18	99
	B.cereus孢子	7.0	25	100	0.88	90
	C.botulinus A孢子	6.5	25	4.5	2.0	90
	C.sporogenes孢子	6.5	25	6.5	7.0	99.9

資料來源：魏賢卿（1999）。

　　二○一五年三月臺北市明湖國小舉行墾丁畢業旅行，發生學生陸續出現嘔吐、發燒等症狀，隨後緊急送至嘉義基督教醫院、臺中榮總嘉義分院及嘉義市陽明醫院就醫，共有一○四人因出現嘔吐、發燒等疑似症狀就診。臺北市衛生局因而呼籲，民眾應注意個人及飲食衛生，有嘔吐或腹瀉症狀者應盡速就醫，落實生病不上班、不上課，並建議居家及校園環境可

以使用市售含氯漂白水稀釋（漂白水：水＝1：50）進行消毒，嘔吐物則可使用較高濃度的漂白水稀釋液（漂白水：水＝1：10）進行消毒，以降低病毒傳播的風險，防止疫情發生。

使用漂白水時的注意事項如下：

1. 使用於一般的環境清潔消毒為0.05%濃度（500ppm，即百萬分之五）。

2. 針對傳染病患稍微提高濃度為0.1%至0.5%（即1,000至5,000ppm）。

3. 消毒被嘔吐物污染之車輛，則提高至5%（50,000ppm）。

4. 使用漂白水時需注意通風，避免吸入過多刺鼻氣味造成身體不適。

5. 漂白水不可和其他產品（清潔用品）混合使用，如洗廁劑、除鏽劑、銨水或酸，以免產生有毒氣體或不良化學反應，例如漂白水加鹽酸產生有毒氯氣便曾發生致死案件。

6. 一般市售家庭用漂白水的成分通常在3%到6%之間，工業用漂白水則多在10%到12%之間，也有濃度高達16%者，使用前應多注意，避免因濃度過高，不小心碰觸到而造成人員之傷害。

7. 次氯酸鈉依其不同濃度，對人體或器具之刺激性和腐蝕性各不相同，使用前應詳細閱讀其標示，並確實遵照標籤之說明，依指示操作使用。

8. 漂白水不可與酸性或鹼性物質混合使用。

9. 不可用熱水進行稀釋。

10. 勿使用沒有稀釋的溶液。

11. 漂白水的濃縮溶液需存放在安全地方，且避免陽光直接照射或接近熱源。

12. 經常確保裝有漂白水的容器外貼有特定的標籤，並應易於辨識。

13. 漂白水不宜直接碰觸皮膚。

14. 漂白水使用後不可大量倒入化糞池，以免影響化糞池功效。

15.應確認稀釋漂白水（劑）的程序是否正確，並注意安全預防。

稀釋之漂白水使用時必須注意下列事項，並做好自我保護措施：

1.稀釋時，應在通風良好的場所下進行稀釋工作，如機械通風設備的場所、洗手間、廚房的抽氣扇下或露天。
2.應根據需要量來稀釋溶液容量。
3.在處理漂白水之前，須戴上手套、口罩和護眼罩。
4.輕輕的將所需容量的漂白水倒入塑料容器中徹底混合。混合過程中必須小心，避免溢出或潑灑。如果身上沾到溶液時，應立即使用大量清水沖洗。

(二)碘化物

碘化物具有性質穩定及無腐蝕性之優點，由於使用後會有碘色素殘留及成本較高等問題，因此餐飲業並不經常使用。碘化物殺菌效果比較強，是比氯或銀更為可靠的潔淨化學消毒方法，但需要較長之作用時間。當自來水受到嚴重污染，在使用氯可能無效的情形下時，才會考慮到使用碘。

一般在70%酒精中添加1%至2%碘，可以作為良好的皮膚殺菌劑，但需注意到碘對於皮膚及組織有刺激性，因此不能使用碘「水」溶液，因為在水溶液中，容易游離出碘離子而導致燒傷皮膚。

(三)過氧化氫

過氧化氫在過去經常被直接添加至食品中，以作為保存及漂白之利器，其殺菌效果優於次氯酸鹽，但是因為現行法令規定不得殘留，因此目前之使用率較低，但是也曾發現以高濃度劑量違規使用於病死雞之外表漂白上。

二○一六年四月宜蘭縣政府衛生局公布清明節應景食品抽驗結果，衛生局抽驗潤餅皮、麵龜、糕粿類食品、豆製品共三十二件產品，一件不合格的豆乾（3.13%），這些食品被檢驗出過氧化氫呈陽性反應；在食品加工過程中，規定添加過氧化氫作為漂白及殺菌防腐之用，是不得有殘留。過氧化氫常被不法商家，用來作為魚丸、麵類及豆類製品的添加物，增加視覺美觀、延長保存期限，但過量食用會造成噁心、嘔吐、腹瀉、腹痛、刺激腸胃道。

(四)酒精

市面有一些含酒精類成分產品，做成消毒噴霧劑，能夠殺死病毒、細菌，還可以預防腸病毒，同時可以噴在器具或手部進行消毒。但這種酒精類消毒噴霧劑，噴在手部後必須確認酒精都已揮發掉，手部變乾後，才能碰觸眼睛、嘴巴或抱小嬰兒；若酒精還沒揮發就接觸到眼睛、嘴巴，很可能造成刺激，引發過敏現象。除了消毒、殺菌噴劑外，要預防細菌、病毒感染，最好的方法還是勤洗手，先以肥皂洗手、搓揉，再以清水沖洗乾淨。唯有正確勤洗手的方法，才可預防病毒、細菌的入侵。

市售藥用酒精濃度為95%。工業用酒精（顏色為紅色）由於毒性大，不可以使用於餐食中。50%至95%濃度酒精，均具有高程度殺菌力，而殺菌力最好之濃度為75%左右，調配時一般以95%、100cc.之市售藥用酒精加入25cc.至30cc.的水即可。酒精可以殺死繁殖型細菌，但無法殺死孢子或病毒，也由於酒精會使蛋白質變性，因此不宜直接使用於傷口或黏膜，以免引起疼痛。

三、清潔劑

清潔劑的種類可分成中性、鹼性與酸性清潔劑。

(一)中性清潔劑

中性清潔劑用於食品器具及食品原料的洗滌。當直接使用於蔬菜、水果等食品時，必須注意其殘留問題。

塑膠餐具、容器的清洗，建議使用中性清潔劑，如一般的洗碗精。避免使用酸性或鹼性清潔劑清洗，致侵蝕塑膠產生毒素；也不要用鋼刷或菜瓜布等會磨損塑膠的清潔用具刷洗容器，以免造成刮傷而導致日後溶出塑化劑等成分。另外也要避免用紫外線消毒殺菌，或暴露在陽光下，因為紫外線會破壞塑膠結構，導致塑膠老化，如果塑膠老化，最明顯的就是外觀顏色會改變，換句話說，塑膠容器如果發生變形、刮傷或變色，就代表都該換新了。

(二)鹼性清潔劑

中性清潔劑不易去除的物質則可使用鹼性清潔劑，如油垢等。鹼性清潔劑的洗淨能力強，常用於油煙罩之清洗，惟因具有腐蝕危險性，對皮膚、眼睛之傷害大，使用時必須配戴護目鏡、口罩、塑膠手套及護膚衣物等保護裝置。當不小心碰觸到時，應先用大量清水沖洗稀釋，再送醫治療。如氫氧化鈉屬於鹼性清潔劑，於75℃下可以殺死100%的仙人掌桿菌，但因其具強鹼性，且對人體與設備會造成腐蝕，使用時務必要小心注意。

不論是居家或是餐飲業者，在進行大掃除時如果不能正確的打掃及使用清潔劑，不但無法有效清潔，還可能造成危險。一般民眾對於廚具清潔，往往會有「拆下來清洗」的錯誤觀念，此舉往往會造成廚具的損

傷。以歐化廚具來說，建議利用濕布擦拭即可，有油污時可用肥皂水，或沾取少許鹼性清潔劑清洗即可，不建議使用菜瓜布、鋼刷及侵蝕性強的化學清潔劑。有些民眾常會將抽油煙機整台送洗，除可能造成吸力降低、漏油、噪音變大的情形外，還可能使機體故障漏電。抽油煙機平時就該清潔，例如濾油網架和集油杯，使用中性清潔液浸泡三十分鐘，再以清水洗淨即可。法國國寶級名廚盧布松，對餐具的清洗管理要求極其嚴苛，對餐具管理方面相當重視，有的名廚還會規定每道菜在裝盤以前，都必須使用毛巾沾上加熱的醋予以擦洗盤子，以消毒及防止盤子殘留指紋手印，或是每天當午餐和晚餐結束供餐作業以後，規定廚房都要進行大清洗。所謂的大清洗，是從牆壁、地板全面進行擦洗與沖刷，連抽油煙機都要整個予以拆下來清洗。

在進行廚房的清洗時，遇一般頑強的油垢，建議以溫熱的小蘇打溶液，浸泡三十分鐘後就可以很容易去除。清潔廚具門板、檯面等光亮或平滑表面，用肥皂水或穩潔之類清潔液即可，再用菜瓜布、鋼刷擦拭，刮痕內陷處較容易藏污納垢，以濕布擦拭即可，油污斑點可用肥皂水，或沾少許鹼性清潔劑清洗。浴室使用除黴劑時應注意通風，不要噴灑，利用刷子把除黴劑塗抹在長黴的地方，這樣不但可減少清潔劑用量，效果也較好。置放五分鐘後，用水將清潔劑洗掉即可，針對牆壁的髒污，噴灑鹼性清潔劑，在還沒蒸發之前，於表面貼上保鮮膜，等待十到二十分鐘後，再使用菜瓜布就容易清除髒污。掃廁所先針對難以清除的髒污下手，像是馬桶內緣或馬桶附近的尿石，廁所應該使用酸性清潔劑，噴灑髒污的地方，一小時後，再使用刷子或菜瓜布刷洗。

(三)酸性清潔劑

酸性清潔劑的主要成分是硝酸、磷酸及有機酸，具有氧化分解有機物的能力。酸性清潔劑用於無機污垢之去除，主要用於去除器皿、加工

設備表面、不鏽鋼器具或鍋爐中礦物質的沉積物。過醋（乙）酸在常溫下，可以殺死100%的大腸桿菌、仙人掌桿菌與金黃色葡萄球菌，但是因為具有臭味及刺激性，且分解快速的特性，一般只在使用前才會進行稀釋，多半使用於保特瓶無菌填充之瓶子與瓶蓋之殺菌。

除了苛性鈉等強鹼可以有效分解油脂去除油垢外，酸性清潔劑的清潔效果其實更強，但也相對上更加危險，不論是硝酸、鹽酸、硫酸等都屬於強酸性，含有這類化學劑的清潔用品，一旦接觸到皮膚或眼睛，都會造成灼傷、燙傷等難以回復的傷害。二〇一三年毒物專家提醒，「清潔絕對不能搶時間」，因為效果愈好的清潔劑，代表其中所添加的化學物質更多、甚至更毒。化學物質使用得愈多，愈會增加環境的負擔，並透過食物鏈回到人體，建議多使用天然清潔物品，才能用得安全與安心。

有時夜市常能見到以強效為號召的清潔用品，包含洗地板或浴廁用等用品，強調輕輕一擦，就能去除陳年老污，達到除鏽或光亮效果，這些產品成分，極有可能摻入「氫氟酸」這種劇毒與腐蝕性的酸性物質，便曾有家庭主婦因不幸接觸皮膚，導致截肢的案例。還有些案例是漂白水摻加含氯的產品，該產品一旦在密閉的空間使用，就可能造成中毒休克，甚至死亡。消費者購買漂白水時，可以選擇摻雙氧水（過氧化氫）的漂白水，這些產品相對上較為安全。

網路廣告經常販售號稱天然「酵素」清潔劑，宣稱一瓶酵素可以解決各種髒污，此類廣告則完全不可信，因為酵素並非屬於通用性，且「一種酵素只能對付一種髒污」，除非確定髒污是何種物質，否則強調通用的酵素清潔劑，一定摻有化學物質，如添加界面活性劑、香料及色素等。酵素屬於蛋白質，因此使用時會受到溫度限制，一旦碰到高溫，蛋白質變性就會失去活性，酵素作為清潔用品其實限制不少。另外，除了常常清洗外，建議盡量利用天然清潔物質，如可利用小蘇打粉加白醋或檸檬汁，比例約為小蘇打粉四湯匙加白醋或檸檬汁二湯匙，再加進500cc.的

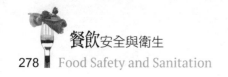
水，用量依比例增加，清洗時一面噴一面刷洗就可以達到清潔效果。

由於市售清潔產品中的毒物種類很多，在使用合成清潔產品時，建議都要使有防護工具，盡量戴手套及口罩，才能免於傷害。另外，不少家庭主婦或是餐廳，喜歡在廁所小便斗或是馬桶中放置些許冰塊，認為低溫可以幫助除臭，還能藉由冰塊的重量和不規則形狀，幫助管道清潔，只是這個方法恐怕無助於清潔，因為尿液產生的氨氣，是臭味的主要來源，而氨氣雖然在低溫時不會揮發，讓味道不致飄散，有助於降低異味；但是，當馬桶和小便斗中的冰塊與髒污一起沖入下水道時，原本溶解在水中的物質遇到低溫，反而會產生凝結，如油脂等，就可能因此發生結塊，堵住水道，造成水管愈清愈髒。其實只要定時刷洗馬桶，或加入少許天然的小蘇打粉，直接沖水，就可以達到小便斗的清潔效果。

四、臭氧

一七八五年荷蘭科學家Van Marum在發電機附近發現含有特殊刺激氣味之氣體；一八〇一年Cruick-Shank進行電解水過程時，也在陽極附近發現刺激性氣體；一直到一八四〇年德國化學家Schonben始提出此種刺激味道，屬於一種新物質的氣體，並命名為Ozone（臭氧，O_3）。一八五七年德國人Siemens首先製造出臭氧產生機，一八七三年Fox提出臭氧具有殺菌能力，此後臭氧才陸續被開發與利用於消毒與殺菌等方面。

近幾年來，由於技術成熟，臭氧相關製品漸漸被推廣使用於原料清洗及設備之殺菌。功能包括有淨化空氣、水質、殺菌、消毒及保鮮等。殺菌機制為利用臭氧之極強氧化能力，使微生物之細胞膜脂質氧化，破壞細胞機能，將膜蛋白質氧化變性，造成細胞膜壁氧化、變性、穿孔、細胞質漏出，細胞核蛋白質變性及去氧核醣核酸氧化裂解。

一般臭氧殺菌效果比氯（漂白劑）還強，具有型式多、可以減少空

氣中的細菌、預防病毒、傳染疾病、清洗蔬果魚肉、抑止細菌繁殖、分解殘留農藥與空氣中的煙味、霉味及阿摩尼亞味等優點。

臭氧與氧氣不同，氧氣是兩個氧原子（O_2）組成，分子量三十六，其性質穩定，但臭氧（O_3）是有三個氧原子的分子，屬於具有刺激性的淡藍色氣體，分子量四十八，具有很強的氧化能力。因此，當臭氧達到一定濃度時，便具有明顯的殺菌效果。而臭氧進行氧化作用以後，將被還原成無害的氧氣，並不會造成環境的二次污染，是相當環保的消毒方式。臭氧在空氣及水中的殺菌效果不同，在水中約僅需要0.3ppm至0.5ppm（濃度單位代表百萬分之一，即一百萬分有一分），即可以殺死黴菌、酵母菌、大腸桿菌及枯草桿菌；在空氣中，對於大腸桿菌，約需要5ppm（等於在水中的十倍以上之濃度），枯草桿菌則需達到10ppm（水中二十倍以上之濃度）才能殺滅。必須小心的是，臭氧雖然是強力氧化劑，可以殺菌，但是當濃度過高時，將對人體細胞造成傷害（見**表7-3**），尤其是在密閉空間內使用時。

表7-3　臭氧濃度對人體健康的影響

臭氧濃度（ppm）	臭氧濃度對人體健康的影響
0.06	無影響
0.12	普通
0.3	刺激眼睛
0.5	減少肺功能
1.0	咳嗽、疲勞、呼吸阻力增加
10.0	肺水腫、急性支氣管炎

資料來源：吳仁彰（2002）。

一般醫院環境與醫療相關設備的表面，經常存在有細菌等可能危害患者之物質，當然也包含致病菌，與院內感染習習相關，故維持醫院環境清潔及消毒非常重要。臭氣屬於很好的抗菌劑，雖然具有毒性，但可以很

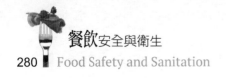

快分解成安全的氧氣，價格也便宜。使用臭氧氣體進行消毒，比氯離子或其他消毒劑更簡單、有效及安全。

臭氧的優點有：

1. 為目前已知僅次於氟的強力氧化劑，對於細菌、黴菌及其孢子、病毒與寄生蟲等，均有良好的殺菌效果。
2. 半衰期短（15℃時為三十分鐘，35℃時只剩十八分鐘），作用後即分解為氧氣，不會產生有害健康之副產物。
3. 對餐飲食品不會產生不良之風味。
4. 對於一些非生物性分解物質，臭氧可將其分解成可分解狀態。
5. 在消毒空間裏可以擴散到各個角落。
6. 去污時可以透過遠端控制，人員不須直接接觸。

重點回顧

殺菌方式計有：

1. 煮沸殺菌法：以攝氏一百度溫度之沸水，煮沸時間五分鐘以上（毛巾、抹布等）或一分鐘以上（餐具）。

2. 蒸氣殺菌法：以攝氏一百度溫度之蒸氣，加熱時間十分鐘以上（毛巾、抹布等）或二分鐘以上（餐具）。

3. 熱水殺菌法：以攝氏八十度溫度以上之熱水，加熱時間二分鐘以上（餐具）。

4. 氯液殺菌法：氯液之有效餘氯量，不得低於百萬分之二百（200 ppm），浸入溶液中的時間二分鐘以上（餐具）。

5. 乾熱殺菌法：以攝氏一百一十度溫度以上之乾熱，加熱時間三十分鐘以上（餐具）。

6. 紫外線（UV）殺菌法：破壞細菌核酸，使其無法繁殖。

7. 次氯酸鹽：漂白水。

8. 碘化物：碘酒。

9. 過氧化氫：雙氧水。

10. 酒精：75%酒精殺菌效果最好。

11. 清潔劑：分成鹼性、中性與酸性清潔劑。

12. 臭氧（O_3）。

課後學習評量

一、選擇題

（　）1. 餐飲業一般是使用漂白水作為殺菌劑，其中之：(1)雙氧水　(2)鹽酸　(3)氯酸　(4)次氯酸　是主要殺菌的主角，於正常溫度及

中性pH值的狀況之下，作用只須幾秒至幾分鐘，即可殺死90%以上之微生物。

( ) 2.殺菌消毒時由於氯會與水中的有機物結合，而會產生：(1)單鹵甲烷　(2)雙鹵甲烷　(3)三鹵甲烷　(4)四鹵甲烷　等具有致癌性之消毒副產物。

( ) 3.所謂的PM2.5（細懸浮微粒）是指空氣中的：(1)半徑　(2)直徑　(3)圓周　(4)面積　小於或等於2.5微米的顆粒物，它的大小僅有頭髮的二十八分之一（頭髮的3.6%）。

( ) 4.臺灣每年自大陸進口不少茶葉，包括歐盟及我國邊境檢驗曾意外檢出大陸的茶葉不少遭到：(1)高氯酸鹽　(2)氯酸鹽　(3)次氯酸鹽　(4)鹽酸　污染，可能造成飲茶者出現甲狀腺病變及新陳代謝異常等危害，專家推測，可能與茶農種植過程中使用含氯消毒劑，或者灌溉水源可能被污染有關。

( ) 5.以攝氏100度溫度之沸水，將毛巾或抹布等煮沸時間：(1)2分鐘　(2)3分鐘　(3)4分鐘　(4)5分鐘　以上，為有效的殺菌煮沸殺菌法。

( ) 6.下列有關影響化學消毒作用因素的敘述何者正確？(1)消毒溶液之濃度愈高愈好　(2)消毒溶液之作用不受pH值影響　(3)消毒劑必須與微生物充分接觸　(4)所有消毒劑在殺滅微生物時均不具選擇性。

( ) 7.下列有關以「紫外線」進行餐飲器具及設備消毒滅菌的敘述，何者錯誤？(1)利用波長210至296nm的紫外線　(2)能做容器、器具、刀、砧板等器具物體的表面殺菌　(3)無法殺滅調理場所空氣中之微生物　(4)因不產生熱為冷殺菌法之一種。

( ) 8.依據餐飲業者良好衛生規範規定，餐具採用「氯液殺菌法」做消毒，其氯液之有效餘氯量不得低於多少ppm，並浸泡二分鐘以

上？(1)100　(2)200　(3)300　(4)400。

（　）9.下列敘述何者為新鮮魚類的特徵？(1)魚鰓成灰褐色　(2)魚眼混
　　　濁突出　(3)魚鱗脫落　(4)肉質堅挺有彈性。

（　）10.下列殺菌劑中，何者不能用於飲用水之處理？(1)漂白粉　(2)過
　　　氧化氫　(3)二氧化氯　(4)次氯酸鈉。

（　）11.煮沸殺菌法對毛巾、抹布之有效殺菌係指：(1)攝氏85度煮30分
　　　鐘以上　(2)攝氏100度煮沸5分鐘以上　(3)攝氏100度煮沸1分鐘
　　　以上　(4)攝氏100度煮沸1分鐘以上。

（　）12.養成經常洗手的良好習慣，其目的是下列何種？(1)清除皮膚表
　　　面附著的微生物　(2)水潤保濕作用　(3)依公司規定　(4)為了清
　　　爽。

（　）13.新鮮蛋放置一星期之後：(1)蛋白pH值降低　(2)蛋黃體積變大
　　　(3)蛋白粘稠度增加　(4)蛋殼變得粗糙。

（　）14.乾貨庫房的相對濕度，應該維持在：(1)80％以上　(2)60％至
　　　80％　(3)40％至60％　(4)20％至40％。

（　）15.製作完成之菜餚，應注意：(1)可重疊放置　(2)不可重疊放置
　　　(3)沒有規定　(4)交叉放置。

（　）16.蒸氣殺菌法對毛巾、抹布之有效殺菌係指：(1)攝氏90度蒸氣加
　　　熱2分鐘以上　(2)攝氏100度蒸氣加熱2分鐘以上　(3)攝氏90度
　　　蒸氣加熱10分鐘以上　(4)攝氏100度蒸氣加熱10分鐘以上。

（　）17.清洗不鏽鋼水槽或洗碗機宜用下列哪一種清潔劑：(1)中性　(2)
　　　酸性　(3)鹼性　(4)鹹性。

（　）18.洗豬肚、豬腸時宜用：(1)沖洗法　(2)擦洗法　(3)漂洗法　(4)翻
　　　洗法。

（　）19.生鮮香辛料，要放於下列何種環境中貯存？(1)陰涼通風處　(2)
　　　冰箱冷凍庫　(3)陽光充足處　(4)冰箱冷藏庫。

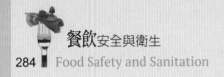

（　　）20.餐廳餐具器皿的消毒殺菌應採用幾槽式之水槽：(1)3槽　(2)2槽
　　　　 (3)單槽　(4)視情況而定。

二、問題與討論

1.請舉出食品良好衛生規範規定的三種有效殺菌方式。

2.請簡述清潔劑的種類有哪些。

3.清潔、消毒與殺菌的主要目的是什麼？

4.何謂有效的殺菌方式？

5.何謂逆滲透？

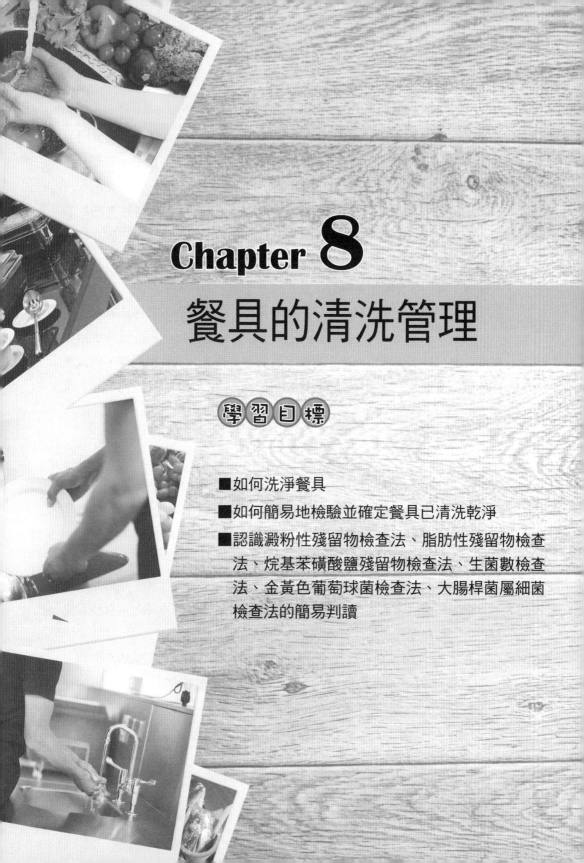

Chapter 8

餐具的清洗管理

學習目標

- 如何洗淨餐具
- 如何簡易地檢驗並確定餐具已清洗乾淨
- 認識澱粉性殘留物檢查法、脂肪性殘留物檢查法、烷基苯磺酸鹽殘留物檢查法、生菌數檢查法、金黃色葡萄球菌檢查法、大腸桿菌屬細菌檢查法的簡易判讀

餐具清洗的衛生標準中，大腸桿菌、油脂、澱粉及烷基苯磺酸鹽等規定不得檢出，適用於盤類、碗類、杯類、湯匙、碟子、筷子、刀子及叉子等餐具。

過去餐飲業者，包括現在許多攤販，經常是以一桶水清洗全部的設備與碗筷，好一點的或許有兩桶水；不過即使許多餐飲業者，已經在硬體上設置三槽式洗滌設備，但是對於洗滌、沖洗及有效殺菌這三個餐具的重要洗滌步驟，卻仍未落實執行；特別是在小型的餐飲業者身上，往往只做到了洗滌與沖洗乾淨的動作，仍欠缺最重要的消毒或有效殺菌的動作。

市場上不乏專門外包的專業清洗及處理餐具的公司，不但負責清潔餐具，還同時負責提供高級磁器餐具；如果選擇外包清洗廠商時，應該要如何確定清洗效果，以及如何快速判別清洗效果，對於餐飲業而言是非常重要的。

第一節　前言

三十多年前，許多人會使用「無患子」來作為清潔劑。無患子這個名字，經常讓人聯想到「不患無子」及「多子多孫」。事實上，「無患子」指的是無患樹的種子，其顏色黑而且堅硬。至於「無患」到底是指無患什麼呢？據說古人相信，如果使用無患樹樹幹製成的木棒，可以棒殺鬼怪，因為無患鬼怪，所以稱其為「無患」。

相對於古諺，無患子其實是一種經濟作物，是早期西方人來到東方所發現的科學性資源物種之一，植物學家稱無患子為「印度人的肥皂」。無患子在部分書籍中的記載為「黃目樹」，形容其果實「色黃皮皺，用以衣，功同皂角。」由於其果皮用水搓揉後會產生泡沫，被臺灣先人拿來作為洗衣的用途至少已有數百年的歷史，由於無患子含有黃色

素，衣服洗久以後，需小心衣物被染黃。另相傳以此搓洗頭髮，可常保頭髮烏黑亮麗，兼具清潔與潤絲的功效，曾有媒體報導某位老婆婆因為長期使用無患子，到老頭髮仍烏黑光亮，市場上因此有許多無患子洗髮精的產品出現。

　　無患子除了含有皂素外，尚含有油脂，於洗滌器具後會產生光澤，珠寶界直至今日仍有人拿無患子來清洗首飾。隨著文明日漸進步，市場上出現各種肥皂、香皂及清潔劑，無患子之使用也就逐漸為人所遺忘，無患子的清洗功能也就被各種研發後的化學清潔藥劑所取代。

　　數十年前，市場上甫出現洗衣粉後，當時有許多人將洗衣粉當作「萬用清潔劑」，除了洗衣服外，還拿來洗滌瓜果、蔬菜與餐具，甚至還有人拿來洗頭髮（筆者小時候就曾做過這種事，不知是否與現在頭髮變少有關？），認為洗衣粉有去污、消毒及殺菌的作用，可是殊不知這樣子也有可能會導致洗衣粉進入人體。專家提醒，即使進入體內的洗衣粉數量十分微小，因為它本身含有螢光增白劑，仍會引起毒害，皮膚長期直接接觸鹼性洗衣粉後，皮膚表面的弱酸環境就會遭到破壞，抑制細菌生長的作用也會消失，容易導致皮膚搔癢，甚至引起過敏性皮膚炎等症狀，或在皮膚上留下色素沉澱等後遺症。所以千萬別用洗衣粉洗頭髮或長期接觸皮膚，如果要直接以手清洗衣物，最好還是使用肥皂。

　　吉維那公司曾發明一部擁有二十項專利的洗碗機，後來卻因為賣不出去，而將專利洗碗機改而承包洗碗的業務。以前的洗碗工作，只是一項時薪不到一百元的廉價工作，吉維那為了順利取得訂單，於是先投資餐具廠，免費提供客戶餐具使用（每人成本約一百二十元），往往因此而順利爭取到洗碗業務。在當時洗碗的利潤約每人每天一元，因此只需要花四個月的時間，就可順利回收投資餐具的相關成本，於是吉維那公司生意興隆。但是也因為資金的投入門檻不高，這種作法很快遭到同業模仿，不到一年洗碗廠就如雨後春筍般出現，極盛時期光在臺北林口地區就

有八家，只是家數一多，削價戰爭自然也就跟著出現。吉維那公司為了拉高營業門檻，與康寧餐具簽約（具有專利獨占性，迫使其他同業無法模仿），並採取不調高價格的策略。採用康寧餐具的成本比採用一般餐具的成本足足高出四倍之多，由於康寧餐具的材質厚度只有一般瓷器餐具的三分之一，餐具的質感更好，也因為康寧餐具硬度夠，減少了使用時發生缺角或破損之損失，當然更重要的是，由於給予了消費者品質佳的印象，客戶採用率也就偏高，而且品質佳，使用時間愈久，也就愈不會更換。

　　餐具的選用對於餐飲業來說相當重要，餐具的洗滌更是食品安全的重點項目。餐具經過肥皂及各種清潔劑清洗之後，應如何快速判定清洗效果對於餐飲業而言非常重要。一旦檢驗結果出爐才赫然發現餐具清洗不合格，餐飲衛生方面是不合格的。研究發現，餐具大小及顏色都會影響客人進食時的感覺，例如使用紅色盤子裝盛食物時，對美食享受者來說可能是最不討好的顏色，因為紅色餐具有抑制食慾的功效，但卻適合正要節食的人；使用刀子品嚐各種口味起司時，比起使用叉子或牙籤，嚐起來味道會讓人感覺上鹹了一點。根據飲食心理學的理論，食物在入口前，大腦就已經進行評估及評斷，並影響到進食經驗，因此餐飲業慎選餐具與保持潔淨成了重點項目。

第二節　餐具的清洗與衛生管理

　　食品用洗潔劑之去污能力主要是靠其中所含有的界面活性劑成分。由於一次攝取大量界面活性劑會對人體產生致命的危險，因此每天殘留在食物或餐具上的清潔劑被吃下，積少成多，也會對人體器官如肝臟等造成損害，因此在使用後務必清洗乾淨。

一、餐具的材質特性與消毒殺菌

(一)市售餐具材質的種類

目前市售餐具材質主要有塑膠類、陶瓷類、不鏽鋼類與紙類四種。其中，塑膠類、陶瓷類及不鏽鋼類三種屬於可重複清洗類。

■ 塑膠類

塑膠類依其安全性高低可分為：

1.安全性高之聚碳酸（PC）聚乙烯（PE）與聚丙烯（PP）。（見**表8-1**）
2.安全性次高之聚苯乙烯（PS）及甲醛合成塑膠（美耐皿）。
3.具安全顧慮之聚氯乙烯（PVC）與PVDC，近十年已鮮少使用。

二〇一五年統計美國婦女平均擁有二十二個食品塑膠盒，半數女性會把包裝食品的容器當作存放盒；聽來是物盡其用，但這種作法，最大風

表8-1　聚乙烯與聚丙烯對照表

種類	聚乙烯（PE/Polyethylene）	聚丙烯（PP/Polypropylene）
外觀	較透明	較不透明
觸感	觸感柔軟	質感較硬
耐溫	耐溫105℃	耐溫135℃
可燃性	點火可燃、焚化可當助燃劑	點火可燃、焚化可當助燃劑
味道	有蠟燭味	有蠟燭味
用途	吹氣、射出、發泡等	吹氣、射出、發泡等
材質之應用	砧板	砧板、兒童碗盤、自助餐托盤
分類	LDPE低密度聚乙烯、HDPE高低密度聚乙烯	LDPP低密度聚丙烯、HDPP高低密度聚丙烯
安全性	高	高

險是發生細菌污染。因為許多塑膠容器原本設計是一次使用，設計時便沒有考慮到清洗問題，導致用得愈久，細菌將會愈多。例如汽水瓶這類開口很小的容器，根本無法洗乾淨，只能使用沸騰水殺菌，而沸水會傷害塑膠。二〇〇二年加拿大便曾研究小學生水壺裏的水，結果發現有近三分之二樣本因為細菌多到不適飲用。

臺灣的夏天非常炎熱，有些人會把清涼汽水裝入水壺隨身攜帶，但此舉也有可能導致危險上身。現代人使用保溫杯或保溫瓶非常頻繁，包括上班族經常自備養生茶飲，習慣往保溫瓶裏倒，而保溫杯如果長期錯誤使用，恐怕會讓「養生」變「傷身」。保溫杯應注意杯子外觀、內膽和外層表面光滑有沒有發生突出、刮傷等受損痕跡，或是塑料配件如果聞起來塑膠味太重時，可能就是使用材質較差的塑膠製成，建議不要購買。清潔方面，保溫杯買來開封使用時，可用煮沸的開水清洗，高溫消毒，不須特別使用其他清潔劑，確實清洗乾淨即可使用。清潔時要小心藏污納垢、避免沾黏，但也不宜使用鋼刷清潔，最好使用清洗嬰兒奶瓶的塑膠長柄刷才不易讓鋼瓶受損，洗後直接倒扣瀝乾即可。須注意不鏽鋼材質的保溫杯也有可能生鏽，如果怕生鏽，可挑選杯蓋可分解拆離清洗的保溫杯。如使用烘碗機烘乾，也不宜過於高溫，以免傷害到杯子的材質。此外，保溫杯如果發生摔過、瓶身已受損，或是鎖緊杯口耐熱橡皮因長時間使用或遭酸性液體侵蝕而導致變形，致外蓋無法鎖緊時，就應淘汰換新。

保溫瓶如果使用方法錯誤，恐怕無法達到養生環保的目的，反而危害身體健康。常見的錯誤使用方法有：(1)裝汽水、果汁、碳酸等飲料：不建議用保溫杯裝盛果汁等，其中又以汽水、可樂等碳酸飲料為第一大禁忌，因為很容易發生壓力過大釋出二氧化碳，打開杯蓋時往往會噴出飲料；(2)牛奶和茶葉、咖啡等飲料：因容易將顏色及味道殘留在杯內，且不容清洗；(3)忌用鋼刷清洗：不建議用力刷洗保溫杯、瓶，尤其是使用鋼刷清洗，因可能破壞不鏽鋼材質；(4)因撞傷等外力因素致瓶身受損

時：瓶身遭撞傷或有鏽味產生時恐怕會溶出金屬化合物，應丟棄不用。保溫杯雖昂貴，但如果不小心摔到致瓶身受損，或喝起來有鐵鏽等異味時，代表其不鏽鋼合金結構已經受損，可能會溶出一些不應該出現的金屬化合物，故不建議再使用；(5)杯蓋及杯身耐熱橡皮有損壞時：如果杯蓋及杯身耐熱橡皮損壞或瓶內表面遭到酸性液體侵蝕，也應捨棄不用。

二〇一三年八月二十日「食品器具容器包裝衛生標準」第三條規定：「專供三歲以下嬰幼兒使用之食品器具及容器，不得添加鄰苯二甲酸二（2-乙基己基）酯（DEHP）、鄰苯二甲酸二正辛酯（DNOP）、鄰苯二甲酸二丁酯（DBP）及鄰苯二甲酸丁苯甲酯（BBP）等四種塑化劑。」第四條並規定：「嬰幼兒奶瓶不得使用含雙酚A（Bisphenol A）之塑膠材質。」

環境荷爾蒙「雙酚A」是用於製造聚碳酸酯塑膠製品時使用的化學物質，在水瓶、嬰兒奶瓶、嬰兒奶粉的金屬罐內層中可能會有；雙酚A結構類似人體雌激素，食用數量一多會產生類似雌激素之作用而干擾人體運作，研究已知少量的雙酚A有可能導致某些嚴重的健康問題，如心臟病、生殖問題及癌症等。塑膠材質另一問題是三聚氰胺，合成樹脂是人工合成的聚合物，並非是天然形成的物質，也是塑料主要的成分。平時看到有些便當盒成分寫著「合成樹脂」，其實指的就是塑膠。塑膠袋內的食物只要稍有熱度，就可能釋出塑化劑。「耐熱塑膠袋」是指加熱到一定溫度不會變形，並不表示不會釋放有毒物質。同樣的，美耐皿餐具雖標示耐熱120℃，但殘存在塑膠內的三聚氰胺，在40℃時就會溶出。而雙酚A是日常用於儲存食品和飲料的消費塑料製品，常用於塑料瓶，容器，甚至玩具中。雙酚A單體分子自食品容器的塑料表面浸出後會進入食品，溫度和酸度愈高，溶出量便愈多。

目前已知雙酚A會對人體產生許多負面的影響，如異雌激素影響生育率和妊娠；也可能具有致癌作用，引起乳癌和前列腺癌。雖然還沒有

證明與自身免疫系統有直接相關，但是有許多雙酚A會導致自體免疫疾病（AID）發病。由於雌激素對於免疫系統有調節作用，已知與AID催乳素分泌有關，會觸發免疫系統的氧化應激作用。雙酚A目前認為可能引起的疾病有兒童肥胖、心臟代謝症狀、高血壓和心血管疾病、雄性雌性生殖毒性、不孕、肝臟受損、糖尿病及嬰兒低出生體重等。

■陶瓷類

　　陶瓷類分為：

1.陶類：為多孔性容器，較少著色，對保存食物的香味具有正面的效果，但易滋生病原菌，不適貯存常溫食品。
2.瓷類：不具多孔性，外表美艷，與食物接觸之餐具內緣不宜著色，以減少著色劑重金屬溶出之可能性。

■不鏽鋼類

　　不鏽鋼類的常用材質為SUS 304（含碳量小於○‧○八，Cr含量十八至二十）。其種類繁多，依鐵、鉻、鎳、錳、鉬等元素比例不同，約分成一百八十多種，抗腐蝕及機械性也各有不同。依國家標準CNS分類，不鏽鋼分為二○○、三○○及四○○系列等。二○○系列的不鏽鋼含錳量在5.5%至10%；三○四系列的不鏽鋼含錳量則必須在2%以下；必須注意的是，不鏽鋼中錳的含量並不等於錳的溶出量。早期國內不鏽鋼食品容器具所使用的材料多屬三○○與四○○系列，最常見的鋼材為三○四、三一六、四○三、四一○與四三○等編號鋼材，後來開發出以錳取代鎳的二○○系列不鏽鋼，例如編號為二○二與二○五之鋼材。二○○系列鋼材之開發，主要原因是因為後來國際鎳價格變貴，因此改以兩分子的錳取代一分子的鎳，但是二○○系列穩定性較低，抗酸防鏽效果不如三○○系列，因此多被使用於不與食物接觸的廚具或工業方面。二○一二年，食品藥物管理署曾用4%醋酸進行不鏽鋼食器錳溶出測試，於60℃環境下

靜置三十分鐘後的結果發現，就連民眾最有疑慮的二〇〇系列的錳溶出量也低，最高僅為4.39ppm（mg/kg），換算下來喝一碗兩百克的湯品約攝取到0.88mg的錳，遠低於一碗糙米飯（八十克）中所攝取的錳3.77mg（23.34%）。因此，業者以二〇〇系列的低價不鏽鋼混充，係違反誠信原則，至於標示不實則是價差問題，但是根據這個實驗結果顯示，並不會造成食品安全問題，但仍建議使用不鏽鋼餐具時，宜避免盛裝酸性物質，此外，外表發生嚴重刮蝕時則不要再使用，消費者也應避免選購沒有標示、標示不清，或來路不明的商品。選購不鏽鋼食品容器時，建議以三〇四系列材質者為優先。

二〇一四年七月消費者團體指控市售不鏽鋼餐盒錳的含量超標，還有業者以價位較低的二〇〇系不鏽鋼混充三〇四系，並質疑這類不合格的不鏽鋼餐具可能溶出過量的錳。經查不鏽鋼是為了克服鐵容易鏽蝕之缺點，遂額外添加鉻、鎳等混合而成的合金，其中鉻含量必須超過10.5%才能稱為不鏽鋼，添加鉻的作用是讓鐵的表面生成很薄的氧化鉻，防止腐蝕性氣體或液體滲透，達到抗腐蝕、防鏽的效果。

隨著消費者健康意識的抬頭，近年來廚具市場颳起了一股不用鐵氟龍塗層鍋具的風潮，最先得到青睞的就是不鏽鋼鍋。由於不鏽鋼鍋堅固耐熱不易毀壞，是相對上較安全的鍋具。不鏽鋼由於材質相對安全，使用上的限制也較少，煮湯、燙青菜、煮飯、炒菜、燉煮都不需要擔心，若家中沒有陶鍋，臨時有燉中藥材的需求時，也可以使用不鏽鋼鍋取代。不鏽鋼中的鎳可以防腐蝕，鉻則是防鏽，價格較高；錳主要是起消磁作用，價格相對便宜，故有很多不鏽鋼鍋都會多加入錳來替代鎳、鉻等材料。例如二〇〇系列不鏽鋼就以錳代替鎳來防鏽。不鏽鋼製品中的錳因抗氧化程度不足，故在洗滌時不要使用強鹼性的洗潔劑，另外也盡量不要使用鐵製鍋鏟，以免刮傷鍋具表面，因為錳攝取過多時有可能造成中毒，導致神經系統疾病，如行動障礙、心智與情緒異常。

　　不鏽鋼鍋的表面一旦凹凸不平就該換鍋，雖然不鏽鋼好像很耐用，但仍有一定的使用期限，如果發現表面出現凹凸不平，或是氧化生鏽表面膨起來、有空泡，即代表已經受損，就應汰舊換新。換鍋時原則上以烹調用鍋三〇〇系列最適宜，因為三〇〇系列以上的不鏽鋼廚具，錳含量在使用上相對安全。為避免買到不安全的不鏽鋼餐具，購買時一定要看清楚標示，若產品上沒有標示材質型號，不建議購買。除了不鏽鋼鍋外，其他不鏽鋼餐具如不鏽鋼便當盒碗、筷子等也適用此一選購原則。不鏽鋼二〇〇系列多是工業用途，不建議作為廚具上的選購；三〇〇與四〇〇系列都可用於製餐廚具，只是四〇〇系列屬醫療用等級成本高；仍建議選購三〇四（18／8，指18%鉻＋8%鎳）或三一六（18/10，指18%鉻＋10%鎳）的不鏽鋼餐廚具即可。

　　二〇一六年三月高雄市一位八十歲的蔡姓婦人向知名廠牌牛頭牌購買「三〇四不鏽鋼快鍋」，於使用二次後收進櫃子，隔年外鍋底部出現二、三處點狀腐蝕，猶如掉漆，因此聯繫廠商要求修理或更換新鍋，業者以「人為使用清潔劑不慎造成鍋底腐蝕」為由，不願換貨。婦人於是告上消基會。婦人氣憤說，二〇一五年底在百貨公司花五千元購買快鍋，只煮過二次雞湯，使用後以洗碗精清洗，晾乾後才收入櫃內，在二〇一六年拿出來使用時卻發現鍋底有一點一點的疑似掉漆狀，因而向業者反映，卻得不到滿意的回應。製造牛頭牌鍋具的日新不鏽鋼工業，受訪時強調產品沒有問題，表示不鏽鋼鍋雖耐酸鹼，但若長時間接觸酸鹼物，仍有可能破壞鍋體，並指出之前就有消費者拿不鏽鋼鍋醃酸梅，一放好幾個月，內鍋因此導致破損。針對此一個案，業者認為如果濃縮洗碗精殘留鍋底，或存放環境含有酸鹼成分，仍有可能造成腐蝕，故建議消費者以原價六五折再買一只新鍋，未來也會考慮在產品標示內提醒消費者，減少鍋子損壞機率。消基會則表示，消費者於購買產品出現瑕疵品時，如果製造廠商研判係人為使用不當，應自行負起舉證責任，若無法舉證就應賠償，並認為

「不鏽鋼鍋會被清潔劑腐蝕」的說法不合常理，而建議消費者透過縣市消保官召開調解會，與業者對質。

　　不沾鍋幾乎是居家必備鍋具，因鍋內塗有一層聚四氟乙烯（PTFE）的塗料，而俗稱「鐵氟龍」（teflon），因具有耐高低溫（-190℃至260℃）、耐蝕性、抗油、防水等功能，即使長期暴露在大氣下也能維持不沾性能。不沾鍋的優勢是少油、輕量、清洗容易，省油不沾是其最大特點。不沾鍋只需要一點油就能讓食物熟透，且表面不易燒焦黏鍋，可減少油煙，清洗也相當容易。此外，鍋具的重量適中，即使長期使用也不會對手腕手臂造成太大的負擔，大大提升了烹調時的容易性與方便性，在市場上接受度高，受家庭煮夫、煮婦歡迎。

　　不沾鍋塗層內含的全氟化合物，它的發現過程有段有趣故事。起初是學生在作實驗的過程中，因不慎將全氟化合物滴在鞋子上，後來發現鞋子即便下雨也不會進水，還很耐污、耐髒。如今已被廣泛的應用在日常用品中，除了不沾鍋外，防油紙袋、紙盒、紙杯、防水衣、地毯等，也都有它的蹤跡。

　　不沾鍋雖方便好用，但卻具有潛在風險。食物在高溫烹煮時，塗層內具有的致癌性全氟辛酸（PFOA）有可能會溶出，雖然其暴露量極低，但長期下來仍有可能導致肝臟與心血管慢性發炎。不沾鍋雖有鐵氟龍塗層達到不沾效果，但卻不適合高溫烹調食物。雖然現在已有使用溫度固定的電爐，但臺灣民眾仍慣用瓦斯爐，重視大火快炒的鍋氣，空鍋乾燒、或大火快炒的烹調方式都不適用於不沾鍋。只要改變料理方式，盡量改用中小火，遵守使用原則就能減少致癌風險。此外，不沾鍋怕刮，也不耐強酸強鹼，奶油、醋、酒、檸檬汁等調味料不可直接碰觸到空鍋，最好於起鍋後盛盤時再調味。金屬鍋剷、帶殼海鮮、雞翅或骨頭等都易刮傷塗層，應避免使用不沾鍋，尤其是烹調帶殼海鮮或骨頭類食材時。清洗時宜將不沾鍋放冷再洗，避免溫差過大，若是不確定鍋子的溫度，可將鍋子倒過來把水

沖在鍋背降溫，再用木漿海綿或柔軟的抹布輕輕清洗，洗後擦乾即可。此外，不沾鍋最好單獨清洗，避免被其他餐具刮傷，收納時最好將鍋面朝內掛在牆上，避免意外刮傷。

■紙類

紙類可分為不可分解紙類與可分解紙類，皆為長纖紙，適用於紙碗、紙杯、紙盤：

1.不可分解紙：為單面或雙面Coating PE。

2.可分解紙：為單面或雙面Coating PCL（Polycaprolactone）。

(二)餐廳廚房污垢的種類

餐廳廚房污垢分為有機物與無機物兩類，分述如下：

1.有機物：

(1)蛋白質類：宜用鹼性清潔劑清潔，例如碳酸鹽、矽酸鹽、磷酸鹽、界面活性劑等。

(2)脂肪類：宜用界面活性劑清潔，又分為離子型：如陰離子型、陽離子型、雙性型等；與非離子型：如親水性基、親油性基等。

(3)碳水化合物：宜用氧化劑清潔。

(4)微生物。

(5)其他：如毛髮等。

2.無機物：如鹽類宜用酸性清潔劑清潔，如硝酸、磷酸、有機酸等。

(三)清潔劑的種類

清潔劑依照其功能分類可分為洗潔劑、乾燥劑與消毒劑三種，分述如下：

1. 洗潔劑：主要功能為化解餐具上之脂肪、蛋白質等。一般分為液體、粉狀、乳化及固態等，依各洗碗機之不同需求選擇適用之洗劑（見**表8-2**），但需考慮是否符合食品衛生標準、包裝堅固、貯存方便、人員使用安全性、低泡沫及符合成本需求等。

2. 乾燥劑（乾精）：為親水性極高之極性原子團。其主要功能為控制餐盤上水珠之表面張力，使水珠變成水膜，於高溫下快速蒸發達到碗盤乾燥之功能。市面上以液態或粉狀銷售，選購時應注意是否能真正發揮乾燥效果。

表8-2　洗潔劑分類表

種類	酸性洗潔劑	中性洗潔劑	弱鹼性洗潔劑	鹼性洗潔劑	強鹼性洗潔劑
pH	<6.0	6.0-8.0	8.0-11.0	11.0-12.5	>12.5
主成分	硝酸 磷酸 有機酸	界面活性劑 ABS、LAS、 AOS 溶劑	碳酸鹽、矽酸鹽、磷酸鹽 界面活性劑	碳酸鹽、矽酸鹽、磷酸鹽 界面活性劑	苛性鈉 界面活性劑 有機螯合劑
用途	無機污垢的去除	以手清洗之作業	以手清洗之作業	洗罐、洗箱以手清洗之作業	CIP清洗系統之作業、洗瓶機清洗之作業

註：1. Clean-In-Place System 清洗系統多半應用於乳製品、果汁、飲料等食品加工業的重要設備組成部分，在食品加工包裝過程，設備操作前及運行一段時間以後，都必須對儲料槽、管道、設備上接觸產品流體的關鍵部位，進行物理和化學清洗可能導致產品污染、變質的微生物和其它雜質，使包裝後的食品能夠獲得安全穩定的品質。食品在加工過程中有各種流體，包括產品流體、輔助流體則如蒸汽、水或二氧化碳氣體，流體載體因為很容易遭到微生物和細菌污染，CIP系統就是為防止產品流體和輔助流體被微生物和細菌污染而附加的清洗設備。

2. 為減少附著於不鏽鋼表面的活菌數的氯和替代消毒劑的功效。研究使用連續流動反應器結垢的不鏽鋼管，暴露標準清潔制度（水沖洗，1%氫氧化鈉，在70℃用水沖洗10分鐘；0.8%硝酸，在70℃用水沖洗10分鐘），隨後通過氯（200ppm）或乳鏈菌肽（500ppm），以及通過乳品過氧化物酶系統（LPS）（200ppm）10分鐘或2、4、8、18或24小時。研究發現，這些殺菌劑，可用於淨化小容積或嚴重難以清潔牛奶加工設備的表面清洗。

3.消毒劑：市面上的洗碗機大多為省能源型，亦即低溫洗碗機，需添加含氯之消毒劑，以達到殺菌之功效。

(四)主要的殺菌、消毒方法分類表

物理方法				化學方法	
熱	紫外線	放射線	其他	氣體物質	液體物質
濕熱 乾熱 火焰		X射線 陰極射線 伽瑪射線	超音波 超高壓	甲醛 臭氧 二氧化碳	氯化合物、碘化合物 過氧化物、界面活性劑 強鹼、酒精、酚、醛

二、餐具的洗滌

　　過去許多攤販，包括部分的餐飲業者在內，經常是以一桶水清洗全部的設備與碗筷；進步一點的，或許有兩桶水，不過即使許多餐飲業者已經在硬體上設置三槽式洗滌設備，但是對於洗滌、沖洗及有效殺菌這三個重要的餐具洗滌步驟，不是不清楚，就是未落實執行；特別是小型餐飲業者頂多做到洗滌與沖洗乾淨的動作，仍然欠缺最重要的消毒或有效殺菌動作。或雖然有了消毒之觀念，卻在餐具消毒之後，拿毛巾一個一個擦拭，想早一點弄乾淨，卻不知如此一來，反而污染了全部餐具。

　　良好的餐具清洗管理，可以提供乾淨與衛生的安全餐具，符合政府重複使用之環保政策與規定，成本適當而且可以避免浪費。

食品用洗潔劑衛生標準

　　餐具用後必須清洗乾淨，而清洗時需使用含有清潔功能的界面活性劑等成分，由於製作食品清潔劑的許多廠商，很多屬於家庭式化工業者，甚至有自己看書，到化工原料行買原料，自行調配販賣。雖然家庭式

並沒有什麼不好，只是使用的原料若未依規定使用「食品級」原料，而使用較低成本的化工級原料時，將因為非食品級的原料所可能含有的重金屬等有害人體健康物質，因使用後殘留危及人體健康，政府為了確保安全，特別訂定食品用洗潔劑之衛生標準，以避免使用到有害人體健康之食品用洗潔劑。

食品用洗潔劑衛生標準所稱之食品用洗潔劑，係指使用於食品、食品器具、食品容器及食品包裝之洗潔劑。舉凡固態肥皂、供餐具自動洗淨機使用之洗潔劑、酸液、鹼液及漂白水等，均不適用。以下為「食品藥物管理署」（下簡稱食藥署）於二○一七年六月十二日發布修正的「食品用洗潔劑衛生標準」規定，食品用洗潔劑之衛生應符合下列標準：

一、砷：0.05ppm以下（以As_2O_3計）；依產品標示，於稀釋後使用時之溶液濃度為基準。

二、重金屬：1ppm以下（以Pb計）；依產品標示，於稀釋後使用時之溶液濃度為基準。

三、甲醇含量1mg/ml以下。

四、壬基苯酚類界面活性劑（nonylphenol及nonylphenol ethoxylate）：百分之○‧一（重量比）以下。

五、螢光增白劑：不得檢出。

六、香料及著色劑：應以准用之食品添加物為限。

前項規定，僅適用於以合成界面活性劑為主成分之液態洗潔劑，供餐具自動洗淨機使用之洗潔劑，不適用之。

用於清洗食品器具、容器及包裝等食品接觸面之主要消毒成分，使用後不再經清水沖洗，且列於附表一者，應符合附表一（用於食品器具容器包裝等食品接觸面之主要消毒成分）之使用規定。

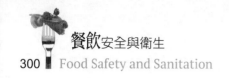
用於清洗食品之主要消毒成分，且列於附表二（用於清洗食品之主要消毒成分）者，應符合附表二之使用規定。

三、餐具的衛生管理

餐具衛生標準中，大腸桿菌、油脂、澱粉及烷基苯磺酸鹽等應為陰性（即不得檢出）。餐具標準適用之對象包括盤類、碗類、杯類、湯匙、碟子、筷子、刀子及叉子等餐具。

餐具是否確實清洗，可利用檢驗其殘留之界面活性劑成分，或油脂殘留等項目，來判斷其清洗效果；常見的化學實驗中，碘溶液遇到澱粉會產生變色的化學反應；同理，化學試劑蘇丹試劑遇到油脂時，也會變色。利用以上原理，以適當試劑進行簡易檢查，就可以檢測出餐具是否清洗乾淨，方便又快速。

當滴下含碘之試劑，卻在餐具表面形成紫藍色時，代表餐具上面有澱粉殘留（米飯等），也代表著清洗作業不完全、不乾淨，以至於仍有澱粉殘留，同時可能有其他危險成分未清洗乾淨，而可判定不合格。而除了清潔劑以外，使用的清洗用水如果有問題，那麼使用再好的清潔劑也是沒有用的。另外，場所其他設備及管理，對於餐具衛生安全之確保，也是不可或缺的，以下即逐項說明其要求。

(一)餐具清洗場所衛生標準

1. 洗滌場所應有充足之流動自來水，並具有洗滌、沖洗及有效殺菌三項功能之餐具洗滌殺菌設施；水龍頭高度應高於水槽滿水位高度，以防止發生水逆流污染；假如無法供應充足之流動自來水，則應提供用畢即行丟棄之餐具。
2. 使用之竹製、木製筷子或其他免洗餐具，用畢即行丟棄。共桌分食

之場所，應提供分食專用之匙、筷、叉（即公筷母匙）。

3.製備之菜餚，應於適當之溫度分類貯存及供應，並應有防塵及防蟲等貯放食品及餐具之衛生設施。

(二)設備與器具清洗衛生規定

1.食品接觸面應保持平滑，且無凹陷或裂縫，並保持清潔。

2.用於製造、加工、調配、包裝等之設備與器具，使用前應確認其清潔狀況，使用後應再清洗乾淨；已清洗與消毒過之設備和器具，則應避免再度污染，例如前述用乾毛巾擦拭餐具會造成再污染等。

3.設備與器具之清洗及消毒作業，應防止清潔劑或消毒劑污染食品、食品接觸面及包裝材料。

(三)餐具清洗用水規定

1.凡與食品直接接觸，及清洗食品設備與用具之用水及冰塊，應符合飲用水水質標準。

2.應有足夠之水量及供水設施。

3.使用地下水源者，其水源應與化糞池、廢棄物堆積場所等污染源，至少保持十五公尺以上之距離。

4.蓄水池（塔、槽）應保持清潔，其設置地點應距離污穢場所或化糞池等污染源至少三公尺以上。

5.飲用水與非飲用水之管路系統應完全分離，管線及出水口應明顯區分，可以顏色或文字區分或說明。

(四)清潔及消毒等化學物質及用具管理

1.病媒防治使用之藥劑，應符合相關主管機關（如衛生福利部、環保署）之規定方得使用，並應明確標示，且存放於固定場所，不得有

污染食品或食品接觸面之虞，且應指定專人負責保管，必須保有管理紀錄。

2.食品作業場所內，除維護衛生所必須使用之藥劑外，其餘不得存放使用。

3.清潔劑、消毒劑及有毒化學物質，應符合相關主管機關之規定方得使用，並應予以明確標示，存放於固定場所，且應指定專人負責保管。

4.有毒化學物質應標明其毒性、使用方法及緊急處理辦法。

5.清潔、清洗和消毒用機具，應有專用場所妥善保管。

(五)使用食品用洗潔劑之一般建議

1.使用時須同時戴上塑膠手套和口罩；當清洗油煙罩（抽油煙機）時，須配帶護目鏡以保護眼睛。

2.儘量選用具有迅速去除油垢、能分解乾黏食物能力的洗潔劑，且經測試後其性質最好溫和且不會傷害人體肌膚，及具有有效除菌保持碗盤清潔衛生之功能。一般在使用洗潔劑時，若要求去除油垢的效果良好，其成分中一定會含有傷害人體黏膜及皮膚之成分，此時穿戴塑膠手套、口罩及護目鏡等保護措施絕對不可省略，當不小心碰觸到化學藥劑時，須先以大量清水進行沖洗，之後立即送醫治療。

3.屬於「無磷」或「低磷」等之清潔劑，因屬於可被生物分解的界面活性劑，可以避免其中的磷酸鹽造成環境危害，如水質優氧化等，建議優先採用。

4.使用前先閱讀標示，瞭解洗潔劑之注意事項。用完之空罐不要隨便亂丟，存放時應單獨存放。使用各種清潔劑應單獨使用，不可自行任意混合使用，以免因為混合產生化學變化，產出有毒氣體或成分。即使是好的清潔劑，若使用不當也會為健康帶來不良的影響。

5.對於標示有「小心」、「易燃」、「注意」、「危險」及「腐蝕性」等字句的產品，於拆封後尚未用完時，必須集中儲藏，並保持罐身直立，勿讓兒童誤食或誤觸。

6.清洗餐具時，應打開窗戶以保持通風。清洗後，一定要用清水充分沖洗。

第三節　餐具清洗效果的簡易檢查

如何快速確定餐具在清洗之後，其中大腸桿菌、油脂、澱粉及烷基苯磺酸鹽等項目，符合衛生標準——沒有殘留（陰性）之規定，以下為衛生福利部公布之簡易檢查方式，每家餐飲業者均可自行進行檢查。另外，生菌數檢查法可以檢驗出生菌數量，金黃色葡萄球菌檢查法則可快速檢驗出病原菌金黃色葡萄球菌。

金黃色葡萄球菌由於常存在於人體之手指、皮膚、毛髮、鼻腔及咽喉等黏膜，為身體受傷化膿之原因菌，因此也大量存在於化膿的傷口及感染的瘡疤。金黃色葡萄球菌由於對環境的抵抗力很強，因此容易污染淡水之魚貝類，也極易經由人體及其他動物而污染食品，當檢體檢驗出病原菌金黃色葡萄球菌時，便代表餐具於經過清洗及有效殺菌後，再度遭到二次污染，須立即找出原因進行改善。

一、澱粉性殘留物檢查法

澱粉性殘留物檢查法，通常使用於檢查餐具或食物容器是否清洗乾淨、是否有澱粉質（如米飯等）殘留。以下舉碘試液的檢查方法供讀者參考：

碘試液檢查法	
試藥	碘化鉀20g溶於100ml水中,再加入碘12.7g;待溶解後,取1ml加水稀釋至1,000ml即為碘試液。
檢查方法	1.取碘試液。 2.滴在供檢驗的餐具或容器上。 3.慢慢迴轉,使碘試液擴及全面。 4.有殘留澱粉時,會變成藍紫色。
建議	1.若有澱粉殘留,應改進洗滌方式,最好改用三槽式洗滌殺菌設備。 2.無法供應良好的洗滌設備時,應使用衛生筷等免洗餐具,用完即行丟棄。

二、脂肪性殘留物檢查法

脂肪性殘留物檢查法用於檢查餐具或食物容器上有無殘留油脂,作為判定是否有清洗乾淨。

蘇丹試液	
試藥、器材	取蘇丹四號或蘇丹三號0.1g溶於酒精100ml即成蘇丹試液。 1.蘇丹四號或蘇丹三號。 2.酒精。
檢查方法	1.將試液滴在供檢驗之餐具或容器上。 2.慢慢迴轉使其擴及全面。 3.用水輕輕沖洗。 4.如有殘留油脂會呈現紅色的斑點。
建議	1.若有油脂殘留,應改進洗滌方法,最好改用三槽式洗滌殺菌設備。 2.無良好洗滌設備時,請使用免洗餐具。

註:以有斑點為測定依據,塑膠容器若為粉紅色至紅色背景,測試後利用清水無法去除時,可以用藥用酒精回復原狀。

三、烷基苯磺酸鹽殘留物(清潔劑)檢查法

烷基苯磺酸鹽殘留物檢查法用於檢查餐具是否殘留有洗潔劑。

烷基苯磺酸鹽殘留物檢查法	
試藥、器材	1.甲醇　2.丙酮　3.1%花紺試液　4.10%鹽酸溶液　5.氯仿　6.滴管、試管 7.pH試紙
檢查方法	1.試管、滴管使用前，先以甲醇及丙酮洗淨。 2.以5ml的水洗滌餐具樣品。 3.將洗滌液收集至試管中。 4.加入1%花紺試液一滴。 5.加入10%鹽酸溶液調至酸性pH3，混合均勻。 6.加入與洗滌液等量之氯仿振搖混合後靜置。 7.若氯仿呈藍色，則表示樣品表面有殘留清潔劑烷基苯磺酸鹽成分。
建議	1.使用洗潔劑清洗餐具，應先浸漬後以流水沖洗至少5秒鐘以上。 2.不可用洗衣粉洗餐具或蔬果。

四、生菌數檢查法

　　生菌數檢查法係利用簡單的器具在二十四小時內測定出被採樣的飲品、食物、餐具、容器等之生菌數量（CFU/g）。其目的是用來檢測生菌數，以判定樣品是否保存良好或已遭到污染。

生菌數檢查法	
試藥、器材	1.恆溫箱　2.滅菌生理食鹽水（稀釋用）　3.滅菌吸管　4.培養膜 5.滅菌稀釋瓶
檢查方法	1.檢體之調製：依一般食品微生物之檢驗方法調製檢體，並適當稀釋成10倍、100倍、1,000倍、10,000倍等稀釋檢液。 2.培養方法： (1)從密封的錫箔包取出培養膜。 (2)翻開上塑膠膜，用滅菌吸管取稀釋檢液1ml放置在下塑膠膜中央。每種稀釋倍數之稀釋檢液都做雙重複。 (3)放入檢液後，蓋上上塑膠膜，然後在放檢液的地方，用塑膠擴散器壓成20cm^{2}的圓圈，並避免氣泡之產生。 (4)放置1分鐘讓膠凝固後，不必倒置，放到培養箱（恆溫器）於35°C培養24至48小時。 (5)培養後，取出培養膜，計算菌落在20至200個間之紅色菌落數（或紅點）。

註：事先備好無菌吸管及稀釋液，在採樣現場即可進行檢驗後帶回培養即可，受
　　測之實體樣品，就可以不必帶回實驗室。

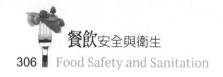

五、金黃色葡萄球菌檢查法

金黃色葡萄球菌檢查法可快速檢驗出有無金黃色葡萄球菌的殘留。

金黃色葡萄球菌檢查法	
試藥、器材	市售金黃色葡萄球菌快速檢驗試紙劑套組，或其他同類型套組。
檢查方法	1.利用試劑套組中之紙卡或是在載玻片上以油性鉛字筆畫二個圓圈（直徑約1.5cm）。 2.以套組中之牙籤或接種環沾取數個菌落，點在二個圓圈內。 3.在下邊圈內加入一滴對照試劑，在上邊圈內加入一滴測試試劑。 4.以套組中之牙籤或接種環先在下邊塗抹，使成均勻懸浮，然後以同法在上邊塗抹。 5.於塗抹過程中約30秒內，在上邊圈內即可看到凝集反應發生，否則宜拿起玻片前後左右搖動，於2分鐘內觀察。

六、大腸桿菌屬細菌檢查法

大腸桿菌屬細菌檢查法的目的是在十至十五小時內，定性判斷被採樣的食物餐具、器具、容器、手指等有無大腸桿菌屬細菌，以判斷其清潔或消毒效果。

大腸桿菌屬細菌檢查法	
試藥、器材	1.大腸桿菌屬細菌檢查試紙 2.無菌水 3.恆溫器
檢查方法	1.先將無菌水1ml注入塑膠袋內之大腸桿菌屬細菌檢查試紙。 2.取出後於被檢驗物上規律擦拭，擦拭後裝回袋內封存。 3.放置於攝氏38度左右之恆溫器，經一夜就可以檢出。 4.有大腸桿菌屬細菌時，試紙會產生紅點，若大腸桿菌屬細菌及雜菌甚多，則試紙全體會變紅或紅點會變模糊。

重點回顧

一、澱粉性殘留物檢查法：檢查餐具或食物容器是否清洗乾淨，是否有澱粉質（如米飯等）殘留。若有澱粉殘留，應改進洗滌方式，最好以三槽式洗滌或使用衛生筷，用完即丟。

二、脂肪性殘留物檢查法：檢查餐具或食物容器上有無殘留油脂，判定是否清洗乾淨。若有油脂殘留，應改進洗滌方法，最好以三槽式洗滌。當無良好洗滌設備時，則建議使用免洗餐具及紙杯。

三、烷基苯磺酸鹽殘留物檢查法：先浸漬後，以流水沖洗至少五秒鐘以上。不可用洗衣粉清洗餐具或蔬果。

四、生菌數檢查法：用簡單的器具在二十四小時內，測定出被採樣的飲食物、餐具、容器等的生菌數量（CFU/g）。

五、金黃色葡萄球菌檢查法：快速檢驗金黃色葡萄球菌。一旦檢出具有病原菌金黃色葡萄球菌時，即代表著餐具於清洗及有效殺菌過程後遭到污染，須立即找出原因並進行改善。

六、大腸桿菌屬細菌檢查法：指於十至十五小時內，定性判斷被採樣的食物餐具、器具、容器、手指等，有無大腸桿菌屬細菌，以判斷其清潔或消毒效果。

課後學習評量

一、選擇題

（　　）1.與品質確保之管理觀念是？(1)2個 σ　(2)4個 σ　(3)6個 σ　(4) 9個 σ。

（　　）2.知名的大陸俏江南餐廳來臺開分店的失敗原因為何？(1)巨資裝潢　(2)品質不佳　(3)行銷不當　(4)菜單設計不符合臺灣人胃口　，

導致在臺灣發生經營危機。

（　　）3.食用河豚易導致食物中毒等為眾所周知，因此，學校的營養午餐
在進行菜單設計時，往往會避開河豚等易發生：(1)肉毒桿菌
(2)組織胺　(3)金黃色葡萄球菌　(4)仙人掌桿菌　等易發生食物
中毒的食材，如鮪魚、鯖魚、鰹魚等鯖魚科魚類及旗魚、鬼頭
刀、秋刀魚與沙丁魚等非鯖魚科魚類。

（　　）4.柿子未成熟不能吃，係因為其含有：(1)鞣酸　(2)礦物質　(3)脂
肪酸　(4)果酸　，易與鐵質結合，妨害吸收，吃多容易嘔吐與噁
心。此外，皮也不宜多吃，其所具有的成分為慢性胃發炎、胃排
空能力差者所不宜，因為性寒，攝取過多易消化不良。空腹與飢
餓時亦不宜食用，因為易在胃中結成硬塊，產生柿石。

（　　）5.臺灣民間俚語有云：「暗頭（指晚上）吃西瓜，半暝（夜）反
症」。係因西瓜：(1)營養素高　(2)性熱　(3)性寒生冷　(4)微毒
，因此一般人不宜一次吃太多或長期大量食用；另外，西瓜水分
多，多量水分在胃裏會沖淡胃液，也會引起消化不良或腹瀉。

（　　）6.盛菜時，頂端宜略呈：(1)菱形　(2)圓頂形　(3)三角形　(4)平面
形　較為美觀。

（　　）7.蘇丹（Sudan）試劑是用於檢測餐具或食品容器之何種殘留物？
(1)澱粉　(2)油脂　(3)餘氯　(4)蛋白質。

（　　）8.我國現行的食品用洗潔劑衛生標準中，以下何種物質在有害物質
限量標準中不得檢出？(1)砷　(2)鉛　(3)甲醇　(4)螢光增白劑。

（　　）9.洗衣粉不可用來洗餐具，因其含有：(1)螢光增白劑　(2)亞硫酸
氫鈉　(3)磷酸鹽　(4)次氯酸鈉。

（　　）10.餐具經過衛生檢查其結果以下何者合格：(1)大腸桿菌為陽性，
含有殘留油脂　(2)生菌數個，大腸菌群陰性　(3)大腸桿菌陰
性，不含有油脂，不含有殘留洗潔劑　(4)大腸桿菌陽性。

（　）11.餐飲業實施HACCP（食品安全管制系統）儲存管理，生、熟食貯存應：(1)一起疊放，熟食在生食上方　(2)一起放置，熟食在生食上方　(3)分開放置，熟食在生食上方　(4)分開放置，熟食在生食下方　以避免生熟食交互污染。

（　）12.有關冰箱的敘述，下列何者為非？(1)經常除霜以確保冷藏力　(2)每天需清洗一次　(3)減少開門次數與時間　(4)遠離熱源。

（　）13.封罐良好的罐頭食品可以保存約：(1)9年　(2)3年　(3)7年　(4)5年。

（　）14.下列敘述何者不正確？(1)內包裝印刷愈漂亮愈好，所以油墨種類要多　(2)包材選擇要適合產品特性，不可一成不變　(3)食品包裝標示應合乎法律規定　(4)包材選擇亦應考慮環保因素。

（　）15.高密度聚丙烯塑膠砧板較適用於：(1)砍　(2)剁　(3)切　(4)斬。

（　）16.當油鍋著火燃燒時，下列的緊急應變處理何者為錯？(1)蓋上鍋蓋，以阻隔空氣　(2)關閉燃料開關，以免造成更大的危險　(3)不得已時以乾粉滅火器滅火　(4)以水灌救，避免繼續燃燒。

（　）17.衛生福利部規定陶瓷器、施琺瑯器具，須檢測哪兩種重金屬？(1)銅、汞　(2)鋁、錫　(3)鉛、鎘　(4)鎳、鋅。

（　）18.餐具櫥櫃宜採用下列何種材質：(1)塑膠　(2)木製　(3)不鏽鋼　(4)磁磚。

（　）19.廚房用的器具種類繁多五花八門，平常的維護、整理應由誰來負責？(1)老闆自己　(2)助廚　(3)主廚　(4)各單位使用者。

（　）20.下列哪一項設施不適合設於廚房洗手槽：(1)指甲剪　(2)香水劑　(3)消毒劑　(4)洗潔劑。

二、問題與討論

1. 請說明無患子之清潔（洗）原理。

2. 塑膠依其安全性之分類有哪些？

3. 家庭選用不鏽鋼材質餐具時應選擇什麼系列：二○○、三○○或四○○ 系列？為什麼？

4. 不沾鍋主要的作用與使用材質是什麼？

5. 餐具清洗效果之簡易檢查法有哪些？

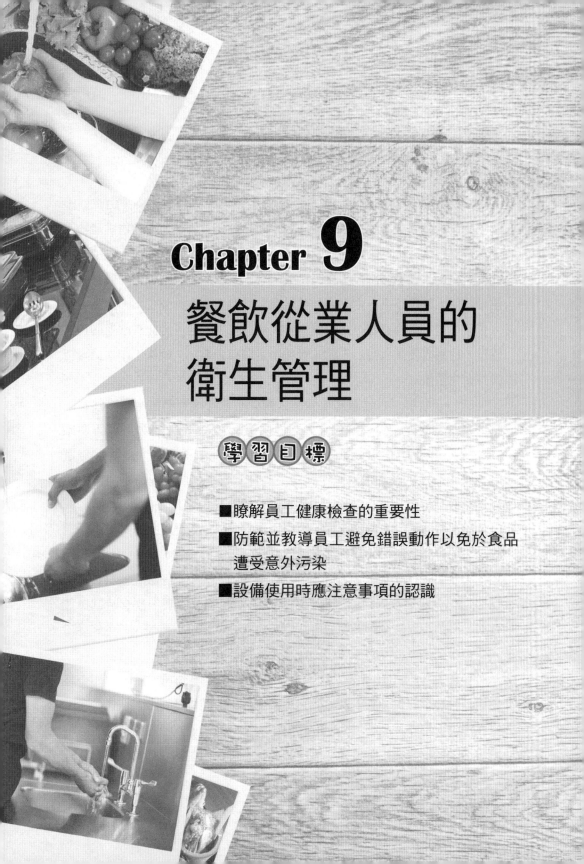

Chapter 9

餐飲從業人員的衛生管理

學習目標

- 瞭解員工健康檢查的重要性
- 防範並教導員工避免錯誤動作以免於食品遭受意外污染
- 設備使用時應注意事項的認識

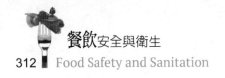

第一節　前言

　　一般會發生細菌性食物中毒，基本上多半屬於糞口污染，由糞便至嘴巴的過程遭到細菌污染循環所導致，即食品先遭到人體或動物排泄物污染後被攝取，之後在人體內增殖與產生毒素而造成中毒。因此，維持良好的個人衛生，才能減少發生糞口污染機率，始能減少發生中毒的機會。而要預防個人衛生不良，則需要加強從業人員個人衛生檢查工作。因為工作人員衛生習慣是否良好，將嚴重影響到食品衛生安全。因此餐飲業的食安管理，建議需要採取每日走動式管理與定期稽查方式，確保工作人員維持良好衛生習慣。

　　二〇一六年二月建議國人旅遊東南亞時最好購買礦泉水與吃熟食，主因是當地的阿米巴性痢疾、桿菌性痢疾及急性病毒性A型肝炎等傳染病，罹病原因主要與飲食有關；另建議民眾赴東南亞、大陸等地旅遊時，飲水最好買礦泉水，並建議食用熟食，吃東西前須先將手洗乾淨，以避免遭到傳染。阿米巴痢疾、桿菌性痢疾、急性病毒性A肝，均屬於糞口傳染，目前阿米巴痢疾與桿菌性痢疾在臺灣已很少見，民眾如果到東南亞、大陸等地旅遊，一個不注意攝取到遭到污染的食物，就會因此受到感染；因此要注意飲食衛生，一定要喝煮沸過的水，千萬不要在飲料裏加冰塊，以避免喝到生水做的冰塊，喝水也盡量買礦泉水喝，飲食時選擇熟食，並挑選環境較衛生的餐廳，吃東西之前先將手清洗乾淨，避免病從口入即可預防。

　　民國九十四年九月十六日，土城市某食品有限公司，供應中和市某國中盒餐發生疑似食品中毒事件，經衛生局送檢該校及該公司留樣餐盒計三件；另採集該食品有限公司的廚房用水、砧板、刀具及廚工手部等環境檢體，送行政院衛生署藥物食品檢驗局（今併入衛生福利部食品藥物管理

署）檢驗，結果在學校二件留樣盒餐中的「火腿片」均檢出有仙人掌桿菌陽性及腹瀉型腸毒素；另一份學校留樣餐盒檢體中，亦檢出「高麗菜」有仙人掌桿菌陽性及腹瀉型腸毒素；病患檢體中則檢出學童肛門有金黃色葡萄球菌陽性／腸毒素B型。

　　金黃色葡萄球菌中毒，常因料理食品時調理人員的個人衛生習慣不良污染食品所導致。金黃色葡萄球菌常存在於人體的皮膚、毛髮、鼻腔及咽喉等黏膜部位，過去的案例指出，員工化膿性的傷口是造成金黃色葡萄球菌中毒的主要原因，所以餐飲場所從業人員之衛生習慣不好，或手部受傷而仍從事調理食物的工作，這些都是污染食品，造成食品中毒的主因。因此，餐飲從業人員的衛生管理，重點項目應包括員工的手部衛生與衛生習慣。

　　針對食品中毒之發生，衛生局也提醒民眾，烹調及保存食物時應特別注意衛生，尤其是廚房環境設施、個人衛生及食品原材料調理等都要注意，不要混用砧板，以免食物受到污染。另外，食物的處理應掌握新鮮、清潔、迅速、盡快食用及注重個人衛生等原則，才能有效預防食品中毒之發生。

第二節　個人衛生管理

　　由第一章傷寒瑪麗之個案，得知餐飲從業人員個人衛生之重要性。食品良好衛生規範準則（附錄）之「附表二　食品業者良好衛生管理基準」第一條第一項中規定：「新進食品從業人員應先經醫療機構健康檢查合格後，始得聘僱；雇主每年應主動辦理健康檢查至少一次。」第三項另規定：「食品從業人員經醫師診斷罹患或感染A型肝炎、手部皮膚病、出疹、膿瘡、外傷、結核病、傷寒或其他可能造成食品污染之疾病，其罹患

或感染期間，應主動告知現場負責人，不得從事與食品接觸之工作。」因此，餐飲從業人員之個人衛生檢查項目，除了傷寒、結核病或梅毒性病等傳染病外，重點是A型肝炎、手部皮膚病、出疹、膿瘡及外傷等可能造成食品污染之疾病。

一、餐飲從業人員的個人衛生

(一)健康檢查

　　餐飲從業人員罹患A型肝炎、手部皮膚病、出疹、膿瘡、外傷、結核病或傷寒等疾病之傳染或帶菌期間，或有其他可能造成食品污染之疾病者，應立即停止與食品接觸有關之工作。檢查次數每年至少一次，且最好是兩次以上（每半年一次以上）。

(二)餐飲從業人員個人衛生作業要項

1. 餐飲從業人員，工作時應穿戴整齊清潔之工作衣帽（鞋），以防止頭髮、頭皮屑，以及任何夾雜物落入食品中（因此衣服應準備兩套以上，以利換洗）；而工作衣帽，只可以在工作場所穿著，一旦離開工作場所不得穿著工作衣帽（因此穿工作衣買便當也是違規，如高雄榮總規定穿開刀房手術衣，不能進入餐廳）；必要時應戴口罩。凡與食品直接接觸的從業人員，不得蓄留指甲、塗抹指甲油，以及佩戴飾物，如手錶、戒指等，且不得使塗抹於肌膚上之化粧品及藥品等污染食品或食品接觸面。常見之缺失有員工臉部化粧、塗抹口紅、手部飾品繁多、指甲過長及塗抹指甲油等。

2. 從業人員於工作中不得有吸菸、嚼檳榔、嚼口香糖（廚房須設置吸菸區或休息室，供抽菸或嚼檳榔與口香糖者使用）、飲食及其他可能污染食品（如長時間聊天或唱歌等）之行為。

3.從業人員若以雙手直接調理不經加熱即可食用之食品時，應穿戴消毒清潔之不透水手套，或將手部澈底洗淨及消毒。

4.其他：

(1)不可隨地吐痰、便溺。

(2)不可任意拋棄果皮或廢棄物。

(3)試菜時，應以小碗盛裝，試菜後不得將剩餘菜餚倒回。

(4)新進人員必須接受職前訓練，訓練內容包括：

①衛生管理規定。

②食品中毒原因分析與預防方法。

③防止食品劣變方法。

④良好衛生習慣訓練。

⑤環境衛生維護。

⑥禮儀教學。

⑦勞工安全衛生。

(5)除非必要，不得大聲交談。因為大聲交談除了容易造成注意力不集中，更會使得食品於無形中受到飛沫污染，致食品容易因飛沫感染傳染源。

(6)工作場所不得晾曬私人衣物。

(7)不可坐、躺、臥在工作檯上，以免造成污染。

(8)打噴嚏或咳嗽時，須使用衛生紙或毛巾等掩住口鼻，以免污染食物或餐具。

二、餐飲從業人員個人衛生檢查重點

假設一般餐飲從業人員之指甲長〇‧〇五公分時，細菌之數目約四千二百個；當指甲長至〇‧一五公分時，細菌數目會增至約五萬三千

個，即增加近十三倍；當指甲長約〇‧二公分時，細菌數目增加至約六十三萬個，即增加近一百五十倍；而當指甲長約〇‧三公分時，細菌數目將增至三百四十萬個，即增加近八百一十倍。顯然工作人員衛生習慣良好與否，嚴重影響食品的衛生安全，管理者為確保餐飲衛生安全，需要每日走動管理與進行稽查。

(一)每日檢查要點

每日檢查員工個人衛生之重點有（見**圖9-1**）：

1.當手部患有皮膚病、出疹、膿瘡、吐瀉與外傷時，絕對不得從事與食品接觸之工作，特別是膿瘡與外傷，經常極可能因化膿產生病原性金黃色葡萄球菌，即使手部外表包有繃帶，仍不可以直接與食物接觸。

2.更換衣帽應於更衣室中更換。

3.工作帽應能包裹前後頭髮。

4.避免穿著短褲、拖鞋及涼鞋。

5.手部勿配戴飾品。

6.頭髮要經常修剪整齊，並保持清潔。

7.指甲是否過長，或是否有塗抹指甲油。

8.工作衣帽應以「白色」為原則。

9.工作中不要挖鼻孔、抓頭髮、搔屁股或碰觸皮膚。

10.避免臉部粧與口紅；不可塗抹化粧品及藥品。

11.洗手後不得以衣服擦乾手。

12.不可用手直接接觸食品；配膳、盛飯或運送時，手指不可直接接觸到食品。

13.如廁後或手部受污染時，需洗手或（及）消毒。

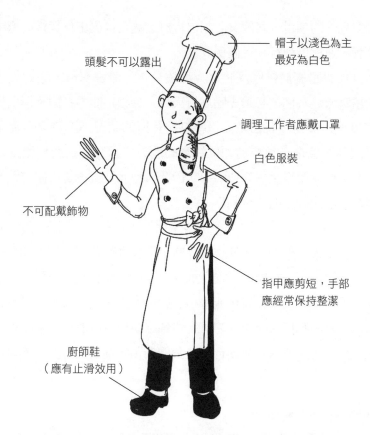

頭髮不可以露出

帽子以淺色為主
最好為白色

調理工作者應戴口罩

白色服裝

不可配戴飾物

指甲應剪短，手部
應經常保持整潔

廚師鞋
（應有止滑效用）

圖9-1　餐飲從業人員每日檢查個人衛生之重點

資料來源：陳建宏繪製。

(二)餐飲從業人員管理注意事項

　　餐飲衛生安全中，從業人員除了有可能會造成細菌性污染外，對於人員之環境安全也是必須要注意的，因為就算是最頂極的原料與技術，一個不小心，造成瓦斯氣爆或引起火災，製備再好的餐食都沒有用；二〇一七年七月著名逢甲夜市發生瓦斯氣爆，造成一人死亡十五人輕重傷，即為明證。人員安全中比較會發生問題的包括有水、電、瓦斯與刀具等設

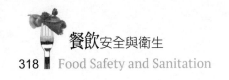
備。針對危險的項目,餐飲業必須自行訂定適合自己工作性質的標準作業程序控管,並據以執行,以確保安全。

爐灶如果是屬於供應團膳之大型爐具,一般會有母火與大火;以點燃五十爐嘴爐灶為例,必須先點燃母火後,接續始能再打開瓦斯引燃爐灶大火。母火如果在沒有點燃並繼續打開瓦斯的狀況下,將會有瓦斯外洩的情形產生,這是必須特別加以注意的地方,因為當瓦斯累積到一定量時,一有火源便會發生爆炸或氣爆,因此大型爐灶母火是否確定點燃,是使用爐灶前必須確定的安全動作。

烹調過程中,滷煮等方式由於常使用水與小火,疏忽時頂多燒焦黏鍋,危險性不大;但如果是油炸食品時,因為溫度較高,加上油品容易引燃,又不易撲滅,一旦廚師在進行油炸工作中突然有事要離開時,如果未先關火,即使是小火,也有可能會引發廚房大火,這是管理者必須特別小心注意的。針對瓦斯、水電與刀具等設備之使用時,訂定注意事項(或標準作業程序),並要求確實執行,是餐飲業預防食安與勞安意外事件的不二法門。

■使用切菜機注意事項

刀具容易造成人員傷害,特別是切菜機等高速轉動之刀具,如果未依照規定操作,一個疏忽,往往就會發生工作人員切斷手指等不幸悲劇,因此新進人員一定須先受過充足的訓練,並經測驗確認是否已熟悉操作過程規定後,始能讓新進人員操作,平時也需加強稽查是否依照標準作業程序操作以為防範,否則一旦疏忽就是一個悲劇的產生:

1.拿取刀具時,需注意刀具之刀刃面,以避免被割傷。

2.檢查刀具是否鎖緊、方向是否正確。

3.測試安全開關功能是否正常。

4.切菜機上有雜物時必須清除(清除前必須先停電關機)。

5.若有異狀時先停止使用，並立即反應。

6.須注意安全護蓋是否全程掛妥、鎖緊，且不得以任何理由在工作中私自取下。

7.確認插頭本身沒有變形、破損及潮濕等狀況，以策安全。

8.操作時身體必須維持與切菜機保持一定間距，不可碰觸或倚靠切菜機體，以免發生危險。

9.操作人員的手部必須保持乾燥，手指切勿接觸插頭前端的鐵質部位，以防觸電。

10.不可將不同機器插入相同插座。

11.發現跳電或其他異狀、氣味及聲響時應先停止使用，拔掉插頭並立即報請修理。

12.注意勿同時碰觸或操作兩台機器，以策安全。

13.發現電源燈不亮時，應先暫停使用，關掉開關，拔掉插頭，並立即反應。

14.切菜機之輸送帶鬆緊須適中並平整，不可有扭曲或變形。

15.需更換刀具時，應先將刀具與輸送帶鈕歸零，關掉主控開關後將插頭拔離插座，電源線應盤整於主控制箱，作業人員需戴上安全防護手套後，才能進行更換作業。

16.輸送帶由於會自動將蔬菜輸送入切菜機內的有效切菜作業空間並切成段，因而並不需要以人工加以推擠。蔬菜進入切菜機內之數量，一次不可太多，最好將蔬菜稍微整理併排一致，以不超過輸送帶寬度的方式擺放。

17.操作中絕對禁止將手伸入有效切菜作業空間，或伸入上段輔助輸送帶與主輸送帶之夾角內，以防止意外發生。

18.根莖類切菜機，只要將蔬菜投入漏斗槽內即可，不需加壓推擠。嚴格禁止將手伸入槽內，以防止意外發生。

19. 操作中發現有異狀或聲響，或因投入菜量過多發生卡住現象時，應立即停止使用，並於關掉主控制開關與拔掉插頭後，方可進行排除工作。

20. 操作中禁止對切菜機沖水以防意外發生，特別是電源部分。因沖水易發生導電而發生危險。

21. 盛裝蔬菜時以不超過籃框圍邊之最上端為原則，避免盛裝過高。切好的蔬菜一旦回堵到有效切菜作業空間時，嚴格禁止未停機而將手指伸入有效切菜作業空間內撥取蔬菜，以避免發生危險。

22. 中途若需換切不同種類蔬菜時，應先將刀具鈕及輸送帶鈕歸零，關掉主控制開關，再將插頭拔離插座。電源線應盤整於主控制箱，再依照規定步驟進行作業。

23. 關閉之步驟，不可次序顛倒或省略，以免造成危險。

24. 旋轉或切換開關時，手部必須保持乾燥，以防止觸電。

25. 沖洗切菜機時，水量不可太大，並防止沖水濺及其他機件部位造成危害。

26. 刀具取下或掛放時，均須配戴防護手套以防止割傷。

■ 瓦斯檢查注意事項

瓦斯管線使用一久，易於接縫處漏氣，如果漏氣累積數量大時，便會有引發火災之危險性，因此需要定期執行稽查工作：

1. 觀察瓦斯管線外觀是否有生鏽、彎曲、變形或破裂現象。

2. 塑膠管線是否有破損、裂痕或老化、變形現象。

3. 螺絲是否鎖緊，各接頭、彎頭部位是否有鬆動或斷裂。

4. 各開關功能是否正常。

5. 定期（如每週）以刷子沾肥皂水來回刷洗瓦斯管線或接頭部位，並注意接頭部位有無泡泡變大或有無瓦斯氣味或聲響。

6.火嘴是否鬆動、脫落或阻塞，燃燒情形有無異常火光或氣味。

7.一有上述問題時，檢查結果註記記號為：

(1)○：正常。

(2)×：異常。

(3)△：其他。須註明實際狀況。

8.檢查頻率及日期：每週至少檢查乙次，檢查後應簽章，日期可暫訂星期日（或五）執行檢查。

9.於每個月月初將上個月的檢查表彙整後陳核主管審閱簽章。

(三)餐飲從業人員洗手之正確方式

餐飲從業人員手部清潔與否，與外科醫師手術前是否確實消毒完全之重要性相同，外科醫師術前如果手部不乾淨，將會導致感染之問題，而餐飲從業人員於工作中手部未維持清潔，亦將導致食品遭受污染，且有引發食品中毒之虞。從業人員若遇到下列狀況時必須洗手：

1.碰觸到身體不衛生的部位，如如廁後。

2.使用手帕。

3.碰觸到不乾淨的設備與器具。

4.處理生食。

5.抽菸、咳嗽、打噴嚏等。

6.於清理餐桌或碗盤後。

以下為洗手時之正確洗手方式（如圖9-2）：

1.使用適當溫度的水。

2.以肥皂、皂液或食品用清潔劑與水混合潤濕雙手。

3.使用肥皂時，用後可先將肥皂置於水龍頭下沖洗乾淨，再將肥皂放回肥皂盛放盒。

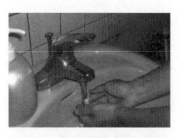
步驟一：用清水將雙手完全弄濕。

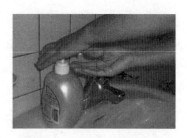
步驟二：均勻的抹上清潔劑。

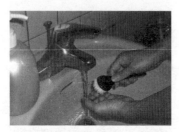
步驟三：利用乾淨的指甲刷或刷子把指尖及指甲刷乾淨。

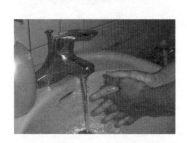
步驟四：手心手背互相搓洗至少20秒。

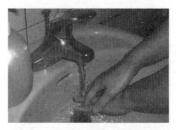
步驟五：用清水將雙手徹底沖洗乾淨。

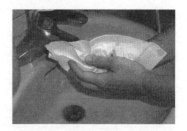
步驟六：用烘乾機或紙巾將手擦乾。

圖9-2　餐飲從業人員正確洗手步驟

4.以刷子刷洗指甲與指尖。

5.兩手手心相互摩擦。

6.一隻手掌之手心持續搓揉另一隻手掌之手背至手指。

7.雙手用力搓揉。

8.做拉手姿勢清洗指尖。

9.手尖朝上，在水龍頭下沖洗。

10.將雙手用烘乾機烘乾或以拭手紙將手擦乾。

　　根據二〇一五年醫學雜誌《柳葉刀》（The Lancet）的報導，研究人員指出，勤洗手有助降低感染機率。該研究於英國冬季流感盛行時期讓一萬六千個家庭參與該實驗，結果發現，只要勤洗手便有14％的機率可降低感染各種細菌的風險，並因此減少20％感染流感病毒的機率，同時也可減少看病及服用抗生素的次數。專家指出，多數人一天洗手的次數約五至六次，如果把一天之內洗手的次數提高到十次以上，將可大大減少細菌和病毒的傳染機會，尤其對於罹患心臟病、肺病、免疫力較差、嬰幼兒及老年人這些高危險群者而言，經常洗手可以幫助減少傳播感染機會，更可以減少看病時使用抗生素造成抗藥性的威脅。臺灣常見罹患腸病毒的案例，尤其是開學後孩童因互動與接觸頻繁，容易助長腸病毒傳播，必須勤洗手才能有效預防。

　　洗手透過保健洗手液／消毒液，有助於防止感染擴散。二〇〇五年美國疾病控制和預防中心（CDC）發表手部衛生規範準則，發布建議手洗方案，包括無水酒精製品和抗菌或非抗菌肥皂與水交替使用。

　　洗手一直是國際公認最有效、最省錢的傳染病防治方法之一，使用肥皂等洗手可以因此降低約44％罹患腹瀉機率，屬於最有效的手部清潔措施，且能有效預防腸道及呼吸道等的傳染疾病。每年的十月十五日為「世界洗手日」（Global Handwashing Day），以下為洗手時之正確洗手方式：

1.乾洗手：在手的皮膚上加入適量的乾洗手液或酒精，搓揉雙手的全部表面，直到手乾掉為止才算完成乾洗手的步驟。

2.濕洗手：

(1)濕、搓、沖、捧、擦：

①濕：在水龍頭下把雙手淋濕。

②搓：將雙手擦上肥皂，搓洗雙手之手心、手背、手指、指尖、指甲及手腕至少要洗二十秒。須特別注意指尖、指縫、拇指及手背處。

③沖：用清水將雙手沖洗乾淨。

④捧：捧水將水龍頭沖洗乾淨。

⑤擦：用乾淨的擦手紙或手帕，將雙手擦乾或烘乾。

(2)內外夾弓大立腕：

①內：雙手掌心相對，互相搓洗。

②外：右手搓洗左手手背，左手搓洗右手的手背。

③夾：兩手手指交叉，以清潔手指側面。

④弓：一手手指弓起，搓揉另一手的手心，交換手操作。

⑤大：右手握左手拇指，旋轉搓洗，再交換手操作。

⑥立：左手掌打開，右手五指立在左手掌心，搓揉指尖，再換手操作。

⑦腕：完（洗手動作結束）或清洗手腕。

三、衛生教育

餐飲業者必須對所聘僱之員工，定期稽核其衛生作業，並應持續辦理衛生教育如下：

1.新進人員衛生訓練：如衛生管理規定、食品中毒原因分析與預防方

法、防止食品劣變方法，以及進行良好衛生習慣訓練等內容。

2.在職人員繼續教育：如勞工安全與禮儀教學等。

3.衛生教育之方式與成效評估：為確定講習之效果，講習前後除了要求簽到與簽退之外，課程結束後，最好還需配合有獎徵答或隨堂測驗，以瞭解講習成效，日後才能對於演講者與聽講者之績效，進行檢討與改進。

至於衛生教育方面含括的方法如下。

(一)製作與播放影片或PPT

透過知識庫的建立以避免技術斷層是一個教育訓練重要的方式，至於知識庫的建立可藉由製作影片或PPT等，並可藉由定期或不定期的內部訓練，對員工進行技術教育。例如，中鋼於二〇一二年針對日後每年會有近六百名員工開始陸續退休；因此為了避免人力斷層，透過建立知識庫的方式作為因應。如首先由各部門挑選出五至六項關鍵專業技術，再分別利用大、中、小分類進行盤點，並且將七十年建廠後的報告予以系統化整理；然後再藉由資深同仁，將各程序進行拍攝，編輯數位教材，不僅將內隱知識轉變成文字化，更進一步將關鍵技術進行影音化，利用數位照相機及攝影機，製作數位影音教材。中鋼的這種教育方式，日後就算老師傅退休了，新人也比較不會銜接不上。

(二)針對重點員工進行特別教育

王品餐飲集團的「魔鬼式訓練營」，強調的是以高壓式情境模擬，訓練員工的抗壓性。王品集團大陸事業群執行長認為，「餐飲業是壓力很大的工作，因此抗壓性和毅力很重要。」因而王品公司創辦了業界知名的「魔鬼訓練營」的員工教育訓練方式。例如過去王品公司便曾讓員工站在車水馬龍的臺北市中山北路四段旁，高舉雙手、面目猙獰的對著馬路的六

線道另一邊進行咆哮。這種高壓式的訓練，到最後員工即便因壓力而瀕於崩潰，仍必須像行軍般對督導長官敬禮。這是王品餐飲集團內部員工升遷以前所必經的成年禮，因為該公司的董事長認為，只要是人就有被摧毀予以再造的必要；因為人性總傾向避免甚至逃避挫折，而不能發揮出原有潛能，就像是十分之九的冰山被深藏在水下般一樣。過去曾參加此一訓練的員工認為，雖然這種訓練真的比過去所有經歷過的都苦，但在訓練以後卻覺得好驕傲、很有成就感，覺得將來再也沒有可以難倒自己的事情。王品表示，完整通過營隊考驗的學員，其向心力反而變得更加強烈，離職率甚至只有沒參加者的十分之一。

再舉臺灣五崧捷運所運送的玻璃為例。五崧公司是全臺最大的報關行，更擁有全國最大運輸高科技產品的專業車隊，由於玻璃材質係屬於脆弱又易碎材料，但卻是臺灣面板產業的關鍵性材料，全臺共有超過一半的玻璃基板，都是交由五崧負責運送；而五崧貨物事故發生率，藉由以下的管理措施，兩年半內自千分之二降到萬分之四·三，擁有改善將近八成的佳績。以下是五崧公司針對重點員工進行的特別教育：

1. **學長學弟制**：規定即使過去已經具有十幾年重車駕駛經驗的司機，只要是之前沒有運輸過玻璃面板之經驗者，一律被視為學弟；而每位學弟，都會予以分配一位學長，一起出任務；各項重點教育訓練由學長帶領學弟，如上車前要求先檢查裝著面板鐵箱、上車後五大固定方式、開車過程之速度控制、轉彎方法及面板廠區卸貨等內容。受訓期間一至三個月不等，當學長認為學弟已經具有獨當一面之能力時，便可獨自上駕駛座。此外，每一季公司都會發放績效獎金，只要貨物事故發生率、車輛事故發生率及客戶滿意度，都能達到零失誤，便可以領到五萬元左右的績效獎金。為了不讓新進人員搞砸小組人員領績效獎金的好事，公司還因此特別發放一件背心給新人，提醒同組的組員幫忙注意與多看幾眼。

2.行前課程訓練：五崧公司每季都會拿著事前改好的流程，向客戶說明，等到獲得客戶的認可以後，再拿著這份文件，開始對司機同仁進行解說。除了口頭講解三十分鐘，還包括第二階段進行的三十分鐘實作，先由資深員工實際操作，其他司機觀看，如果中間有操作上的問題，可以馬上提問與釐清，以避免紙上作業缺失。

3.每日晨會：採用閒聊的方式討論工作及叮嚀行車安全重要性。每日晨會是五崧特別一再強調的，事關行車生命安全。因為當一·五噸到兩噸重的貨櫃，打到司機的身體部位時，司機就有可能立即消失不見，因此，晨會主要目的是叮嚀、提醒安全的重要性。

(三)各項衛生講座的參與及舉辦

各項食品安全與衛生講座的參與及舉辦都應安排員工不定期參與：

1.參加衛生機關（或認可機構）辦理的衛生講習。

2.自行辦理講習或講座。

3.閱讀食品安全的衛生單張或傳單。

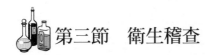

第三節　衛生稽查

一、從業人員的個人衛生稽查管理

金黃色葡萄球菌平常即存在於健康人們的皮膚和鼻子上，對於一般人頂多造成面皰和癤瘡等疾病。可是對於躺在醫院裏進行手術的病人而言，它們可是會要命的。因為它會造成傷口感染（如手部受傷會長膿即為此菌所造成）、血液感染和肺炎等。

一直以來金黃色葡萄球菌就以其極具抗藥性的能力而惡名昭彰，不

久前的研究發現，金黃色葡萄球菌居然可以突破細菌抗戰的最後一道防線用藥——萬古黴素而震驚醫學界。抗生素萬古黴素一直是醫治金黃色葡萄球菌的良藥，但在二○○二年六月，美國密西根底特律的一家醫院在一位足部潰爛的糖尿病病人身上，發現具有抵抗萬古黴素的金黃色葡萄球菌，為此震驚了當時的醫學界。當餐飲從業人員手部有創傷與膿腫時，會將金黃色葡萄球菌及其毒素傳播至食品中，導致食品中毒案件之發生，過去就曾發生從業人員手部有創傷與膿腫，包紮後仍繼續從事與食品接觸之工作，而將金黃色葡萄球菌及其毒素傳播至便當中，最後導致數千人食用便當而發生食品中毒之案件。

為了避免類似的事件發生，應要求員工維持良好健康（衛生）狀況，一旦受傷或生病時均應主動告知管理者，並應保持良好的個人衛生習慣並避免不良嗜好（如抽菸或嚼檳榔等）；至於管理單位則應透過定期或不定期的稽查工作，防範員工錯誤的衛生習慣與方式。管理者在稽查時，尤需特別注意下列事項：

1. 稽查有無手部有創傷與膿腫之工作人員。
2. 稽查保存食品有無未加蓋者。
3. 稽查員工的工作服，及抽查未著工作服者。
4. 配膳時是否未戴口罩。
5. 生食與熟食是否交叉擺放。
6. 餐廳是否乾淨，廚房是否髒亂。

二、餐飲從業人員的衛生規定

衛生法規在食品良好衛生規範準則的附表二中，對於食品業者良好衛生管理基準，及餐飲從業人員定訂有應符合下列規定（即管理者一般應稽查之事項）之規範：

1.新進從業人員應先經衛生醫療機構檢查合格後，始得聘僱。僱用後每年應主動辦理健康檢查乙次。

2.從業人員在A型肝炎、手部皮膚病、出疹、膿瘡、外傷、結核病或傷寒等疾病之傳染或帶菌期間，或有其他可能造成食品污染之疾病者，不得從事與食品接觸之工作。

3.新進從業人員應接受適當之教育訓練，使其執行能力符合生產、衛生及品質管理之要求，在職從業人員應定期接受有關食品安全、衛生與品質管理之教育訓練，各項訓練應確實執行並作成紀錄。

4.食品作業場所內之作業人員，工作時應穿戴整潔之工作衣帽（鞋），以防頭髮、頭皮屑及夾雜物落入食品之中，必要時應戴口罩。凡與食品直接接觸的從業人員均不得蓄留指甲、塗抹指甲油及佩戴飾物等，並不得使塗抹於肌膚上之化粧品及藥品等污染食品或食品接觸面。

5.從業人員手部應經常保持清潔，並應於進入食品作業場所前、如廁後或手部受污染時，依標示指示步驟進行正確洗手或（及）消毒。工作中如有吐痰、擤鼻涕或有其他可能污染手部之行為後，應立即洗淨雙手後才可再行工作。

6.作業人員於工作中不得有吸菸、嚼檳榔、嚼食口香糖、飲食及其他可能污染食品之行為。

7.作業人員以雙手直接調理不經加熱即可食用之食品時，均應穿戴消毒清潔之不透水手套，或將手部澈底洗淨及消毒。

8.作業人員個人衣物應放置於更衣場所，不得帶入食品作業場所。

9.非作業人員之出入應予以適當管理。若有進入食品作業場所之必要時，應符合前列各項有關人員之衛生管理要求。

10.從業人員於從業期間應接受衛生主管機關或其認可之相關機構所辦理之衛生講習或訓練。

11.食品業者應指派衛生管理專責人員針對建築與設施及衛生管理之情形填報衛生管理紀錄，內容應包括當日執行的前列各項工作之衛生狀況等。

12.經營中式餐飲之餐飲業，其烹調從業人員之中餐烹調技術士證持證比率須依下列規定為之：

(1)觀光旅館之餐廳：80%。

(2)承攬學校餐飲之餐飲業：70%。

(3)供應學校餐盒之餐盒業：70%。

(4)承攬筵席之餐廳：70%。

(5)外燴飲食業：70%。

(6)中央廚房式之餐飲業：60%。

(7)伙食包作業：60%。

(8)自助餐飲業：50%。

13.前述需持有中餐烹調技術士證之從業人員，應加入當地縣、市之餐飲相關公（工）會，並由當地衛生主管機關認可之公（工）會發給廚師證書。

14.廚師證書有效期限為四年，期滿得每次展延四年。申請展延者，應在該證書有效期限內接受各級衛生機關或其認可之餐飲相關機構辦理之衛生講習每年至少八小時。

15.製備時段內廚房之進貨作業及人員進出，應有適當之管制。

重點回顧

一、從業人員衛生管理工作之落實，應採取幹部走動式管理與定期稽查方式。

二、個人衛生管理重點在於手部是否有外傷、膿瘡及工作習慣是否良好。

三、大型爐灶必須先點燃母火，確定後始能開瓦斯，否則易發生瓦斯氣爆之意外事故。

四、切菜機必須由取得教育訓練合格並取得簽證之人員操作。

五、濕洗手的口訣有：(1)濕搓沖捧擦；(2)內外夾弓大立腕。

課後學習評量

一、選擇題

(　) 1.中華民國國家標準CNS分類，不鏽鋼分為200系列、300系列及400系列等；餐飲業者比較適合選用：(1)200系列　(2)300系列　(3)400系列　(4)其他。

(　) 2.不鏽鋼是為了克服鐵容易鏽蝕之缺點，於是額外添加其他金屬混合而成合金，其中：(1)鐵　(2)鎳　(3)錳　(4)鉻　的含量必須超過10.5%才能稱為不鏽鋼，添加的原因是讓鐵的表面生成很薄的氧化層，以具有防止腐蝕性氣體或液體滲透之作用，進而達到抗腐蝕、防鏽的效果。

(　) 3.合格的洗滌設備為：(1)單槽式　(2)雙槽式　(3)三槽式　(4)多槽式　的洗滌槽。

(　) 4.餐具清洗時有效殺菌槽水溫應在：(1)80℃以上　(2)80℃以下　(3)100℃以下　(4)110℃以上。

（　）5.餐具清洗時，有效殺菌乾熱法係以：(1)80℃　(2)90℃　(3)100℃　(4)110℃　以上之乾熱，加熱時間30分鐘以上。

（　）6.某觀光旅館如想申請HACCP先期輔導認證標章，下列哪一位人員務必接受HACCP系統實務訓練合格？(1)廚師　(2)會計人員　(3)衛管人員　(4)廠長。

（　）7.一般而言，下列人員中何者不是食品安全管制系統工作小組之成員？(1)衛生管理人員　(2)品保人員　(3)生產人員　(4)銷售業務人員。

（　）8.食品販賣業者良好衛生規範，下列何者不正確？(1)應設有衛生管理專責人員　(2)冷凍食品之中心溫度應保持在-18℃以下　(3)販賣場所之光線應達到200米燭光以上　(4)食品之熱藏，溫度應保持在50℃以上。

（　）9.HACCP制度與傳統衛生管理比較起來，何者不是其所具備的優點？(1)最終產品檢驗　(2)全部製程管制　(3)對於微生物污染造成之中毒較能掌握防止　(4)確保產品安全。

（　）10.下列有關食品污染之敘述，何者正確？(1)動植物原料受到生長環境污染，謂之「一次污染」　(2)食品在製造、加工、銷售、調理等過程之污染，謂之「一次污染」　(3)加熱後之食品，不怕再污染，可保存很久　(4)衛生管理工作與食物中毒之發生無關。

（　）11.下列何種材質製成之食品容器可用於微波加熱？(1)聚丙烯　(2)聚苯乙烯　(3)低密度聚乙烯　(4)高密度聚乙烯。

（　）12.餐飲從業人員至少每：(1)半年　(2)1年　(3)1年半　(4)2年　應主動健康檢查乙次。

（　）13.有關食品之毒性與安全性評估之敘述，下列何者錯誤？(1)安氏試驗（Ames test）常用於測試物質之急毒性試驗　(2)肉毒

桿菌毒素會造成急毒性中毒症狀　(3)我國食品安全衛生管理法規定，現行食品中之毒性與安全性評估乃採登記查驗制度　(4)試驗動物的物種差異會影響ADI值（每日攝取安全容許量，acceptable daily intake）。

( )14.我國食品塑膠器具、容器包裝的衛生管理中，分析高錳酸鉀消耗量之主要目的是測定：(1)易氧化物的含量　(2)單體的含量　(3)重金屬的含量　(4)無機物質的含量。

( )15.我國管理基因改造食品主要依據之法源為何？(1)食品安全衛生管理法　(2)食品良好衛生規範　(3)食品衛生標準　(4)健康食品管理法。

( )16.依行政院衛生署食品衛生標準中，有關餐具之衛生下列何者錯誤？(1)餐具中大腸桿菌群應為陰性　(2)餐具不得殘留油脂、澱粉　(3)以三槽式洗滌法清洗餐具，其第一槽之水溫應維持在43至49℃間　(4)以三槽式洗滌法清洗餐具，其第三槽為消毒作業。

( )17.在工作的餐廳中，午餐後14點開始休息，晚餐於16點開工，在這空檔的2小時中，廚房：(1)不可以當作休息場所　(2)可以當作休息場所　(3)視老闆規定　(4)視情況自行決定。

( )18.已取得行政院衛生署餐飲業食品安全管制系統先期輔導制度之標章者，若經衛生單位於半年內確認發生幾次食物中毒案件，其標章與證書將被廢止？(1)1　(2)2　(3)3　(4)4。

( )19.HACCP的特點為：(1)強調產品的全面檢驗　(2)廠房動線的嚴密規劃　(3)製程的危害分析與預防　(4)生產場所空氣品質之控制。

( )20.烹調從業人員如有剩餘的食物材料：(1)應先檢視其儲存狀況及品質，後置於冰箱保存　(2)煮成自己愛吃的口味，享受一番，以免浪費　(3)分發給同事食用　(4)一律丟棄，以免增加麻煩。

解答：

1.2 2.4 3.3 4.1 5.4 6.3 7.4 8.4 9.1 10.1

11.1 12.2 13.1 14.1 15.1 16.1 17.1 18.2 19.3 20.1

二、問題與討論

1.稽查工作人員的衛生重點有哪些？

2.請簡述濕洗手的口訣及內容。

3.衛生教育的上課內容應有哪些？

4.為什麼抽菸以後要洗手？

5.洗手時，指尖朝上有什麼意義？

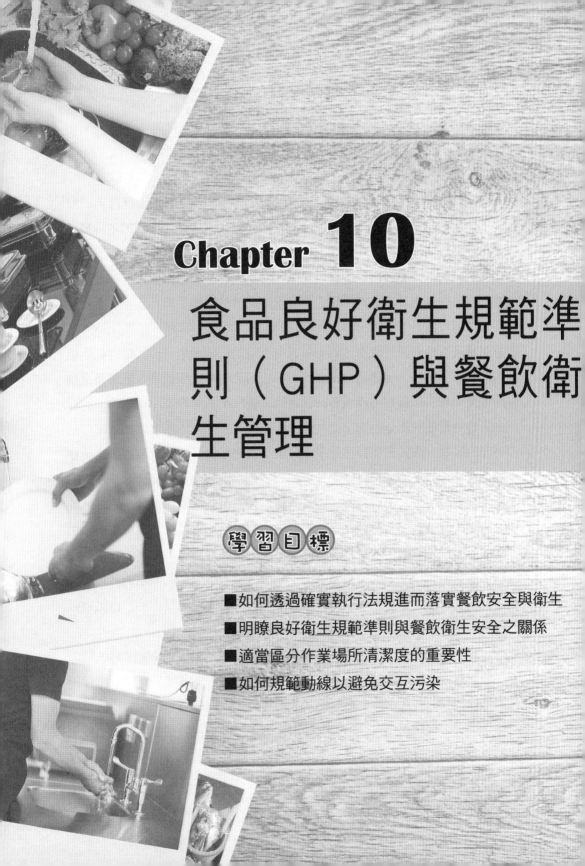

Chapter 10

食品良好衛生規範準則（GHP）與餐飲衛生管理

學習目標

- 如何透過確實執行法規進而落實餐飲安全與衛生
- 明瞭良好衛生規範準則與餐飲衛生安全之關係
- 適當區分作業場所清潔度的重要性
- 如何規範動線以避免交互污染

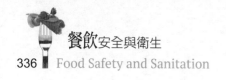

第一節　前言

　　臺灣發生之食品中毒，分析其中原因，有近四成的原因是導因於交互污染所引起，例如民國九十三年底國內知名牛排連鎖店所賣的牛排被發現部分由碎肉拼裝而成，烹調過程如果沒有全熟，吃下肚後可能會有致命之危險。消息一出，牛排業者生意大幅滑落，有些業者出面喊冤，表示賣的不是拼裝牛肉，而是把牛排去筋後重塑成形的重塑牛肉。

　　重組牛排、重塑牛肉與完整牛肉到底「差」在哪裏？差異又為何？重組或重塑牛肉如果沒有煎熟，就會有感染的風險產生。因為牛肉在重組的過程中，肉品已經經過操作者的手部接觸，有可能因此染有細菌甚至是病原菌，有引起食物中毒或致命之危險。餐飲業者解釋使用重組牛肉的理由，是為了要把部分牛肉上面的筋、中間的筋及上面的筋去除掉，使口感更佳的緣故，由於去除掉後會產生許多小塊肉，為了不浪費這些肉塊，便採用重整再利用的方式，以順利賣出這些剩餘肉塊。業者解釋重塑跟重組不同，重組牛排是使用板腱肉與碎肉拼裝後，再用機器切割成一塊一塊的牛排。二〇一六年六月因為之前部分餐飲業者沒有清楚告知消費者所使用的肉品是「重組肉」，引發消費者的不滿，依法令規定，「重組肉」是合法也是合理的產品，因此食藥署為了減少再度發生類似的問題，於是在二〇一六年一月一日起，規定販售重組肉品的業者必須清楚標示「重組肉必須全熟才能吃」。

　　重組肉主要的問題在於衛生安全，美國規定重組牛肉要經過全熟的烹飪過程，才能供應消費者食用，國內業者往往不明究理，在販賣重組牛肉時仍然問顧客「請問要幾分熟？」，也有不肖的業者，明知使用的是重組牛肉，仍標榜選用進口的高級牛肉，還建議顧客最好食用七分熟，結果消費者吃的牛排也就存在有食安上的風險，健康有危害的可能性。反觀業

者，事情一旦爆發，生意恐會一落千丈，可說是得不償失。重組肉不見得都不好。二〇一〇年曾有研究使用重組OL蛋白（卵清蛋白）飼養羊隻，作為羔羊閹割替代技術，不僅不會負面影響肉的質量與特性，而且使用重組OL蛋白飼養羊隻，羔羊不用閹割也可獲得閹割羔羊的品質。

　　要預防交互污染，只要能依照衛生福利部公告的「食品良好衛生規範準則」確實執行，便可輕鬆預防肉品因交互污染而致消費者食物中毒。依照食品良好衛生規範準則，每間餐廳都需要進行自主管理，只是自主管理一旦徒具形式，淪為書面紀錄時，將無法達到確實的衛生安全，要確保餐飲衛生安全工作，務必每天能切實落實執行。

第二節　餐飲業者衛生規範準則

　　過去「食品業者製造調配加工販賣貯存食品或食品添加物之場所及設施衛生標準」（於民國九十二年三月三十一日廢止）中明訂：「場內不得飼養動物」，因此如果有人問說：「可不可以在餐廳裏面養貓，以解決老鼠太多的問題？答案很明顯是「不可以」，因為貓是動物，而依規定餐飲場所是不得飼養動物的。但是，二〇一四年修正的食品良好衛生規範準則中，相關規定改訂為「禽畜、寵物等應予管制，並有適當之措施。」如此一來，到底可不可以在餐廳裏面飼養動物，答案很明顯就比較有彈性，只要「禽畜、寵物等應予管制，並有適當之措施。」即可，至於什麼是管制，並有適當之措施，那就需要由業者與衛生單位，彼此間互相取得共識，並依食品良好衛生規範準則法則切實執行。

　　食品良好衛生規範準則（GHP）共分為下列九大程序：

1.製程及品質管制程序。
2.倉儲管制程序。

3.運輸管制程序。

4.檢驗與量測管制程序。

5.客訴管制程序。

6.成品回收管制程序。

7.紀錄保存程序。

8.教育訓練程序。

9.衛生管理程序。

一、製程及品質管制程序

食藥署二〇一六年四至五月與各縣市衛生局稽查五十家小型製麵廠，發現有業者將裝有麵條的籃子，直接放置在發霉的地面，衛生環境堪慮。另外，共抽驗九十二件產品，其中有六件不合格（占6.5%），包括新北市「新生製麵廠」的烏龍麵檢出不能殘留的過氧化氫、桃園市「正一鼎麵條商行」的陽春麵檢出不能使用的苯甲酸、南投縣「統一製麵廠」水餃皮檢出苯甲酸、臺南市「成華製麵廠」的油麵檢出苯甲酸及過氧化氫、小拉麵檢出苯甲酸、「阿雲製麵廠」油麵檢出苯甲酸，遂於二〇一六年七月公布陽春麵、水餃皮等小型製麵廠衛生狀況及抽驗結果，違規最多的項目是驗出不能使用的苯甲酸（防腐劑），及不能殘留的過氧化氫（殺菌劑），由各地衛生局依食安法開罰三到三百萬元不等罰鍰。

散裝麵條主要銷往小麵攤，其實產品如果適度冷藏，根本不用添加苯甲酸，可能是業者的冷藏設備不夠的問題。在食品良好衛生規範準則（GHP）方面，發現有些業者不僅倉儲的管制程序不佳，就連製造環境也不佳，例如地板有孔洞、紗門紗窗不完善、未做好防蚊等措施、員工沒有體檢報告，甚至有些業者生產的麵條，沒有離地放置，而是直接將麵條籃放在發霉的地板上面；而現實生活中，網購食品業者的製造環境

往往是如此。

　　例如二○一五年九月因為發生食品業者將過期醋產品作為原料重新製作販售，引發民眾恐慌，食藥署與衛生局因此啟動國內十四家食用醋製造工廠專案稽查，結果發現九家（占64%）不符合食品良好衛生規範準則。食藥署於同年十二月公布食用醋製造工廠稽查結果，這九家不符合食品良好衛生規範的業者包括：臺灣工研公司原料、半成品、成品未分開放置；九股山食品公司（工研代工廠）包裝區貨品未標示清楚；臺灣菸酒公司屏東廠天花板發霉、水泥牆剝落等。

　　上述案例多為GHP之製程及品質管制程序出了問題，業者應依如下的程序進行應有的規範作業：

1. 使用之原材料應符合相關之食品衛生標準或規定，並可追溯來源。
2. 原材料進貨時，應經驗收程序，驗收不合格者，應明確標示，並適當處理，免遭誤用。
3. 驗收時應備有原料、材料、半成品與成品之驗收（檢驗）規範（包括品質、規格、檢驗項目、驗收標準、抽樣計畫與檢驗方法等）、檢驗分析方法、檢驗儀器操作與保養等標準與規格。
4. 原材料之暫存，應避免使烹調過程中之半成品或成品產生污染，需溫溼度管制者應建立管制基準。冷凍原料解凍時，應在能防止品質劣化之條件下進行。
5. 原材料之使用，應依先進先出之原則，並在保存期限內使用。
6. 原料有農藥、重金屬或其他毒素等污染之虞時，應確認其安全性，或含量符合相關法令之規定後方可使用。
7. 食品添加物應設專櫃貯放，由專人負責管理，並以專冊登錄使用之種類、食品添加物許可字號、進貨量、使用量及存量等。
8. 餐飲製作流程規劃應符合安全衛生原則，避免食品遭受污染。

9.烹調過程中所使用之設備、器具及容器，其操作、使用與維護應避免食品遭受污染。

10.食品在烹調作業過程中，不得與地面直接接觸。

11.應採取有效措施，以防止金屬或其他外來雜物混入食品中。

12.非使用自來水者，應針對淨水或消毒之效果，指定專人每日作有效餘氯量檢測及酸鹼值之測定，並作成紀錄以備查考：

　(1)餘氯檢測：

　　①取樣品注入比色管中。

　　②樣品1cc.加二氨二甲基聯苯試液一滴。

　　③搖勻後，立即與標準色進行比色。

　　④如呈黃色，其比色數字即為餘氯量之ppm。

　(2)酸鹼度檢測：

　　①取樣品注入比色管中。

　　②樣品1cc.加溴甲異丙酚藍試液一滴。

　　③搖勻後，立即與pH標準色進行比色。

　　④呈現的數字即為其酸鹼值。

13.烹調過程中需溫溼度、酸鹼值、水活性、壓力、流速及時間等管制者，應建立相關管制方法與基準，並確實記錄。

14.食品添加物之使用，應符合「食品添加物使用範圍及限量暨規格標準」之規定。秤量與投料應建立重複檢核制度，確實執行並作成紀錄。

15.食品之包裝，應確保於正常貯運與銷售過程中，不致於使產品產生變質，或遭受外界污染。

16.不得回收之包裝材質，使用過者不得再使用；回收使用之容器，應以適當方式清潔，必要時應經有效殺菌處理。

17.每批成品應經確認程序後方可出貨；確認不合格者，應訂定適當

處理程序，並確實執行。

18.製程與品質管制如有異常現象時，應建立矯正與防止再發措施，並作成紀錄。

19.成品為包裝食品者，其成分應確實標示。

二、倉儲管制程序

倉庫不單單只是儲存的地方，除了製程及品質管制程序所規定的先進先出管理要求外，尚包括許多重要的要求列示如下：

1.原材料、半成品及成品倉庫應分別設置或予以適當區隔，並有足夠之空間動線規劃，供物品之搬運。

2.倉庫內物品應分類貯放於棧板、貨架上，或採取其他有效措施，不得直接放置地面，並保持整潔及良好通風。

3.倉儲作業應遵行先進先出之原則，並確實紀錄。

4.倉儲過程中需溫溼度管制者，應建立管制方法與基準並確實記錄。

5.倉儲過程中應定期檢查並確實記錄。如有異狀應立即處理，以確保原材料、半成品及成品之品質與衛生。

6.有造成污染原料、半成品或成品之虞的物品或包裝材料，應備有防止交互污染之措施，否則禁止與原料、半成品及成品一起貯存。

三、運輸管制程序

「羊沒有呼吸，猜一個成語」，答案是「揚眉吐氣」（羊沒吐氣）。過去有個朋友，回臺南老家探親，返家時帶回兩隻活雞，預備要回家飼養，日後年節時可以加菜；結果在一起去臺南縣某遊樂場旅遊途中，雞放在箱型車後面，因為白天日照使得車子內溫度過高，兩隻雞竟然

不耐高溫而「揚眉吐氣」。食品運輸過程中，除了裝載數量外，溫度等的控制也是非常重要的，特別是CAS產品，要求自產製後至銷售期間之溫度，均應維持在-18℃以下。其他要求尚有：

1.運輸車輛應於裝載前檢查其裝備，並保持清潔衛生。
2.產品堆疊時應保持穩固，並能維持適當之空氣流通。
3.裝載低溫食品時，所有運輸車輛之廂體，應確保產品能維持有效保溫狀態。
4.運輸過程中應避免日光直射、雨淋、炎熱的溫度，或溼度的變動，並避免車輛發生撞擊及車內積水等。
5.有造成污染原料、半成品或成品之虞的物品或包裝材料，應有防止交互污染之措施，否則禁止與原料、半成品或成品一起運輸。

四、檢驗與量測管制程序

檢驗要有標準與依據，結果要有公信力，並足以在判別後，據以進行控制與改善，如：

1.凡設有檢驗場所者，應具有足夠空間與檢驗設備，以供進行品質管制及衛生管理相關之檢驗工作，必要時得委託具有公信力之研究或檢驗機構代為檢驗。
2.凡設有微生物檢驗場所者，應與其他檢驗場所適當隔離。
3.用於測定、控制或記錄之測量或記錄儀，應能發揮功能且必須準確，並定期校正。
4.檢驗中可能產生之生物性與化學性之污染源，應建立管制系統並確實執行。
5.檢驗所用之方法，如係採用經修改過之簡便方法時，應定期與原有

檢驗方法核對，並予以記錄。

五、客訴管制程序

　　二〇一六年三月宜蘭縣蘇澳鎮馬賽一家連鎖超商開業僅半年，有民眾反映多次購買到發霉商品，加上屢次投訴皆未獲得改善，因此憤而上網爆料，並向衛生局檢舉。一名林姓民眾在「宜蘭知識+」上PO文，氣憤表示半年內在附近商場不只一次買到發霉商品，家人五次上門投訴，都沒有獲得改善，店家處理態度消極，憤而上傳柴魚酥的發霉照，提醒前往消費的民眾小心。店長表示，柴魚酥是總公司進口再分批包裝配置到各分店，有效期限是依批發日期標示，絕無造假，送到店面時也依公司規定擺放在攝氏二度的生鮮區，都不曾發生問題，最近可能是人工包裝時未加密封，在運送過程中與空氣接觸才會產生發霉的情形，並言明日後將加強員工巡查與顧客反應的處理機制。宜蘭縣衛生局表示，袋口黴菌應該是人工裝填時，運送或保存方式有問題導致，如購買商品自行分裝，一旦標示與原保存期限不符規定，將依「食品良好衛生規範準則」第五章「食品販賣業」的作業環境等相關規定，前往稽查，限期改善。

　　上述的例子是對消費者申訴案件之處理，食品餐飲業者對於客訴應作成紀錄，除供查核外，也可作為日後教育員工以及產品品質重點稽核項目，其功能有：

1. 確認工作。
2. 確認有效且可以避免日後再度發生。
3. 必要時可以與檢舉品實物進行比對。
4. 處理過程與結果紀錄存檔備查，日後可進行分析與評估，作為改善之依據。

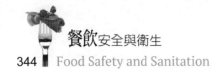

六、成品回收管制程序

食品餐飲業者必須有成品回收作業程序，並應將成品回收之處理過程作成紀錄，以供查核。

衛生署（民國八十九年一月十四日）發布的衛署食字第八九○○二三五八號公告「食品回收指引」，其目的是為確保食品衛生的安全與品質，為維護國民健康而訂定，作為廠商實施回收行動之準則。適用於食品對民眾之飲食安全發生或可能發生危害，或其品質不符規定時之廠商回收行動。

七、紀錄保存程序

紀錄是確實執行程序之證據，紀錄必須確實，才能作為日後追蹤及改善之依據；如果只是橡皮圖章，每天蓋章了事，不如不做！因此如何讓每份紀錄代表員工確實已落實執行之成果，便需要搭配管理者有技巧的稽查與要求，且必要時需佐以獎懲，才能收到實際之效果。紀錄保存程序通常包括：

1.衛生檢查表。
2.機器設備操作與維護、清洗消毒紀錄。
3.員工健康檢查紀錄。
4.教育訓練表單。
5.異常處理紀錄。
6.儀器校正紀錄。
7.倉儲溫（濕）度紀錄。
8.客訴處理紀錄。
9.成品回收紀錄。

10.有品質問題紀錄之處理程序。餐飲製作業者對這項規範所規定之有關紀錄，至少應保存至該批成品之有效日期後六個月。

八、教育訓練程序

新進人員需要職前訓練，在職人員更需要在職訓練，由於人員是企業永續經營之最佳資產，而資產之提升，就得靠教育訓練：

1.應視業務需求決定必要的訓練課程，特別是食品中毒預防、衛生安全、消防演練、勞工安全及專業在職訓練等課程。
2.對於必要的訓練課程，應訂定年度教育訓練計畫表，確實執行並評估訓練結果，如對於員工營運目標達成之貢獻度及有效性之評估。
3.對所有的教育、訓練、貢獻度及有效性均應維持適當之紀錄。

九、衛生管理程序

訂定以上各項程序之後，接續如何執行得靠選派適當位階的管理人員，定期與不定期進行走動式管理，以進行稽查工作，以將各項程序予以真正的落實：

1.依據衛生檢查表進行衛生檢查程序。
2.依據衛生環境管理程序進行檢查。
3.依據廠房設施衛生管理程序進行檢查。
4.依據人員衛生管理程序進行檢查。
5.依據清潔及消毒物質及用品管理程序進行檢查。
6.依據添加物管理程序進行檢查。
7.依據廢棄物處理程序進行檢查。
8.應設置食品衛生負責人負責衛生管理工作，且應確實執行自主檢查

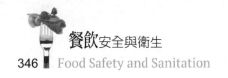
工作並留存紀錄。

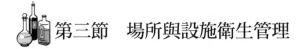

第三節　場所與設施衛生管理

　　曾有高雄某餐飲界大亨想要投資設廠生產魚餃等魚肉煉製品（魚肉或魚漿製品），他自認有一個具有「突破性且宏觀」的廠房設計方法，就是在工廠入口的一端，將新鮮的魚等原料送入，然後另外一端則是「魚餃」等製品之產出，中間全部不加間隔分開，主要的目的是要讓消費者一目了然，以確定成品確實是使用新鮮的原料所製成。當工廠申請設廠許可時，立即被衛生單位以違反法規之規定而駁回。結果該大亨相當不服氣，動員許多所謂的有力的民意代表進行「關心與關切」，並要求衛生單位同意依據其創舉設計進行設廠，結果還是被要求設置適當的分隔等改善措施後，才准予通過。

　　這位餐飲界大亨「突破性且宏觀」的廠房設計方法，其實是很有創意的，也很有想像空間，對消費者應該是很有說服力，只是在實務上，「交互污染」的問題在這種設計之下，一定會發生。為什麼需要設置適當的分隔等措施？因為入口是新鮮的海洋水產品，在自然界即會帶著病原菌如腸炎弧菌等細菌，如果不加以區隔，人員及器具在原料區與成品區來來去去，最後的魚餃等製品，保證也會因污染而帶有腸炎弧菌等細菌；因此必須採取適當的分隔措施，分隔出一般作業區與管制作業區（準作業區及清潔作業區），始能確實防止交互污染。

一、動線與空間配置

　　「動線」是餐飲業設計時之主要考量，所謂的動線，指由驗貨區

（一般作業區）→調理區（準清潔作業區）→配膳區（清潔作業區）→倉庫、外包裝室或出貨區（一般作業區）之路線，動線設計的最基本原則是不能發生交叉，如果動線交叉，代表區隔不完全，就會有發生交互污染之可能。

(一)廚房動線規劃原則

經查國內觀光旅館中取得HACCP的比率偏低，主要原因為「國內部分星級飯店多屬老飯店，飯店當初在興建時的年代較缺乏食品衛生風險的概念，為了擴大宴客廳的使用空間，往往造成廚房空間多半很窄」，而難以通過HACCP之申請。廚房動線的規劃原則（見**表10-1**）須掌握由高污染區向低污染區的原則，才能避免發生交互污染。動線的設計及規劃如果不完善，對於未來實施HACCP系統，將會是相當大的困難點。

(二)動線錯誤導致虧本的案例說明

臺中有一家餐廳開幕後高朋滿座，用餐時間總是座無虛席，並且還有高達八成的客人會回籠消費，由於營收無法衝高，導致一個月虧掉二十

表10-1　廚房動線的規劃原則

清潔區域劃分	工作場所	污染程度	空氣流向
污染作業區	進貨驗收區、前處理區、洗滌區（物料／原料／成品）倉庫	高	空氣充足
準清潔區	冷凍冷藏區、乾料貯存區、製備區、烹調區、製造調理區、緩衝區、外包裝室		空氣充足
清潔區	配膳區、內包裝區、供應區、冷卻室	低	正壓
一般作業區	辦公室、餐廳外場、更衣間、廁所、檢驗室	獨立處理	獨立系統

註：所謂正壓就是一個空間的空氣壓力大於外部，因此空氣由正壓流向負壓，以免清潔區受外部的污染。

資料來源：衛生福利部食品藥物管理署「GHP重點學習教材」。

萬元，最後為虧本經營的局面。這家食樂鈣骨鍋火鍋店，店址選在臺中健行路上、中國醫藥大學商圈的三角窗店面，地點好，不但吸引過路客，還包括學生、上班族，以及前往醫院看病、探病的顧客。餐廳的定位是平價的養身火鍋店，中午推出一百五十八元價位的優惠商業午餐，平均客單價算一算僅二百四十元，成功的吸引了人潮。開幕兩個月營業初期，在用餐時間總是車水馬龍，七十個座位，就連平日的中午都被預訂一空。客人嚐鮮後，還會有八成的回店率。只是結算獲利時，卻是不盡人意，月營收額九十五萬元、人事成本四十八萬元、物料成本四十萬元、店租九萬元、水電等雜支十八萬元，結果算下來反而虧損了二十萬元（見**表10-2**）。仔細計算各項成本，房租占營業額之比重還不到營業額的10%（9.47%），算是很好的條件；食材成本占比則為42%，略微偏高；最大問題是十個正職及十三個兼職人員的人事成本，隨後雖有進行人力的刪減，卻仍高達50%，是一般火鍋店人事成本合理比的兩倍，只是人力卻無法再進行精簡，因為食樂鈣骨鍋標榜使用大骨熬煮高鈣湯底，這個食材品質的要求需要每隔十五分鐘就攪拌大骨，以免大骨發生黏鍋燒焦，否則反而會損失掉一百五十公升的高湯，而且每隔兩小時，還必須將七十五公斤的大骨撈出來，予以放置冷卻，因此固定要派一人負責高湯室。外場則因為受限店面先天條件不足，一樓店面有十六個座位，二樓則有五十四個，三樓才是廚

表10-2　各項成本結算表

收入		支出		比率
營業額	$950,000	人事成本	$　480,000	50.53%
		物料成本	$　400,000	42.11%
		店租	$　　90,000	9.47%
		水電等雜支	$　180,000	18.95%
小計	$950,000	小計	$1,150,000	
盈虧			-$200,000	

資料來源：李義川製。

房，因此縱使二樓人滿為患，還是必須有一個服務生固定被綁在一樓，無法支援二樓；廚房的出餐也必須倚靠送餐梯配送，使得尖峰時間常會發生餐點塞車，導致客人認為服務速度太慢。仔細分析下來發現，應是廚房動線設計不良，導致阻礙作業效率及流暢度所致。

■ 廚房動線設計不良

因廚房動線設計的不良導致不論空間運用或設備擺放，都會阻礙到作業之流暢度，不但導致人力的耗費，而且每當人潮愈多，愈會造成更加的忙亂，反而無助於提高營收。例如當顧客點選大漠茴香湯底以後，負責配菜的人必須彎下腰，拿出放在配菜檯下的中藥材，一一打開塑膠袋，配好各式中藥材後，再到火爐上倒茴香高湯，最後繞過配菜臺、冰箱，才能把火鍋送到餐梯。

■ 動線規劃錯誤的分析與建議

1.翻桌率（turnover rate）的掌握與考量：翻桌率（座位周轉率）意指在一段用餐時間內，每個座位或每桌被客人使用的平均次數，是餐飲業者增加營收的重點。食樂鈣骨鍋由於客人等餐時間過長造成降低用餐意願，讓來客數受限，光看其送餐流程，不用問翻桌率，就知道客人最起碼要等十分鐘才能吃到餐，也就等於營業位子也浪費掉十分鐘。由於用餐時間都有時段上的限制，一旦第一輪客人用餐時間拖長，勢必影響到第二輪客人用餐的意願，使得平日每天來客數始終在一百五十人左右，相當於全天的翻桌率僅兩次。

2.廚房才是餐飲業的心臟：很多新手開餐廳，往往會不自覺把資源集中在外場，例如精心關注於裝潢布置及與顧客的互動模式，往往忽略了必須先將內場動線設計規劃好，而廚房其實才是屬於餐飲的心臟。一旦廚房動線設計不良，就像來不及製造子彈提供前線打仗般。動線設計之基本原則就是：「不論離峰、尖峰時段，要能夠讓

客人在點餐後兩分鐘內，就開始享用餐點。」因此在進行廚房空間設計配置前，必須預先想到整個備料、配菜與出餐之流程順序，然後再進行相關設備之擺放，讓員工先享有人性化的工作流程，才能讓出餐速度快而順利，也不會因為持續忙亂導致員工產生挫折感，使流動率增加。食樂鈣骨鍋的廚房動線問題，出在完全沒有考慮到出餐的動線。例如：

(1)冰箱放在廚房的正中間，阻斷了配菜臺及肉臺、菜梯動線，導致配菜員工，必須繞過冰箱，才能送菜（見圖10-1）。

(2)肉臺上沒有設置貨架擺放餐盤，造成切肉員工，必須繞回配菜臺取餐盤後，再把肉盤送到菜梯。

(3)三樓有個閒置空間的辦公室，卻把洗碗區擠進廚房角落，壓縮內場工作空間，一旦有第二輪消費者用餐，尤其是假日時，往往地上仍然堆疊第一輪客人用餐後的碗盤，造成工作人員動線受阻，不但延誤員工的工作速度，也讓員工因為忙亂不小心把陶瓷杯盤等餐具弄破的情形產生。

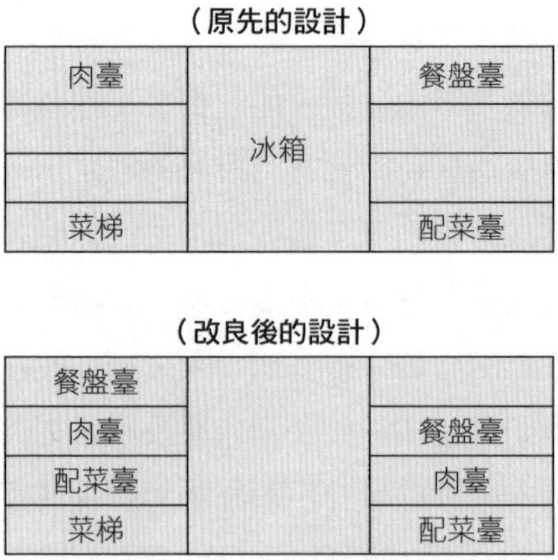

（原先的設計）

肉臺		餐盤臺
	冰箱	
菜梯		配菜臺

（改良後的設計）

餐盤臺		
肉臺		餐盤臺
配菜臺		肉臺
菜梯		配菜臺

圖10-1　出餐動線設計

資料來源：李義川製。

3.進行改變，重新配置空間：

(1)打掉廚房與辦公室隔板，將洗碗區拉出來，再把冰箱推到原本洗碗區內，免除掉冰箱的阻隔後，配菜臺與肉臺員工，可以有較大的工作空間，能更自由的在各區域走動、互相支援，也不需要在每個區域都放置一個固定人力（見**圖10-1**）。

(2)善用貨架、貨籃等收納道具：收納道具的善用屬於提高內場工作效率之秘訣。不論是廚房或倉庫，不要光利用平面方式進行擺放，或把食材堆疊成箱，而應該多利用貨架或各種容器分類，提升空間效率及工作與盤點效率。尤其是火鍋店之備料，因為餐點內容往往大同小異，在備料時，可以把各種品項，先行分裝在籃子裏，整齊擺放在配菜臺上，當客人點餐後，員工可快速抓料，而不需要每次重複打開塑膠袋，浪費工作時間，這個方式也可使配菜的銷售量一目了然，便於即時進行補貨。

餐飲業者在評估每個服務流程與設計時，往往還需要精算服務背後的成本效益。雖然食樂鈣骨鍋的財報顯示出人事比過高，深究其原因可以發現，動線設計不良是食樂鈣骨鍋生意好卻結束營業的核心問題之所在。

(三)團體膳食HACCP產品製造流程圖範例

團體膳食HACCP產品製造流程（見**圖10-2**）應注意下列事項：

1.餐飲業應依作業流程需要及衛生要求，進行有次序而整齊的配置，以避免交互污染。

2.餐飲業應具有足夠空間，以利設備安置、衛生設施、物料貯存及人員作息等，以確保食品之安全與衛生。食品器具等應有清潔衛生之貯放場所。

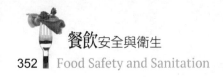
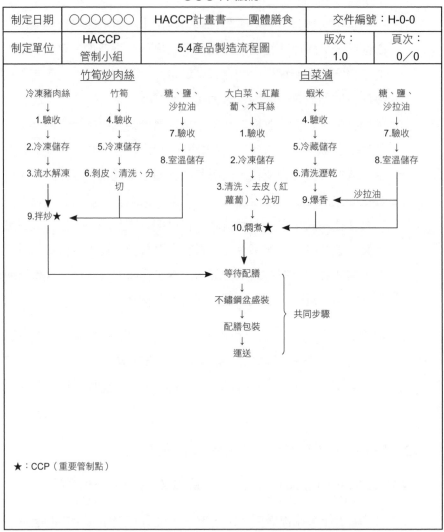

○○○中央廚房

制定日期	○○○○○○	HACCP計畫書──團體膳食	交件編號：H-0-0	
制定單位	HACCP 管制小組	5.4產品製造流程圖	版次：1.0	頁次：0／0

竹筍炒肉絲　　　　　　　　　　　　**白菜滷**

冷凍豬肉絲	竹筍	糖、鹽、沙拉油	大白菜、紅蘿蔔、木耳絲	蝦米	糖、鹽、沙拉油
↓	↓	↓	↓	↓	↓
1.驗收	4.驗收	7.驗收	1.驗收	4.驗收	7.驗收
↓	↓	↓	↓	↓	↓
2.冷凍儲存	5.冷凍儲存	8.室溫儲存	2.冷凍儲存	5.冷藏儲存	8.室溫儲存
↓	↓		↓	↓	
3.流水解凍	6.剝皮、清洗、分切		3.清洗、去皮（紅蘿蔔）、分切	6.清洗瀝乾	

9.拌炒★　←

9.爆香　←沙拉油

10.燜煮★　←

等待配膳
↓
不鏽鋼盆盛裝
↓
配膳包裝
↓
運送

｝共同步驟

★：CCP（重要管制點）

圖10-2　團體膳食HACCP產品製造流程圖範例

資料來源：衛生福利部食品藥物管理署「中央廚房式餐飲製造業建立HACCP系統參考手冊」。

3.製造作業場所內設備，與設備間或設備與牆壁之間，應有適當之通道或工作空間，其寬度應足以容許工作人員完成工作（包括清洗和消毒），且不致因衣服或身體之接觸，而污染食品、或食品接觸面與內包裝材料。

4.如設置檢驗室，應有足夠空間，以安置試驗臺及儀器設備等，並進行物理、化學、官能及（或）微生物等試驗工作。微生物檢驗場所應與其他場所做適當區隔，如未設置無菌操作箱者，須有效隔離，惟易腐敗之即食性成品應有效隔離。如有設置病原菌操作場所應嚴格有效隔離。

5.廚房與營業場所面積的占比應為：商業午餐型：＞1:10；一般餐廳型：三分之一至五分之一；觀光飯店：三分之一；學校餐廳：二分之一至五分之一。

6.烹調過程應採用有效率之爐具，因目前的中餐廳大都使用鼓風爐，雖然加熱速度快，卻會產生大量廢熱，對於廚房的空氣污染與環境衛生很嚴重，最好改用瓦斯旋轉鍋或蒸烤兩用箱。此外，油炸之油品最好使用耐炸油，以免產生大量油煙與廢熱。

7.動線安排的考量項目有：

(1)不得有交互污染之狀況。

(2)作業動線。

(3)物流動線。

(4)人員動線。

(5)廢棄物動線。

(6)水、氣（空氣與空調）與能源動線：水流與氣流規劃方向應正好與食材物流方向相反，由低污染區（如清潔區）流向高污染區（污染區），如圖10-3所示：

	污染區 （一般作業區）	準清潔區	清潔區
分類	驗收區 洗菜區 餐具洗滌區	切割區 調理區 烹調區 冷盤區	配膳區 包裝區 上菜區
水溝流向	←		
空氣流向	←		
氣壓	充足空氣	空氣補足系統	正壓
地板要求	可潮濕	乾	乾
落菌數	高	稍低	最低

圖10-3　清潔作業區之劃分

資料來源：衛生福利部食品藥物管理署「GHP重點學習教材」。

二、作業場所清潔度區分

1. 凡使用性質不同之場所，如原料倉庫、材料倉庫、原料處理場等應個別設置或加以有效區隔。

2. 凡清潔度區分不同（如清潔、準清潔及一般作業區）之場所，應加以有效隔離（如**表10-3**與**表10-4**）。

3. 餐飲業者所設立之各項建築物應堅固耐用、易於維修、維持乾淨，並應屬於能防止食品、食品接觸面及內包裝材料遭受污染（如有害

表10-3　一般餐廳清潔度區分

污染區	驗收、洗滌
準清潔區	製備、烹調
清潔區	包裝、配膳
一般作業區	辦公室、洗手間

資料來源：中華民國烹調協會美食世界雜誌社（2001）。

表10-4　餐盒業各作業場所之清潔度區分

餐飲業設施（原則上依製程順序排列）	清潔度區分	
1.驗貨區 2.去包裝區 3.原料倉庫 4.材料倉庫 5.原料處理場 6.內包裝容器洗滌場 7.空瓶（罐）整列場 8.殺菌處理場（採密閉設備及管路輸送者）	一般作業區	管制區
1.加工調理場 2.殺菌處理場（採開放式設備者） 3.內包裝材料之準備室 4.緩衝室 5.非易腐敗即食性成品之內包裝室	準清潔區	
1.易腐敗即食性成品之最終半成品之冷卻及貯存場所 2.易腐敗即食性成品之內包裝室 3.分裝區 4.配膳區	清潔區	
1.外包裝室 2.成品倉庫	一般作業區	
1.品管（檢驗）室 2.辦公室 3.更衣及洗手消毒室 4.廁所 5.其他（餐具清洗、廚餘回收、員工休息室、鍋爐室、水塔、電梯）	非食品處理區	

註：1.如另有專業規定者，從其規定。
　　2.內包裝容器洗滌場之出口處應設置於管制作業區內。
　　3.辦公室不得設置於管制作業區內（但生產管理與品管場所不在此限，惟須有適當之管制措施）。

資料來源：食品工業發展研究所（2000）。

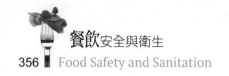
動物之侵入、棲息或繁殖等）之結構。

三、安全設施

1. 所設立之配電設施，必須能防水。
2. 電源必須有接地線及漏電斷電系統。
3. 高濕度作業場所之插座及電源開關，應採用具防水功能者。
4. 不同電壓之插座必須有明顯標示。
5. 餐飲業應依消防法令規定安裝火警警報系統。
6. 在適當且明顯之地點應設有急救器材和設備，惟必須加以嚴格管制，以防污染食品。

四、地面與排水

1. 地面應使用非吸收性、不透水、易清洗消毒、不藏污納垢之材料鋪設，且須平坦不滑，不得有侵蝕、裂縫及積水。地面滑濕時，易引起人員滑倒受傷、工作效率低、污染機會增多、人事成本增加及易滋生病原菌，不可不注意。
2. 作業場所於作業中有液體流至地面、作業環境經常潮濕，或以水洗方式清洗作業區域時，其地面應有適當之排水斜度（應在1%以上，即每一百公分長度傾斜一公分）及排水系統。（見圖10-4）
3. 廢水應排至適當之廢水處理系統，或經由其他適當方式予以處理。
4. 作業場所之排水系統，應有適當的過濾或廢棄物排除之裝置。
5. 排水溝應保持順暢，且溝內不得設置其他管路。排水溝之側面和底面接合處，應有適當之弧度（曲率半徑應在三公分以上），深度則應至少十五公分以上；排水溝本身也要維持每一百公分下降一‧五

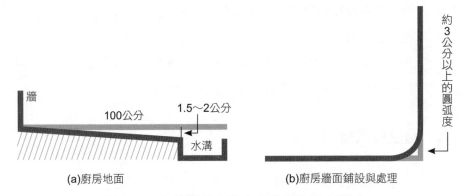

圖10-4　作業場所之排水系統應依規定設置

資料來源：臺南市政府教育局（2015）。

　　至二公分的傾斜度，以利排水。

6.排水出口，應設有防止有害動物侵入之裝置。

7.屋內排水溝之流向不得由低清潔區流向高清潔區，且應有防止逆流之設計。

五、屋頂及天花板

1.製造、包裝、貯存等場所之室內屋頂，應易於清掃，以防止灰塵蓄積，避免結露、長黴，或有成片剝落等情形發生。管制作業區及其他食品暴露場所（原料處理場除外）之屋頂，若為易藏污納垢之結構者，應加設平滑易清掃之天花板；若為鋼筋混凝土結構建築者，其室內屋頂應平坦無縫隙，且樑與樑以及樑與屋頂的接合處，宜有適當之弧度。

2.頂式屋頂或天花板，應使用白色或淺色防水材料之建築，若噴塗油漆，應使用可防黴、不易剝落且易清洗之材料。

3.蒸汽、水及電等之配管，不得設於食品暴露之直接上空，否則應設

有能防止塵埃及凝結水等掉落之裝置或措施。空調風管等宜設於天花板之上方。

4.樓梯或橫越生產線的跨道之設計構築，應避免引起附近食品及食品接觸面遭受污染，並應設立安全設施。

六、牆壁與門窗

1.管制作業區之壁面，應採用非吸收性、平滑、易清洗、不透水之淺色材料構築（但密閉式發酵桶等，實際上可在室外工作之場所者，不在此限），且其牆腳及柱腳（必要時牆壁與牆壁間、或牆壁與天花板間）應具有適當之弧度（曲率半徑應在三公分以上）以利清洗及避免藏污納垢，惟乾燥作業場所除外。

2.作業中需要打開之窗戶，應裝設易拆卸清洗且具有防護食品污染功能之不生鏽紗網，但清潔作業區內，在作業中不得打開窗戶。管制作業區之室內窗檯，檯面深度如有二公分以上者，其檯面與水平面之夾角應達四十五度以上，未滿二公分者，應以不透水材料，填補內面死角。

3.管制作業區對外出入門戶應裝設能自動關閉之紗門（或空氣簾），及（或）清洗消毒鞋底之設備（需保持乾燥之作業場所，得設置換鞋設施）。門扉應以平滑、易清洗、不透水之堅固材料製作，並經常保持關閉。

七、照明設施

照明設施一般之缺失為光度不足或無燈光罩保護，其場所與設施衛生管理如下：

1. 廠內各處，應裝設適當的採光及（或）照明設施，照明設備以不安裝在食品加工線上，有食品暴露之直接上空為原則，否則應設有防止照明設備破裂或掉落而污染食品之措施。

2. 一般作業區域之作業面，應保持一百一十米燭光以上、管制作業區之作業面應保持二百二十米燭光以上、檢查作業檯面則應保持五百四十米燭光以上之光度；而所使用之光源，應不致於改變食品之顏色。必須注意的是，在食品業者良好衛生規範準則之一般規定中，規範照明光線為一百米燭光、工作檯面或調理臺應保持二百米燭光以上，若是工廠，如餐盒工廠，則需符合本條文之規定。

八、通風設施

1. 製造、包裝及貯存等場所，應保持通風良好，必要時應裝設有效之換氣設施，以防止室內溫度過高、蒸汽凝結或異味等發生，並保持室內空氣新鮮。易腐敗之即食性成品或低溫運銷成品之清潔作業區，應裝設有空氣調節設備。

2. 有臭味及氣體（包括蒸汽及有毒氣體）或粉塵產生時，在有可能污染食品之處，應設有適當之排除、收集或控制裝置。

3. 管制作業區之排氣口，應裝設防止有害動物侵入之裝置，進氣口應有空氣過濾設備。兩者應易於拆卸清洗或換新。

4. 餐飲場所內之空氣調節、進排氣或使用風扇等設施，空氣流向不得由低清潔區流向高清潔區，以防止食品、食品接觸面及內包裝材料可能遭受污染。

5. 在營業場所不可以聞到廚房炒菜之味道，否則代表其油煙量大於油煙機排出之最大量，油煙機缺乏清洗保養以至於功能不彰，及廚房有過多廢熱及廢氣，代表廚房衛生有問題。

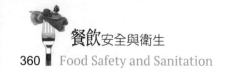
九、供水設施

1. 應能提供餐飲場所內各部所需之充足水量、適當壓力及水質之用水。必要時，應有儲水設備及提供適當溫度之熱水。
2. 儲水槽（塔、池）應以無毒，不致污染水質之材料構築，並應有防護污染之措施。
3. 食品製造用水，應符合飲用水水質標準，非使用自來水者，應設置淨水或消毒設備。
4. 不與食品接觸之非飲用水，如冷卻水、污水或廢水等之管路系統，與食品製造用水之管路系統，應以顏色明顯區分，並以完全分離之管路輸送，不得有逆流或相互交接現象。
5. 地下水源應與污染源（化糞池、廢棄物堆置場等）保持十五公尺以上之距離，以防污染。

十、洗手消毒室

1. 管制作業區之入口處，宜設置獨立隔間之洗手消毒室（易腐敗即食性成品餐飲業者則是必須設置）。
2. 室內應有泡鞋池或同等功能之鞋底潔淨設備，惟需保持乾燥之作業場所得設置換鞋設施。設置泡鞋池時，若使用氯化合物消毒劑，其有效游離餘氯濃度，應經常保持在200ppm以上。

十一、飲用水衛生管理

1. 凡與食品直接接觸及清洗食品設備與用具之用水及冰塊，應符合飲用水水質標準。

2.應有足夠之水量及供水設施。

3.使用地下水源者，其水源應與化糞池、廢棄物堆積場所等污染源，
至少保持十五公尺之距離。

4.蓄水池（塔、槽）應保持清潔，其設置地點應距污穢場所、化糞池
等污染源三公尺以上。

5.飲用水與非飲用水之管路系統應完全分離，出水口並應明顯區分。

十二、工作環境衛生管理

1.地面應隨時清掃，保持清潔，不得有塵土飛揚。

2.排水系統，應經常清理，保持暢通，不得有異味。

3.禽畜、寵物等應予以管制，並應有適當措施，避免污染產品。

十三、倉庫衛生管理

1.應依原料、材料、半成品及成品等性質之不同，區分貯存場所，必
要時應設有冷（凍）藏庫。

2.原材料倉庫及成品倉庫，應隔離或分別設置，同一倉庫貯存性質不
同之物品時，亦應適當區隔。

3.倉庫之構造，應能使貯存保管中的原料、半成品及成品的品質劣化
減低至最小程度，並有防止污染之構造，且應以堅固的材料構築，
其大小應足供作業之順暢進行，並易於維持整潔，且應設有防止有
害動物侵入之裝置。

4.倉庫應設置數量足夠之棧板，並使貯藏物品距離牆壁、地面均在五
公分以上，以利空氣流通及物品之搬運。

5.貯存食品之冷（凍）藏庫因易生長微生物，應裝設可正確指示庫內

溫度之指示溫度計、溫度測定器或溫度自動紀錄儀，並應裝設自動控制器或可警示溫度異常變動之自動警報器。

6. 冷（凍）藏庫應裝設可與監控部門聯繫之警報器開關，以備作業人員因庫門故障或誤鎖時，得向外界連絡並取得協助。

7. 倉庫應有溫度紀錄，必要時應記錄濕度。

十四、自主管理制度與紀錄處理

1. 衛生管理專責人員，除記錄定期檢查結果外，應填報衛生管理日誌，內容包括當日執行的清洗消毒工作及人員之衛生狀況，並詳細記錄異常矯正及再發防止措施。品管部門對原料、加工與成品品管，以及客訴處理與成品回收之結果，均應確實記錄、檢討，並詳細記錄異常矯正及再發防止措施。

2. 配膳部門應填報製造紀錄及製程管制紀錄，並詳細記錄異常矯正及再發防止措施。

3. 各種管制紀錄應以中文為原則。

4. 不可使用易於擦除之文具填寫紀錄，每項紀錄均應由執行人員及有關督導複核人員簽章，簽章以採用簽名之方式為原則，如採用蓋章方式則應有適當的管理辦法。紀錄內容如有修改，不得將原文完全塗銷以致無法辨識原文，且於修改後應由修改人員在修改文字附近簽章。

重點回顧

一、餐飲業者良好衛生規範準則（GHP）計分成：

1.製程及品質管制程序。

2.倉儲管制程序。

3.運輸管制程序。

4.檢驗與量測管制程序。

5.客訴管制程序。

6.成品回收管制程序。

7.紀錄保存程序。

8.教育訓練程序。

9.衛生管理程序。

二、場所與設施衛生管理計分成：

1.動線與空間配置。

2.作業場所清潔度區分。

3.安全設施。

4.地面與排水。

5.屋頂及天花板。

6.牆壁與門窗。

7.照明設施。

8.通風設施。

9.供水設施。

10.洗手消毒室。

11.飲用水衛生管理。

12.工作環境衛生管理。

13.倉庫衛生管理。

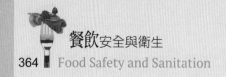

14.自主管理制度與紀錄處理。

課後學習評量

一、選擇題

( ) 1.一般會發生：(1)物理性　(2)化學性　(3)動物性　(4)細菌性食物中毒　，基本上都是屬於發生糞便至嘴巴的污染循環所導致（糞口污染），即食品先遭到人體或動物排泄物污染，並被攝取，之後在人體內增殖與產生毒素而造成中毒。

( ) 2.由傷寒瑪麗之個案可得知餐飲從業人員的：(1)品行　(2)專業職能　(3)個人衛生　(4)教育訓練　之重要性。

( ) 3.洗手口訣：(1)沖脫泡蓋送　(2)濕搓沖捧擦　(3)脫沖泡蓋送　(4)搓洗沖捧擦。

( ) 4.(1)洗手　(2)健康檢查　(3)穿工作衣服與帽子　(4)教育　一直是國際公認最有效、最省錢的傳染病防治方法之一。

( ) 5.英國的一項研究曾指出：(1)健康檢查　(2)穿工作衣服與帽子　(3)教育　(4)勤洗手　有助降低感染機率。可以因此降低14%感染各種細菌風險，並減少20%感染流感病毒機率，同時也減少看病及服用抗生素的次數。

( ) 6.食品加工違規使用的「吊白塊」，其主要的有害物質為：(1)甲醛　(2)次氯酸　(3)硫酸鈉　(4)過氧化氫。

( ) 7.下列何種洗潔劑對食品加工設備表面或鍋爐中的礦物沉積物之清洗最有效？(1)中性　(2)酸性　(3)鹼性　(4)弱鹼性。

( ) 8.有關餐食工廠之作業場所，下列何者不是位於管制作業區？(1)加工調理廠　(2)餐具貯存場　(3)內包裝室　(4)成品倉庫。

（　）9.行政院衛生福利部於民國83年所公布的「食品業者製造、調配、加工、販賣、貯存食品或食品添加物之場所及設施衛生標準」中，規定消毒餐具之有效殺菌方式為何？(1)煮沸殺菌法需溫度攝氏100℃沸水煮沸30秒鐘以上　(2)蒸氣殺菌法需溫度攝氏100℃蒸氣加熱2分鐘以上　(3)熱水殺菌法需溫度攝氏72℃熱水加熱30分鐘以上　(4)氯液殺菌法需游離餘氯量100ppm之氯水浸泡2分鐘以上。

（　）10.健康食品之原料，如為傳統食用而非以通常加工食品形式供食者，在安全性評估方面需符合下列哪項條件？(1)得免進行毒性測試　(2)應檢具基因毒性試驗及28天餵食毒性試驗資料　(3)應檢具致畸試驗及致癌性試驗資料　(4)應檢具90天餵食毒性試驗及致畸試驗資料。

（　）11.最適合作為食品加工設備的材質是：(1)鋁　(2)不鏽鋼　(3)塑膠　(4)木頭。

（　）12.下列有關食品GMP對「即食餐食工廠」各作業區場所清潔度區分之規定，何者正確？(1)原料處理場為準清潔作業區　(2)內包裝容器貯存場為一般作業區　(3)加工調理場為準清潔作業區　(4)烹調場為清潔作業區。

（　）13.有關氰酸配醣物（cyanoglycosides）的敘述，下列何者錯誤？(1)主要的有毒物質是分解所得的產物「氰酸」　(2)苦杏仁之果仁中所含有的有毒物質苦杏仁苷（amygdalin）屬於此類化合物　(3)氰酸會結合細胞色素氧化酵素中的鎂，使呼吸作用無法進行　(4)樹薯可食部分所含有氰酸配醣物可經加工去除。

（　）14.有關潛在危害性食品（potentially hazardous foods）的敘述下列何者錯誤？(1)蛋白質與碳水化合物含量高　(2)pH值在4.6以上　(3)水活性（water activity）在0.85以下　(4)水產品、畜產品、乳

製品　為常見的代表性食品。

（　）15.「食品業者良好衛生規範準則」一般規定，下列何者錯誤？(1)蓄水池每年至少清理1次　(2)蓄水池其設置地點應距化糞池3公尺以上　(3)使用地下水源者，其水源應與污染源至少保持5公尺之距離　(4)食品作業場所照明設施光線應達到100米燭光以上。

（　）16.下列何者不是食品標示規定必須包含之內容？(1)內容物名稱及重量　(2)食品添加物名稱　(3)有效日期　(4)產品加工方式。

（　）17.下列何者為最佳貯存架？(1)木製板架　(2)金屬板架　(3)木製條架　(4)金屬條架。

（　）18.降低水活性（Aw）可以增加食品的保存性，下列何種加工方式降低水活性的效果最差？(1)濃縮　(2)糖漬　(3)鹽漬　(4)醋漬。

（　）19.在食品高溫加工過程中，當食品含有下列哪類主要組成分時，容易產生丙烯醯胺（acrylamide）？(1)澱粉　(2)蛋白質　(3)油脂類　(4)維生素。

（　）20.下列控制蟲鼠害方法中應列為最後才採取的手段為：(1)使用殺蟲劑　(2)封堵食品製備場所對外的所有可能孔道　(3)定期清潔所有貯藏設施場所，以杜絕蟲鼠躲藏棲息之所　(4)正確貯存食物與處理垃圾　，並清潔工作場所表面等之食物殘渣。

解答：

1.4　2.3　3.2　4.1　5.4　6.1　7.2　8.2　9.2　10.2
11.2　12.3　13.3　14.3　15.3　16.4　17.4　18.4　19.1　20.1

二、問題與討論

1.請說明訓練計畫的5W2H。

2.請說明廚房動線的規劃原則。

3.餐飲業各作業場所依其清潔度應如何區分？

4.倉庫管理應注意的事項有哪些？

5.請問當管理者在進行庫房盤點時，若發現貨品發生短少一點點、短少很多、超出一點點及超出很多時，應該要如何處理？

Chapter 11
餐飲法規

學習目標

■透過法律條文之規定，落實餐飲衛生安全
■認識法規與落實衛生安全之轉化
■瞭解罰金與罰鍰的差別
■避免經營時違反法規

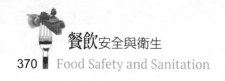
第一節　前言

　　餐飲安全與相關的衛生相關法規一直是餐飲業者所依循的準則，如上一章針對新舊法令規定不同，所提出的「廚房到底能不能養貓來抓老鼠」的討論，以及業者販售之食品品名鱈魚堡、鱈魚排，但內容物卻沒鱈魚成分，係違反了何種法規？或食品標示的「玉米粒與玉米漿是否相同」，如果不同，若包裝內裝為玉米漿，卻標示成玉米粒來販賣，很明顯的將會有詐欺的嫌疑，只是，對於詐欺行為之懲罰，屬於檢察官與推事（法官）的權責，因而在食品業的相關法規中，是否有防止業者有類似行為的規範？這些便是本章餐飲法規所要探討的內容。

第二節　餐飲安全與衛生相關法規

　　餐飲業者對於新制定並公布的各項法規均應多加留意，以免誤觸法令。例如二〇一六年七月起多項攸關民生的新制，包括家長關心的嬰兒奶粉、特定疾病配方食品等均增列須強制標示飽和脂肪、反式脂肪及糖分含量；雞蛋若經認證為友善生產系統，應標示「平飼友善生產系統」或「放牧友善生產系統」，產品未依規定標示最重可依食安法開罰三百萬元，標示不實最重可罰款四百萬元。市售嬰兒奶粉從七月一日起須依新的營養標示規範，格式也要一致化，例如嬰兒奶粉應以「每一百公克」及「每一百毫升」標示；特定疾病配方食品以「每一份量」及「每一百公克（或毫升）」標示。此外，雞蛋如果經過認證為友善生產系統，就應標示豐富化籠飼友善生產系統（指雞隻可在籠內自由活動，且提供雞隻滿足行為所需設施之生產系統）、平飼友善生產系統（指在雞舍內部或戶外，在

床面或地面能提供雞隻自由活動之生產系統）或放牧友善生產系統（指在雞舍室內及戶外，提供雞隻地面自由活動之生產系統）。另食用鹽氟的含量標示，小包裝家庭食用鹽可以添加氟化鉀及氟化鈉，品名應以「氟鹽」、「含氟鹽」或「加氟鹽」命名，但標示內容應註明「併同使用含氟鹽及氟錠前，應諮詢牙醫師意見」及「限使用於家庭用鹽」等醒語，包裝上可以宣稱「可幫助牙齒健康」。另規定自七月十一日起牛樟芝食品上市前，需將原料加工、製程規格、九十天餵食毒性試驗報告等證明文件送食藥署備查。

　　餐飲業者對於餐飲安全與衛生的各相關法均應切實遵行，切務心存僥倖，過去大多罰錢了事，現在一旦觸法除了必須認列罰鍰之外，重者歇業、鋃鐺入獄亦常有所聞，本章茲針對各項國人常見或誤觸的法規進行說明。

食品安全衛生管理相關法規

　　食品安全衛生管理的相關法規包括有「食品安全衛生管理法」（附錄一）、「食品安全衛生管理法施行細則」（附錄二）、「各類食品衛生標準」（參考衛生福利部網站）、「食品安全衛生管理法行政罰行為數認定標準」（附錄三）、「食品安全衛生管理法沒收沒入追徵追繳違法所得推估計價辦法」（附錄四）、「食品安全衛生管理法第四十四條第一項罰鍰裁罰標準」（附錄五），以及「食品良好衛生規範準則」（附錄六）等，這些法條對於餐飲業之衛生管理、食品標示與廣告管理、市售食品之查驗取締，均有明確規定，希望餐飲業者能夠於瞭解相關法規後，透過執行自主衛生管理工作，提供民眾「安全、衛生、營養」的產品，讓消費者「吃得飽」、「吃得好」、「吃得安心」及「吃得健康」。以下列舉違法情事進行所違反的法規的分析與說明，並利用實際發生案例提供參考。

(一)瞭解與食品添加物有關的法條

市售蝦米經檢出二氧化硫含量超過法令規定之標準值時，係違反了食品安全衛生管理法第十八條：「食品添加物之品名、規格及其使用範圍、限量標準，由中央主管機關定之。前項標準之訂定，必須以可以達到預期效果之最小量為限制，且依據國人膳食習慣為風險評估，同時必須遵守規格標準之規定」，因此依同法第四十七條規定：

「有下列行為之一者，處新臺幣三萬元以上三百萬元以下罰鍰；情節重大者，並得命其歇業、停業一定期間、廢止其公司、商業、工廠之全部或部分登記事項，或食品業者之登錄；經廢止登錄者，一年內不得再申請重新登錄：

一、違反中央主管機關依第四條所為公告。

二、違反第七條第五項規定。

三、食品業者依第八條第三項、第九條第一項或第三項規定所登錄、建立或申報之資料不實，或依第九條第二項開立之電子發票不實致影響食品追溯或追蹤之查核。

四、違反第十一條第一項或第十二條第一項規定。

五、違反中央主管機關依第十三條所為投保產品責任保險之規定。

六、違反直轄市或縣（市）主管機關依第十四條所定管理辦法中有關公共飲食場所衛生之規定。

七、違反第二十一條第一項及第二項、第二十二條第一項或依第二項及第三項公告之事項、第二十四條第一項或依第二項公告之事項、第二十六條或第二十七條規定。

八、除第四十八條第八款規定者外，違反中央主管機關依第十八條所定標準中有關食品添加物規格及其使用範圍、限量之規定。

九、違反中央主管機關依第二十五條第二項所為之公告。

十、規避、妨礙或拒絕本法所規定之查核、檢驗、查扣或封存。

十一、對依本法規定應提供之資料，拒不提供或提供資料不實。

十二、經依本法規定命暫停作業或停止販賣而不遵行。

十三、違反第三十條第一項規定，未辦理輸入產品資訊申報，或申報之資訊不實。

十四、違反第五十三條規定。」

此項違法情事可處罰三至三百萬元罰鍰。

因此，市售蝦米經檢出二氧化硫含量超過法令規定之標準值時，由於違反食品安全衛生管理法第十八條，依同法第四十七條第八款規定，將被處罰新臺幣三萬元以上三百萬元以下罰鍰。依照慣例，一般第一次被查獲時會處罰最低額度三萬元，如果再犯被查獲，將面臨三萬元以上三百萬元以下罰鍰，第三次違規時，可能被罰三百萬元；另外，情節重大者，得命其歇業、停業一定期間、廢止其公司、商業、工廠之全部或部分登記事項，或食品業者之登錄；經廢止登錄者，一年內不得再申請重新登錄。

依此原則，檢驗食品時如果有下列這些不同的情況，如檢驗「牛肉乾」及「豬肉絲」時，發現兩項食品中的防腐劑，苯甲酸及己二烯酸含量超過標準；「豬肉乾」雖被檢出含有防腐劑且未超過標準值，但是該產品卻沒有在包裝上註明有添加防腐劑；標榜「本產品不含防腐劑」的豬肉乾，卻被檢出添加防腐劑；肉乾檢出實際測得內容物重量，小於CNS12924（中國國家標準）的規定等等，這些均屬於違反食品安全衛生管理法之規定，均要受罰，但是處罰有什麼不同呢？由附錄一食品安全衛生管理法（參見揚智官網或全國法規資料庫）中將可找出適當解答。

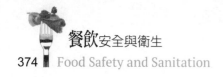

(二)瞭解採購法與促參法

　　政府採購法或促參法與餐飲業有什麼關係？跟政府機構做生意，是用採購法還是用促參法比較有利？為什麼以前只聽過採購法，現在卻都採用促參法呢？經營餐飲業者不像「高鐵」般需要大量資金，為何要瞭解促參法？根據瞭解，目前國內各大醫院及公立機構中，為了提升服務品質，增加收入，均陸續開設商場，其中很多公家單位，都是採用促參法或採購法，以最有利的得標方式辦理。因此，想在公家單位的商場中從事餐飲工作，瞭解促參法與採購法等相關法規之規定，是非常重要的。

(三)瞭解食品安全衛生管理法相關的法條

■違反食品安全衛生管理法第八條第一項

　　「食品業者之從業人員、作業場所、設施衛生管理及其品保制度，未符合食品良好衛生規範準則第四條至第二十條、第二十二條至第四十五條規定，經命其限期改正，屆期不改正……」，依照同法第四十四條第一項第一款，處新臺幣六萬元以上二億元以下罰鍰。但是六萬元以上二億元以下罰鍰之裁罰基準為：

  1.依違規次數，按次裁處基本罰鍰(A)如下：
  　(1)一次：新臺幣六萬元。
  　(2)二次：新臺幣八萬元。
  　(3)三次：新臺幣十萬元。
  　(4)四次：新臺幣十二萬元。
  　(5)五次以上：新臺幣十六萬元。
  2.有下列加權事實者，應按基本罰鍰(A)裁處，再乘以加權倍數作為最終罰鍰額度。違規次數：自主管機關查獲違規事實當日起前十二個月內違反本法第四十四條第一項第一款有關食品良好衛生規範準

則部分裁罰次數計算。其餘請參考食品安全衛生管理法。

■違反食品安全衛生管理法第八條第二項

「經中央主管機關公告類別及規模之食品業，未符合食品安全管制系統準則第三條至第十二條規定，經命其限期改正，屆期不改正……」，依照同法第四十四條第一項第一款，處新臺幣六萬元以上二億元以下罰鍰。但是六萬元以上二億元以下罰鍰之裁罰基準為：

1.依違規次數，按次裁處基本罰鍰(A)如下：

(1)一次：新臺幣六萬元。

(2)二次：新臺幣八萬元。

(3)三次：新臺幣十萬元。

(4)四次：新臺幣十二萬元。

(5)五次以上：新臺幣十六萬元。

2.有下列加權事實者，應按基本罰鍰(A)裁處，再乘以加權倍數作為最終罰鍰額度。違規次數：自主管機關查獲違規事實當日起前十二個月內違反本法第四十四條第一項第一款有關食品安全管制系統準則部分相同條款裁罰次數計算。其餘請參考食品安全衛生管理法。

■違反食品安全衛生管理法第十五條第一項第一款、第二款、第六款、第八款、第九款或第十六條第二款至第四款

「一、食品或食品添加物有下列情形之一者，進行製造、加工、調配、包裝、運送、貯存、販賣、輸入、輸出、作為贈品或公開陳列：(一)變質或腐敗。(二)未成熟而有害人體健康。(三)受原子塵或放射能污染，其含量超過安全容許量。(四)逾有效日期。(五)從未於國內供作飲食且未經證明為無害人體健康。二、食品器具、食品容器或包裝、食品用洗潔劑有下列情形之一，進行製造、販賣、輸入、輸出或使用：(一)易生不良化學作用者。(二)足以危害健康者。(三)其他經風險評估有危害健康之虞

者。……」，依照同法第四十四條第一項第二款，處新臺幣六萬元以上二億元以下罰鍰。但是六萬元以上二億元以下罰鍰之裁罰基準為：

1.依違規次數，按次裁處基本罰鍰(A)如下：

  (1)一次：新臺幣六萬元。

  (2)二次：新臺幣八萬元。

  (3)三次：新臺幣十萬元。

  (4)四次：新臺幣十二萬元。

  (5)五次以上：新臺幣十六萬元。

2.有下列加權事實者，應按基本罰鍰(A)裁處，再乘以加權倍數作為最終罰鍰額度。違規次數：自主管機關查獲違規事實當日起前十二個月內違反本法第四十四條第一項第一款有關食品安全管制系統準則部分相同條款裁罰次數計算。其餘請參考食品安全衛生管理法。

■違反食品安全衛生管理法第十五條第一項第三款、第七款、第十款或第十六條第一款

「一、食品或食品添加物有下列情形之一者，進行製造、加工、調配、包裝、運送、貯存、販賣、輸入、輸出、作為贈品或公開陳列：(一)有毒或含有害人體健康之物質或異物。(二)攙偽或假冒。(三)添加未經中央主管機關許可之添加物。二、食品器具、食品容器或包裝、食品用洗潔劑有下列情形之一，進行製造、販賣、輸入、輸出或使用：(一)有毒者。……」，依照同法第四十四條第一項第二款，處新臺幣六萬元以上二億元以下罰鍰。但是六萬元以上二億元以下罰鍰之裁罰基準為：

1.依違規次數，按次裁處基本罰鍰(A)如下：

  (1)一次：新臺幣十二萬元。

  (2)二次：新臺幣二十四萬元。

  (3)三次：新臺幣三十六萬元。

(4)四次：新臺幣五十萬元。

(5)五次以上：新臺幣六十五萬元。

2.有下列加權事實者，應按基本罰鍰(A)裁處，再乘以加權倍數作為最終罰鍰額度。其餘請參考食品安全衛生管理法。

■違反食品安全衛生管理法第十五條第一項第四款

「食品或食品添加物染有病原性生物，或經流行病學調查認定屬造成食品中毒之病因者，進行製造、加工、調配、包裝、運送、貯存、販賣、輸入、輸出、作為贈品或公開陳列。」，依照同法第四十四條第一項第二款，處新臺幣六萬元以上二億元以下罰鍰。但是六萬元以上二億元以下罰鍰之裁罰基準為：

1.依違規次數，按次裁處基本罰鍰(A)如下：

(1)一次：新臺幣六萬元。

(2)二次：新臺幣三十萬元。

(3)三次：新臺幣六十萬元。

(4)四次：新臺幣一百萬元。

(5)五次以上：新臺幣一百七十萬元。

2.有下列加權事實者，應按基本罰鍰(A)裁處，再乘以加權倍數作為最終罰鍰額度。其餘請參考食品安全衛生管理法。

■違反食品安全衛生管理法第十五條第一項第五款、第四項

「一、食品或食品添加物有下列情形之一者，進行製造、加工、調配、包裝、運送、貯存、販賣、輸入、輸出、作為贈品或公開陳列：殘留農藥或動物用藥含量超過安全容許量。二、國內外之肉品及其他相關產製品，除依中央主管機關根據國人膳食習慣為風險評估所訂定之安全容許標準者外，檢出乙型受體素。」，依照同法第四十四條第一項第二款，處新臺幣六萬元以上二億元以下罰鍰。但是六萬元以上二億元以下罰鍰之裁罰

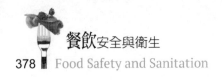
基準為：

1.依違規次數，按次裁處基本罰鍰(A)如下：
(1)一次：新臺幣六萬元。
(2)二次：新臺幣十二萬元。
(3)三次：新臺幣二十四萬元。
(4)四次：新臺幣三十六萬元。
(5)五次以上：新臺幣五十萬元。
2.有下列加權事實者，應按基本罰鍰(A)裁處，再乘以加權倍數作為
最終罰鍰額度。其餘請參考食品安全衛生管理法。

■違反食品安全衛生管理法第五十二條第二項
「經主管機關依本法第五十二條第二項規定，命其回收、銷毀而不
遵行。」，依照同法第四十四條第一項第三款，處新臺幣六萬元以上二億
元以下罰鍰。但是六萬元以上二億元以下罰鍰之裁罰基準為：

1.依違規次數，按次裁處基本罰鍰(A)如下：
(1)一次：新臺幣六萬元。
(2)二次：新臺幣三十萬元。
(3)三次：新臺幣六十萬元。
(4)四次：新臺幣一百萬元。
(5)五次以上：新臺幣一百七十萬元。
2.有下列加權事實者，應按基本罰鍰(A)裁處，再乘以加權倍數作為
最終罰鍰額度。其餘請參考食品安全衛生管理法。

■違反食品安全衛生管理法第五十四條第一項
「違反中央主管機關依第五十四條第一項所為禁止其製造、販賣、
輸入或輸出之公告。」，依照同法第四十四條第一項第三款，處新臺幣六

萬元以上二億元以下罰鍰。六萬元以上二億元以下罰鍰之裁罰基準為：

1.依違規次數，按次裁處基本罰鍰(A)如下：

(1)一次：新臺幣六萬元。

(2)二次：新臺幣三十萬元。

(3)三次：新臺幣九十萬元。

(4)四次：新臺幣一百五十萬元。

(5)五次以上：新臺幣二百五十萬元。

2.有下列加權事實者，應按基本罰鍰(A)裁處，再乘以加權倍數作為最終罰鍰額度。其餘請參考食品安全衛生管理法。

以上所列罰鍰裁罰標準，係二○一六年五月十二日配合二○一五年十二月十六日新修正之食品安全衛生管理法立法而實施者。雖然這些罰鍰的裁罰標準比較複雜，因為處罰金額從新臺幣六萬元以上到二億元以下罰鍰，其中金額差距很大，因此予以條列，實際裁罰時，這些條文均需要客觀標準來加以輔佐。

(四)實際發生之案例

■案例一　防腐劑「苯甲酸」添加物含量超標

二○一三年五月市售菜脯添加超標防腐劑，檢方將涉案的負責人及其堂哥，偵訊以後各以五萬元交保。同年九月嘉義市一位七十歲的林姓老翁，過去在湖內里工廠製造菜脯，結果卻添加超標三倍的防腐劑「苯甲酸」。

市售菜脯添加防腐劑超過法令規定之標準值時，係違反食品安全衛生管理法第十八條：「食品添加物之品名、規格及其使用範圍、限量標準，由中央主管機關定之。前項標準之訂定，必須以可以達到預期效果之最小量為限制，且依據國人膳食習慣為風險評估，同時必須遵守規格標準

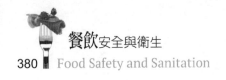
之規定。」

又依同法第四十七條規定：「有下列行為之一者，處新臺幣三萬元以上三百萬元以下罰鍰；情節重大者，並得命其歇業、停業一定期間、廢止其公司、商業、工廠之全部或部分登記事項，或食品業者之登錄；經廢止登錄者，一年內不得再申請重新登錄……」（如前述）

因此，市售菜脯添加防腐劑超過法令規定之標準值時，由於違反食品安全衛生管理法第十八條，依同法第四十七條規定，將被處罰新臺幣三萬元以上三百萬元以下罰鍰。依照慣例，一般第一次被查獲時會處罰最低額度三萬元，如果再犯被查獲，將面臨三萬元以上三百萬元以下罰鍰，第三次違規時，除可能被罰三百萬元外；另外，情節重大者，並得命其歇業、停業一定期間、廢止其公司、商業、工廠之全部或部分登記事項，或食品業者之登錄；經廢止登錄者，一年內不得再申請重新登錄。

■案例二　標示、宣傳或廣告與事實不符

過去藉由藝人投資作宣傳，在臺灣暴紅的知名連鎖麵包店後來在大陸開設分店，在上海最知名的南京東路步行街商圈開幕。由於名人效應加持與大肆宣傳，首日開幕即造成轟動。二〇一〇年十二月第一家門市開張，在短短不到三年的時間，臺灣、香港、上海展店二十一家。二〇一三年三月一名香港部落客在網路貼文，踢爆該麵包店使用人工香精，經臺北市衛生局稽查結果，證實業者確實使用九種人工香料，顯然與「採用天然素材、不含化學合成添加改良劑」的訴求相違背。後來麵包店遭到臺北市衛生局開罰十八萬元，開罰標準係依違反食品安全衛生管理法第二十八條第一項之規定：「食品、食品添加物、食品用洗潔劑及經中央主管機關公告之食品器具、食品容器或包裝，其標示、宣傳或廣告，不得有不實、誇張或易生誤解之情形。」依據同法第四十五條予以開罰十八萬元：「違反第二十八條第一項或中央主管機關依第二十八條第三項所定辦法者，處新臺幣四萬元以上四百萬元以下罰鍰。」

■案例三　名為鱈魚堡、鱈魚排卻沒有鱈魚成分，是否構成刑法
詐欺罪？

　　二〇一五年十一月衛福部食藥署食品組、彰化縣衛生局及彰化檢方研究多日的鱈魚堡、鱈魚排沒有鱈魚成分一案，最後彰化檢方只以違反食品安全衛生管理法、刑法妨害農工罪嫌偵辦。

　　為何檢方認為未構成詐欺罪責？此案與早期市售鳳梨酥一樣，鳳梨酥的餡不是鳳梨，是使用冬瓜所熬製，業者在產品原料寫得很清楚。此次光大食品公司包裝紙箱寫著「手工日式鱈魚排」，主要原料卻寫明是「巴沙魚肉（重組肉）」，因此難以扣上詐欺的罪名；只能以業者偽稱產地是「臺灣」，依妨害農工商罪究辦。

　　巴沙魚是淡水養殖的芒鯰，又叫龍利魚，屬於泰國地區湄公河流域特有的優質經濟魚類，因為臺灣消費者對「鯰仔魚」印象不是很好，光大食品公司知道此點，因此不寫芒鯰，而冠上讓人搞不清楚的「巴沙魚」，利用魚目混珠的手法進行牟利。

■案例四　黑心食品

　　二〇一六年六月高雄業者瑪尚緣國際公司及尚美窗簾，遭檢警及衛生單位查獲從大陸、越南進口過期芋頭產品，涉嫌竄改有效期限標籤後，再以臺灣大甲芋頭名號賣給下游業者。初步清查，這批黑心芋頭已銷往北中南共七個縣市，連製造大漢豆腐的川武食品也名列其中。高雄地檢署於六月一日查獲業者有竄改芋頭產品有效日期及原產地之嫌，並發現有部分商品已過期一個月，當場清點封存涉嫌產品二公噸。

　　業者自中國及越南進口芋頭後，以三公斤裝、品名標示「大武檳榔心芋頭塊」、「荔香芋角」、「油炸芋頭」等名義販售，販售給不知情的食品公司製成火鍋料、芋圓及芋餅等產品，鋪貨點遍布臺北市、新北市、桃園市、臺中市、嘉義縣、高雄市共七個縣市，鑑於可能已流入市面

上各大火鍋、餐飲店及超市，衛生局表示，業者販售食品疑超過有效日期，已涉違反食品安全衛生管理法第十五條第一項第八款之規定，依法必須沒入銷毀，可處新臺幣六萬元以上二億元以下罰鍰。

■ 案例五　過期食品

二〇一六年五月新北市衛生局追查發現，廠商漁洋國際公司，將冰存超過十年的花魚一夜干及過期五年的白蝦出貨，分別賣給福華、老爺、天籟、六福皇宮、君品及雲品等著名飯店。其中查扣冰存最久的是草蝦，該食品於十一年前即已入庫。

冷凍水產品的有效期限通常為一至二年，漁洋公司部分水產品冰存最久的食品竟然長達十一年，衛生局呼籲曾向漁洋進貨的業者自主下架並通報，一旦被查獲隱瞞販賣過期品，將依法開罰三萬到三百萬元不等。後來查出漁洋公司於二〇一一年以前入庫的產品總計有十二項，包括有二〇〇五年入庫的草蝦、二〇〇七年入庫的花魚一夜干，其中花魚一夜干還陸續出貨，於二〇一六年還出貨三十公斤；而過期五年的白蝦，從二〇一五年迄案發至少賣出約五百公斤。漁洋公司除了有「冰存舊品」繼續出貨販售圖利的問題外，稽查人員清點漁洋公司三處冷凍倉庫，尚發現漁洋公司自二〇一一至二〇一四年入庫的水產品，無法提出產品效期依據，並於二〇一六年仍陸續將沙蟹母、冷凍魷魚、小卷等一百七十項產品出貨圖利。新北地檢署表示，漁洋公司涉嫌違反食安法、詐欺取財、對商品為虛偽標記等罪嫌，金額可能超過二億。

「漁洋國際」涉嫌竄改海鮮保存期限案，根據瞭解是離職員工扮演「吹哨人」檢舉，才讓全案曝光。而根據新北市修正的食安檢舉獎勵辦法，如果日後市府對漁洋公司裁定的裁罰為最高金額兩億元罰鍰，檢舉人又符合檢舉獎勵資格，最高將可獲得一億元獎金。依據公平交易法「窩裏反條款」，鼓勵企業內部員工扮演「吹哨人」，挺身檢舉不法，獎金可達罰鍰金額的一成。新北市政府於二〇一三年十一月公布的「新北市食安檢

舉獎勵辦法」，則將檢舉獎金拉高到罰金的五成。新北市衛生局表示，二〇一六年食品安全衛生管理法最高裁罰金額兩億元，因此依獎勵辦法，檢舉人最高可獲一億元；如果確認有刑責而不另處行政罰鍰時，檢舉人仍可獲最高一百萬元獎金。衛生局表示，只要在食安違法案件尚未被發現、調查前，檢舉人都可以書面、口頭、電話、傳真或電子郵件等方式向衛生局檢舉，並留下個人資料、具體檢舉事證，即完成檢舉程序，日後也有機會領取最高一億元的高額獎金。

■案例六　保健不保健食品

　　二〇一六年七月知名健康食品業者世鴻藥業，因為涉嫌販賣過期葉黃素「幼添明嚼錠」等健康食品，而且葉黃素等保健成分不到標示的30%，幾乎毫無保健效果，因此遭雲林地檢署依違反食品安全衛生管理法及詐欺罪嫌偵結起訴，建請法院沒入不法所得四千多萬元。世鴻進口保健食品，每顆平均成本只有一元，分裝銷售後，每顆售價平均二十二元；以一年銷售二百萬顆進行計算，獲利至少四千萬元，而業者從二〇〇六年就以類似手法行銷獲取暴利。衛福部食藥署於二〇一六年三月稽查連鎖藥局，發現世鴻藥廠生產的「幼添明嚼錠」標示葉黃素含量為五毫克，經查實際檢驗只有一‧四毫克，落差近四倍之多，成分明顯不足。檢方持續追查，進一步發現世鴻疑回收過期成品混充新品後再出售，並且透過藥師、電視名嘴進行宣傳，以取得市場信任，才在國內藥妝店或連鎖藥局銷售。案發後負責人及產品經理、貿易商等四人被羈押，並坦承犯行，交出四千多萬元不法所得。

■案例七　製造假羊肉謀取暴利

　　二〇一五年九月因為進口羊肉價格不斷飆漲，新北市何姓業者、高雄市黃姓業者涉嫌從二〇一四年開始，為降低成本，使用豬肉灌水、混合黏著劑後，依不定比例摻入羊肉中，不法獲利總計達二千六百多萬元，高

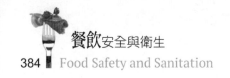
雄地檢署依違反食安法、詐欺等罪嫌起訴，籲請法院從重量刑。

　　負責人為了降低購買羊肉的成本，從二〇一四年一至十一月間在新北市新莊區、高雄市橋頭區，指示員工以豬肉按不同比例摻入羊肉內販售。檢方調查，何男共販售十四萬五千多公斤的混合羊肉，詐得二千二百七十九萬元，黃某則銷售一萬五千多公斤的假羊肉，詐得三百五十二萬元。何姓業者指示員工將假羊肉依摻入羊肉比例，分為A、B、C三個等級出售，等級A的假羊肉是以低成本的豬臉頰肉加入羊肉，而等級C的羊肉只是加入羊油的豬肉，完全不是羊肉，製品賣給不知情的下游廠商。黃姓業者夥同妻子使用黏著劑（乾酪素鈉、麥芽糊精），以羊、豬比例二比一進行組合，再切片裝箱，銷往高雄、屏東等四十八家火鍋業者、肉品廠商。

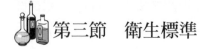

第三節　衛生標準

　　各式各樣之衛生標準依照不同食品，各有其不同之要求，各食品均應符合其規定（見附錄一至附錄三，參見揚智官網）。經營餐飲業，需事先瞭解法規，符合法令規定是基本要求，不能等到被查獲違規時，才說「我不知道有這個規定」或「為什麼不抓別人，卻先取締我？」違規時被罰事小，商譽一經媒體披露，往往已大受損傷，屆時再埋怨都於事無補，倒不如事前多瞭解法律規定，確實遵守才是正途。

衛生標準不合格之案例介紹

　　夏天賣冰最常被檢出大腸桿菌不符合規定。大腸桿菌為兼性厭氧性細菌，大部分是屬於無害且生長在健康人的腸道之中，可以製造並提供人

體所需的維生素B$_{12}$和維生素K，也能抑制其他病菌的生長。大腸桿菌在自然界之分布相當廣泛，一般棲息在人類與溫血動物的腸道，故可同時作為食品安全性指標（因為大腸桿菌存在於腸道，一旦食品經檢出含大腸桿菌時，便代表該食品已遭到糞口污染）。

冬天賣冷凍食品則最常被查出生菌數過高。如販賣的乳品酸度過高；皮蛋含鉛太多，變成「鉛球」；生鮮魚蝦食品甲基汞含量超量；罐頭凹罐或膨罐；以及一般食品大腸桿菌群數量過高等等，這些都是經常聽到的違規品項。經營餐飲業者，難免因為一時疏忽，不小心發生上述違規情節，衛生標準不符合規定的常見情事有下列幾種。

■市售即食食品之衛生安全不合格率達3.9%

稽查與抽驗便利商店、大賣場、超級市場、一般餐飲店及攤販販賣之即食食品，稽查三萬五千六百九十八家業者，稽查相關產品共十二萬零九百八十三件，抽驗三千八百六十件，其中一百五十件不合格，不合格率為3.9%。對於不符合規定者，地方衛生主管機關可依食品安全衛生管理法第十七條令其限期改正，屆期未改正者，得處新臺幣三萬元以上三百萬元以下之罰鍰。

■豆漿店檢出超過標準之大腸桿菌群

火腿沙拉三明治檢出超過標準之大腸桿菌群，生菜燒餅檢出大腸桿菌，都是已違反食品安全衛生管理法第十七條之規定，衛生主管機關應令其限期改正，屆期不改正者，依同法第四十八條，處新臺幣三萬元以上三百萬元以下之罰鍰。

■抽驗二十一件蛋品，六件加工蛋品檢出不得使用之動物用藥

二○一四年八月加工蛋品檢出動物用藥殘留不符規定，依違反食品安全衛生管理法第十五條第一項第五款「動物用藥含量超過安全容許量」之規定，可依同法第四十四條第一項第二款，罰處來源業者新臺幣六

萬元以上五千萬元以下罰鍰。二〇一五年二月四日後，改依違反食品安全衛生管理法第十五條，依同法第四十四條，針對違規業者處新臺幣六萬元以上二億元以下罰鍰；情節重大者，並得命其歇業、停業一定期間、廢止其公司、商業、工廠之全部或部分登記事項，或食品業者之登錄；經廢止登錄者，一年內不得再申請重新登錄。另外依照第四十九之二條規定，其所得之財產或其他利益，應沒入或追繳之。而依照第五十二條，食品由當地直轄市、縣（市）主管機關，依查核或檢驗結果，應予沒入銷毀，罰鍰最重金額提高四倍。

■餐飲業者發生食物中毒案

發生食物中毒案時，一旦確定責任屬於餐廳，將依違反食品安全衛生管理法第十五條規定，依同法第四十四條，處新臺幣六萬元以上二億元以下罰鍰；情節重大者，並得命其歇業、停業一定期間、廢止其公司、商業、工廠之全部或部分登記事項，或食品業者之登錄；經廢止登錄者，一年內不得再申請重新登錄。食品依照第四十一條，得命食品業者暫停作業及停止販賣，並封存該產品。另外也可依同法第四十九之二條「經中央主管機關公告類別及規模之食品業者，違反第十五條第一項……之行為致危害人體健康者，其所得之財產或其他利益，應沒入或追繳之。主管機關有相當理由認為受處分人為避免前項處分而移轉其財物或財產上利益於第三人者，得沒入或追繳該第三人受移轉之財物或財產上利益。如全部或一部不能沒入者，應追徵其價額或以其財產抵償之。為保全前二項財物或財產上利益之沒入或追繳，其價額之追徵或財產之抵償，主管機關得依法扣留或向行政法院聲請假扣押或假處分，並免提供擔保。主管機關依本條沒入或追繳違法所得財物、財產上利益、追徵價額或抵償財產之推估計價辦法，由行政院定之。」另依照第五十二條「食品由當地直轄市、縣（市）主管機關依查核或檢驗結果，為下列之處分：一、有第十五條第一

項……者，應予以沒入銷毀。」

　　根據上述，自二〇一五年開始，罰則顯然已經比過去大幅度提高許多，食品或餐飲業者應多加自律與切實遵守相關規定。

重點回顧

一、市售菜脯添加防腐劑超過法令規定之標準值時，係違反食品安全衛生管理法第十八條，依同法第四十七條規定，一般在第一次被查獲時會處罰最低額度三萬元，再犯被查獲者，將面臨三萬元以上三百萬元以下罰鍰，第三次違規時，除可能被罰三百萬元外，情節重大者，並得命其歇業、停業一定期間、廢止其公司、商業、工廠之全部或部分登記事項，或食品業者之登錄；經廢止登錄者，一年內不得再申請重新登錄。

二、火腿沙拉三明治經檢出含超標之大腸桿菌群，以及生菜燒餅檢出大腸桿菌（依規定不得檢出），係違反食品安全衛生管理法第十七條衛生標準之規定，需令其限期改正，屆期如不改正，可依同法第四十八條規定，處新臺幣三萬元以上三百萬元以下之罰鍰。

三、發生食物中毒事件時，一旦確定屬於餐廳的責任，將依違反食品安全衛生管理法第十五條規定，依同法第四十四條，處新臺幣六萬元以上二億元以下罰鍰；情節重大者，並得命其歇業、停業一定期間，廢止其公司、商業、工廠之全部或部分登記事項，或食品業者之登錄；經廢止登錄者，一年內不得再申請重新登錄。依照第四十一條之規定，得命食品業者暫停作業及停止販賣，並封存該產品。另外也可依同法第四十九之二條之規定，「經中央主管機關公告類別及規模之食品業者，違反第十五條第一項……之行為致危害人體健康者，其所得之財產或其他利益，應沒入或追繳之。主管機關有相當理由認為，受處分人為避免前項處分而移轉其財物或財產上利益於第三人者，得沒入或追繳該第三人受移轉之財物或財產上之利益。如全部或一部不能沒入者，應追徵其價額或以其財產抵償之。為避免前二項財物或財產上利益之沒入或追繳，其價額之追徵或財產之抵償，主管機關得依法

扣留或向行政法院聲請假扣押或假處分，並免提供擔保。主管機關依本條沒入或追繳違法所得財物、財產上利益、追徵價額或抵償財產之推估計價辦法，由行政院定之。」另依第五十二條之規定，「食品由當地直轄市、縣（市）主管機關依查核或檢驗結果，為下列之處分：一、有第十五條第一項……者，應予沒入銷毀。」

課後學習評量

一、選擇題

（　）1.市售蝦米經檢出二氧化硫含量超過法令規定之標準值時，係違反食品安全衛生管理法第18條所定標準中有關食品添加物：(1)規格　(2)使用範圍　(3)使用對象　(4)限量之規定。

（　）2.「豬肉乾」被檢出含有防腐劑，沒有超過標準值，但是卻沒有在包裝上註明添加防腐劑，係違反食品安全衛生管理法之：(1)規格　(2)使用範圍　(3)標示　(4)限量之規定。

（　）3.食藥署規定自2016年1月1日起，業者須清楚標示：「重組肉須：(1)3分熟　(2)5分熟　(3)7分熟　(4)全熟　才能吃」。

（　）4.名為鱈魚堡、鱈魚排內容物卻沒鱈魚成分，係違反：(1)食品安全衛生管理法　(2)健康食品法　(3)民法　(4)刑法。

（　）5.當違規被查獲時，建議業者要：(1)找替罪羔羊頂替　(2)以正面態度積極面對危機　(3)推給上游廠商　(4)脫產。

（　）6.依「食品安全衛生管理法」第6條規定，醫療機構診治病人時如發現有類似食品中毒之情形，應該在幾小時內向當地衛生主管機關報告？(1)6　(2)12　(3)24　(4)48　小時。

（　）7.依食品安全衛生管理法及其施行細則規定，由國外輸入之有容器

或包裝之食品及食品添加物須以何種語文標示？(1)英文　(2)中文　(3)原產地語文　(4)無規定。

(　　)8.我國管理基因改造食品主要依據之法源為何？(1)食品安全衛生管理法　(2)食品良好衛生規範　(3)食品衛生標準　(4)健康食品管理法。

(　　)9.我國食品安全衛生管理法規定，食品添加物之製造與輸入應符合何種規定？(1)符合相當於GMP品質規定即可　(2)通過國際認可的毒性試驗即可　(3)依照衛生署（衛生福利部）所指定的品目即可　(4)經衛生主管機關查驗登記發給許可證即可。

(　　)10.在我國現行之食品安全衛生管理法中，違法的罰則對「物」的處理不包括：(1)罰金　(2)定期封存　(3)限期收回改正　(4)限期消毒、改製　或採行安全措施。

(　　)11.下列何者不是食品標示規定必須包含之內容？(1)內容物名稱及重量　(2)食品添加物名稱　(3)有效日期　(4)產品加工方式。

(　　)12.下列何者不是食品標示所要求之標示事項？(1)品名　(2)有效日期　(3)食品添加物名稱　(4)售價。

(　　)13.「食品安全管制系統」包括哪兩大部分？(1)HACCP與CAS　(2)GMP與CAS　(3)GHP與HACCP　(4)HACCP與ISO。

(　　)14.健康食品之標示及廣告，不包括下列何者？(1)食品添加物之名稱　(2)攝取量　(3)核准之療效　(4)營養成分及含量。

(　　)15.「食品安全衛生管理法」第21條規定申請審查核准的許可證，期滿仍需繼續製造、加工、調配、改裝、輸入或輸出者，應於期滿前多少個月內，向中央主管機關申請核准展延？(1)1　(2)2　(3)3　(4)6　個月。

(　　)16.依據食品安全衛生管理法的規定，下列食品中所含之物質何者符合食品添加物的定義？(1)玉米中的黃麴毒素　(2)醬油中的苯

甲酸　(3)蔬果中的殘留農藥　(4)優酪乳中微生物所產生的乳酸。

(　　) 17.我國現行的食品衛生管理法對食品工業用來水解、中和、脫色、過濾、去除雜質之化學藥品，有何種規定？(1)應針對添加物之使用量及範圍進行限制　(2)應針對添加物之使用量進行限制　(3)應針對添加物之使用範圍進行限制　(4)最終產品不得殘留。

(　　) 18.我國在哪一年修正食品安全衛生管理法明訂實施HACCP法源依據？(1)1996年2月　(2)1998年2月　(3)2000年2月　(4)2002年2月。

(　　) 19.衛生福利部的健康食品標準圖樣中，以何種顏色為主色，來代表明朗、蘊含生命力？(1)紅色　(2)橙色　(3)黃色　(4)綠色。

(　　) 20.下列有關食品安全衛生管理法所訂定之食品安全管制系統，何者錯誤？(1)危害分析應鑑別危害之發生頻率及嚴重性　(2)每一重要管制點應建立管制界限　(3)文件與紀錄應保存至產品有效日期後六個月以上　(4)當監測結果顯示重要管制點失控時所採取之行動，定義為防制措施。

二、問題與討論

1.餐飲業在衛生標準事項中常見的違規事項有哪些？

2.依法規定食品暨餐飲業者在什麼狀況下違反食品安全衛生管理法，會面

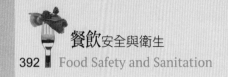

　　臨到兩億元的罰鍰？

3.食品安全衛生管理法有哪幾條是餐飲業者要注意的？違反了哪些規定除
　　了罰款以外，可能會被判刑（抓去關）？

4.一般食品衛生標準與食品良好衛生規範，差別到底在哪裏？

5.違反食品安全衛生管理法第二十二條時，對行為人處罰三萬至三百萬元
　　後，請問對於違規的食品，依法你覺得應該如何處理？法律的規定又是
　　如何？

參考書目

一、外文部分

Abe S, Seitoku E, & Iwadera N. et al. (2016). Estimation of Biocompatibility of Nano-Sized Ceramic Particles with Osteoblasts, Osteosarcomas and Hepatocytes by Static and Time-Lapse Observation. *J Biomed Nanotechnol, 12,* 472-480.

Anjali Haikerwal, Muhammad Akram, & Anthony Del Monaco et al. (2015). Impact of Fine Particulate Matter (PM2.5) Exposure During Wildfires on Cardiovascular Health Outcomes. https://doi.org/10.1161/JAHA.114.001653. *J Am Heart Assoc, 4,* 001653.

Archana D, Singh BK, Dutta J, & Dutta PK. (2015). Chitosan-PVP-nano silver oxide wound dressing: in vitro and in vivo evaluation. *Int J Biol Macromol, 73,* 49-57.

Arul-Albert Baskar, Khalid-S. Al. Numair, Mohammed-A. Alsaif, & Savarimuthu Ignacimuthu (2012). In vitro antioxidant and antiproliferative potential of medicinal plants used in traditional Indian medicine to treat cancer. *Redox Rep, 17,* 145-156.

Bach Ac Fau - Babayan VK, VK B. (1982). Medium-chain triglycerides: An update. *The American Journal of Clinical Nutrition 36,* 950-962.

Bi Y., Wang W., & Xu M. et al. (2016). Diabetes Genetic Risk Score Modifies Effect of Bisphenol A Exposure on Deterioration in Glucose Metabolism. *J Clin Endocrinol Metab, 101,* 143-150.

Calderón-Garcidueñas L, Franco-Lira M, D'Angiulli A. et al. (2015). Mexico City normal weight children exposed to high concentrations of ambient PM2.5 show high blood leptin and endothelin-1, vitamin D deficiency, and food reward hormone dysregulation versus low pollution controls. Relevance for obesity and Alzheimer disease. *Environ Res, 140,* 579-592.

Cargill DI, Roche ED, & Van Der Kar CA, et al. (2011). Development of a health care personnel handwash with 6-hour persistence. *Am J Infect Control, 39,* 226-234.

Chu M, Sun C, & Chen W. et al. (2015). Personal exposure to PM2.5, genetic variants and DNA damage: a multi-center population-based study in Chinese. *Toxicol Lett,*

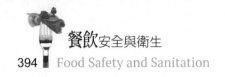

235, 172-178.

Cortez-Lugo M, Ramírez-Aguilar M, Pérez-Padilla R, Sansores-Martínez R, Ramírez-Venegas A, & Barraza-Villarreal A. (2015). Effect of Personal Exposure to PM2.5 on Respiratory Health in a Mexican Panel of Patients with COPD. *Int J Environ Res Public Health, 12,* 10635-10647.

Cristina M. Villanueva, Esther Gracia-Lavedan, & Cristina Bosetti et al. (2016). Colorectal Cancer and Long-term Exposure to Trihalomethanes in Drinking Water: A Multicenter Case-Control Study in Spain and Italy. *Environ Health Perspect, 6,* 6.

Dandy（2015）。【飲料大騙局】喝飲料還是喝糖？！比發胖更可怕的「糖中毒」。http://mf.techbang.com/posts/1505-drink-big-con-more-terrible-than-the-fat-sugar-poisoning。

Dufour M, Simmonds RS, & Bremer PJ. (2004). Development of a laboratory scale clean-in-place system to test the effectiveness of "natural" antimicrobials against dairy biofilms. *J Food Prot, 67,* 1438-1443.

Evans KA, Rich DQ, & Weinberger B. et al. (2015). Association of prenatal perchlorate, thiocyanate, and nitrate exposure with neonatal size and gestational age. *Reprod Toxicol, 57,* 183-189.

Fateme Peyro Mousavi, Hasan Hashemi Pour, & Amir Heidari Nasab (2015). Investigation Into Shelf Life of Fresh Dates and Pistachios in a Package Modified With Nano-Silver. *Glob J Health Sci, 8,* 134-144.

Gökdal O, Atay O, & Ulker H. et al. (2010). The effects of immunological castration against GnRH with recombinant OL protein (Ovalbumin-LHRH-7) on carcass and meat quality characteristics, histological appearance of testes and pituitary gland in Kivircik male lambs. *Meat Sci, 86,* 692-698.

Grove S. (2004). Enterprise resource planning: case history. Optimizing the supply chain. *Health Manag Technol, 25,* 24-27.

Han C. & Hong YC. (2016). Bisphenol A, Hypertension, and Cardiovascular Diseases: Epidemiological, Laboratory, and Clinical Trial Evidence. *Curr Hypertens Rep, 18,* 015-0617.

Henry C. J. & Ranawana V. (2012). Sugar: a problem of developed countries. *Nature 482,* 471.

Horton MK, Blount BC, & Valentin-Blasini L. et al. (2015). CO-occurring exposure to perchlorate, nitrate and thiocyanate alters thyroid function in healthy pregnant women. *Environ Res,143,* 1-9.

Huo W., Xia W., & Wan Y. et al. (2015). Maternal urinary bisphenol A levels and infant low birth weight: A nested case-control study of the Health Baby Cohort in China. *Environ Int, 85,* 96-103.

Huo X., Chen D., & He Y. et al. (2015). Bisphenol-A and Female Infertility: A Possible Role of Gene-Environment Interactions. *Int J Environ Res Public Health, 12,* 11101-11116.

Igor Tomasevica, Jelena Kuzmanovićb, & Aleksandra Anđelković et al. (2016). The effects of mandatory HACCP implementation on microbiological indicators of process hygiene in meat processing and retail establishments in Serbia. *Meat Sci, 114,* 54-57.

Jenkins EK, & Christenson E. (2001). ERP (enterprise resource planning) systems can streamline healthcare business functions. *Healthc Financ Manage, 55,* 48-52.

Kampschulte M, Langheinirch AC, & Sender J. et al. (2016). Nano-Computed Tomography: Technique and Applications. *Rofo, 188,* 146-154.

Konstantinos C. Makris, Xanthi D. Andrianou, & Pantelis Charisiadis et al. (2016). Association between exposures to brominated trihalomethanes, hepatic injury and type II diabetes mellitus. *Environ Int., 93,* 486-493.

Laurie Graffouillère, Mélanie Deschasaux, & François Mariotti et al. (2016). Prospective association between the Dietary Inflammatory Index and mortality: modulation by antioxidant supplementation in the SU.VI.MAX randomized controlled trial. *Am J Clin Nutr, 103,* 878-885.

Lawton A. Seal, Ronald L. Rizer, & Rainer Maas-Irslinger (2005). A unique water optional health care personnel handwash provides antimicrobial persistence and residual effects while decreasing the need for additional products. *Am J Infect Control, 33,* 207-216.

Lee CW, & Kwak NK. (2011). Strategic enterprise resource planning in a health-care system using a multicriteria decision-making model. *J Med Syst, 35,* 265-275.

Lustig R. H., Schmidt L. A., & Brindis C. D. (2012). Public health: The toxic truth about sugar. *Nature 482*, 27-29.

Mafimisebi OP, & Thorne S. (2015). Oil terrorism-militancy link: Mediating role of moral disengagement in emergency and crisis management. *J Emerg Manag, 13*, 447-458.

McAloon CG, Whyte P, & More SJ. et al. (2015). Development of a HACCP-based approach to control paratuberculosis in infected Irish dairy herds. *Prev Vet Med, 120*, 152-161.

McGuinn LA, Ward-Caviness CK, & Neas LM. et al. (2016). Association between satellite-based estimates of long-term PM2.5 exposure and coronary artery disease. *Environ Res, 145*, 9-17.

Mizobata Y. (2016). [Crisis management in emergency medicine]. *Nihon Rinsho, 74*, 197-202.

Mukundan R. & Van Dreason R. (2014). Predicting trihalomethanes in the new york city water supply. *J Environ Qual, 43*, 611-616.

Osimani A, Aquilanti L, & Clementi F. (2015). Evaluation of HACCP system implementation on the quality of mixed fresh-cut salad prepared in a university canteen: a case study. *J Environ Health, 77*, 78-84.

Rachel Desailloud & Jean-Louis Wemeau (2016). [Should we fear the perchlorate ion in the environment?]. *Presse Med, 45*, 107-116.

Simmons-Trau D, Cenek P, & Counterman J. et al. (2004). Reducing VAP with 6 Sigma. *Nurs Manage, 35*, 41-45.

Ueda Y, & Itoh M. (2016). Database of Pesticides and Off-flavors for Health Crisis Management. *Shokuhin Eiseigaku Zasshi, 57*, 46-50.

Vafeiadi M, Roumeliotaki T, & Myridakis A. et al. (2016). Association of early life exposure to bisphenol A with obesity and cardiometabolic traits in childhood. *Environ Res, 146*, 379-387.

Vigreux-Besret C, Mahé A, & Ledoux G. et al. (2015). Perchlorate: water and infant formulae contamination in France and risk assessment in infants. *Food Addit Contam Part A Chem Anal Control Expo Risk Assess, 32*, 1148-1155.

Wang P., Li J., Tian H., & Ding X. (2013). Investigation of parabens in commercial cosmetics for children in Beijing, China. *J Cosmet Sci 2013, 64(1)*, 67-72。（對羥

基苯甲酸酯Paraben的研究）

Weihrauch MR. & Diehl V. (2004). Artificial sweeteners—Do they bear a carcinogenic risk? *Ann Oncol, 15,* 1460-1465.

Xu Z, Zhang Z, Ma X, Ping F, & Zheng X (2015). [Effect of PM2.5 on oxidative stress-JAK/STAT signaling pathway of human bronchial epithelial cells]. *Wei Sheng Yan Jiu, 44,* 451-455.

Yalcin EB, Kulkarni SR, Slitt AL, & King R. (2016). Bisphenol A sulfonation is impaired in metabolic and liver disease. *Toxicol Appl Pharmacol, 292,* 75-84.

Yeh CM, Kao BY, & Peng HJ. (2009). Production of a recombinant type 1 antifreeze protein analogue by L. lactis and its applications on frozen meat and frozen dough. *J Agric Food Chem. 57,* 6216-6223.

Yu J, Zheng MS, Xiao CN, & Zheng XH. (2015). [Gray relational analysis for the effect of nano-drug features on drug absorption]. *Yao Xue Xue Bao, 50,* 1096-1100.

Zhu WJ, & Qiao J. (2015). [Male reproductive toxicity of bisphenol A]. *Zhonghua Nan Ke Xue, 21,* 1026-1030.

二、中文部分

933樂活網（2014）。【生活常識】如何慎選不繡鋼餐具，http://i933.com.tw/article?id=672。

尤子彥（2014/05/12）。【產業風雲】〈招募太陽花世代新招：半夜辦趴〉。《商業周刊》，1382。

尤英妃（1998）。〈放射線照射對食品塑膠包裝材料之影響〉。《食品工業》，30（11），12-18。

王進琦（1999）。《食品微生物》。臺北：藝軒。

王譯鎧（2003）。〈冷凍丸類及水餃類食品工廠之清洗與消毒〉。《食品工業》，35（4），62-69。

石正中（1999）。〈抗壞血酸處理對楊桃（Averrhoa carambola, L.）多酚氧化酵素活性之影響〉，《宜蘭技術學報》，3，43-47。

守嵒嵒（2005）。〈中部辦桌大王 搶了海霸王的生意 克服遠距離人力、運輸成本〉，《商業周刊》902，136。

朱敬平、林哲昌、吳勇興、鍾裕仁（2007）。〈工業區綜合廢水處理廠放流水再

生程序之選擇與成本評估〉。《中興工程》，96，67-74。

自由時報（2016/6/23）。〈濕、搓、沖、捧、擦 降低染流感20%機會〉，http://news.ltn.com.tw/news/life/breakingnews/1436140。

行政院衛生署（2004）。「食品從業人員A型肝炎檢驗項目」，「民國93年1月19日衛生署衛署食字第○九三○四○○四○○號函」。行政院衛生署。

余曉惠、廖玉玲編譯（2016/6/11）。《經濟日報》，〈食品巨擘高喊減糖 打健康牌…挽回顧客〉，https://geft.edn.udn.com/files/16-1000-5726.php。

吳仁彰（2002）。〈殺菌有一套──臭氧簡介〉。《科學月刊》，33（1），62-64。

吳美慧（2013）。〈小心你24小時都在吃毒澱粉〉，《商業周刊》。1331（5）：78。

呂國禎（2006/11/13）。〈中鋼 升官前，自己先找好三個接班人-嚴選培訓幹部 每年省八成訓練費〉。《商業周刊》，990，157-159。

李京倫編譯（2016/05/28）。〈美國境內首現超級細菌 突破「最後一線」抗生素〉。聯合新聞網，全球新聞，https://udn.com/news/story/9867/1724779。

李偉埕、謝綺文、周珮如、古遠丰、蘇淑珠、施養志（2009）。〈市售水產品中動物用藥孔雀綠及其代謝物殘留量調查〉，《藥物食品檢驗局調查研究年報》。頁197-204。

李義川（2000）。《中鏈三酸甘油酯生酮飲食之抗痙攣作用》。屏東：國立屏東科技大學碩士論文。

李義川（2012）。《餐飲食品安全與衛生》。新北市：華立圖書。

李義川（2013）。《團體膳食規劃與實務》。臺北：五南。

李蜚鴻（2011）。〈違法添加塑化劑的省思〉，《健康世界》。頁31-31。

林天送（2011）。〈如何度過塑化劑風暴〉，《健康世界》。頁49-51。

林天送（2013）。〈營養解說毒澱粉的毒性〉，《健康世界》。頁26-30。

林欣榮（2011）。《柵欄技術在真空包裝即食豆干產品之應用》。臺中：中興大學食品暨應用生物科技學系所，1-69。

邱筱芝（2004）。〈食品工廠環境中之微生物污染控制〉。《食品工業》，36（4），5-17。

侯明君、陳莉臻、蕭泉源（2008）。〈臭氧處理對牡蠣肉化學組成及其衛生品質之影響〉。《宜蘭大學生物資源學刊》，4（1），1-13。

胡釗維（2009）。〈他們的洗碗功夫連鴻海也埋單 吉維納年賺一個股本的本事！〉。《商業周刊》，1107，44。

郁凱衡（2003）。〈食品工廠之交互污染防治措施〉。《食品工業》，35（4），54-61。

食品安全衛生管理法（2015/12/16）。全國法規資料庫，http://law.moj.gov.tw/LawClass/LawAll.aspx?PCode=L0040001。

食品安全衛生管理法（2015/12/16）。全國法規資料庫，食品藥物管理目，http://law.moj.gov.tw/LawClass/LawSingle.aspx?Pcode=L0040001&FLNO=15。

食品安全衛生管理法施行細則（2015/12/16）。全國法規資料庫，http://law.moj.gov.tw/LawClass/LawAll.aspx?PCode=L0040003

食品良好衛生規範準則（2012/07/18）。衛生福利部食品藥物管理署，https://www.fda.gov.tw/TC/siteContent.aspx?sid=3077

食品器具容器包裝衛生標準（2013/08/20）。全國法規資料庫，http://law.moj.gov.tw/LawClass/LawAll.aspx?PCode=L0040019。

食品藥物管理署廣告（2014/7/30）。〈舌尖上的科學 不鏽鋼餐具 錳含量≠錳溶出〉。《聯合報》A6版／生活。

桑銘忠（2003）。〈糾紛實錄——臺中篇單元〉。《消費者報導》，2003年6月，64。

消基會檢驗委員會（2004）。〈市售生菜沙拉、三明治衛生量紅燈〉。《消費者報導》，11月，24-33。

消基會檢驗委員會（2004）。〈借問冰品衛生何處尋？〉。《消費者報導》，8月，45-48。

消基會檢驗委員會（2004）。〈檢測超商便當的防腐劑、漂白劑與鈉含量〉。《消費者報導》，2004年7月，4-8。

消基會檢驗委員會（2005）。〈涼麵衛生堪慮〉。《消費者報導》，2005年7月，32。

消基會檢驗委員會（2005）。〈硼砂、人工色素不要來〉。《消費者報導》，2005年2月，54。

消費者報導雜誌（2005）。〈認識防腐劑〉。《消費者報導》，2005年2月，4。

疾病管制署統計資料（2015）。http://www.cdc.gov.tw/submenu.aspx?nowtreeid=997A1C5BDED3E195&treeid=1F07E8862BA550CF。臺北：衛生福利部疾病管制

署。

高馥君（1998）。〈食品保存與抗氧化劑〉。《食品工業》，30（12），17-24。

健康食品管理法（2006/05/17）。全國法規資料庫，http://law.moj.gov.tw/LawClass/
LawAll.aspx?PCode=L0040012。

國家衛生研究院國家環境毒物研究中心（2017）。高氯酸鹽，http://nehrc.nhri.org.
tw/toxic/toxfaq_detail.php?id=73。

張文靜（2017）。科學網新聞，不含雙酚A的塑膠製品就安全嗎，http://news.
sciencenet.cn/htmlnews/2017/3/370840.shtm。

張平平（2004）。〈食品工廠之黴菌污染防止對策〉。《食品工業》，36（4），
18-30。

張炳揚（2000）。〈簡介抗凍蛋白〉。《食品工業》，32（3），13-15。

張瑋翔、詹鴻得、張宜煌、張谷昇、徐詮亮（2012）。〈開發電化學方法檢測
金針花乾製品中亞硫酸鹽之殘留量〉。《台灣農業化學與食品科學》，50
（4），210-216。

張德厚（2016）。【央廣RTI】進口茶葉農藥殘留 印度、日本不合格率高，蘋果
即時新聞轉引自中央廣播電，http://www.appledaily.com.tw/realtimenews/article/
new/20160601/875765/。

教育部（2003）。「學校餐廳廚房員生消費合作社衛生管理辦法」，「民國92年5
月2日教育部臺參字第○九二○○五六二三八A號令」。教育部。

許倚哲、林哲昌、許國恩、朱敬平、鍾裕仁（2011）。〈二氧化氯應用於淨水場
消毒及氧化之可行性評估〉。《中興工程》，112，35-43。

許婉貞、戚祖沅、陳清美、鄭維智、馮潤蘭（2012）。〈100年度市售即食食品之
衛生安全監測〉。《食品藥物研究年報》，45-150。

連紹凱、許倚哲、王郁萱、江家菱、朱敬平、鍾裕仁、黃泳塘、王國樑
（2011）。〈都市污水處理廠放流水再生回收──福田水資源回收中心模廠
試驗〉。《中興工程》，111，61-69。

郭永斌（2012）。〈食品衛生安全事件再起 談「瘦肉精」爭議〉，《健康世
界》。頁55-60。

郭錦堂、黃惠慈（2007）。〈飲水機水中總三鹵甲烷之研究〉，《環境保護》。
30，105-113。

陳自珍、沈介仁（1984）。《食品添加物》。臺北：文源書局。

陳建文、毛鴻忠、蕭善良、林耀信、李建德（2013）。〈透析用水處理系統與管理〉。《腎臟與透析》，25（4），305-319。

陳思穎、吳宜蓁（2007）。〈食品污染新聞報導內容與品質之研究－以2005年「戴奧辛鴨蛋」與「孔雀石綠石斑魚」為例〉，《臺灣公共衛生雜誌》。26（1）：頁49-57。

陳映君、廖家鼎、卓憲駿、王璽權、林旭陽、關麗卿、羅吉方（2011）。〈市售花生製品及嬰兒食品中黃麴毒素含量調查〉。《食品藥物研究年報》，2，172-177。

陳美伶（2007）。《外燴餐飲服務品質與顧客滿意度之關係──以中部地區外燴客戶為例》。臺中：亞洲大學國際企業學系碩士班學位論文。

陳美瑩（2003a）。〈降低油炸食品吸油量之製程技術〉。《食品工業》，35（9），47-57。

陳美瑩（2003b）。〈照射技術及其在食品中之應用〉。《食品工業》，35（11），47-60。

陳偉克（2014）。「醫界看法兩極 椰油治失智有待研究 但確定藥廠興趣缺〉，民報，http://www.peoplenews.tw/news/93922813-bd22-4d57-8bfc-1d50822694a8。

陳國憲（2011）。〈認識花生黃麴毒素〉。《台南區農業專訊》，78，1-3。

彭浩偉（2007）。〈導入六標準差落實創意 淨利率衝高六成〉，《商業周刊》第1042期。

彭瑞森（2003）。〈食品業HACCP制度之驗證及確效性分析〉。《食品工業》，35（4），36-45。

曾如瑩、莊雅茜（2014）。〈地表上最大購物日「雙11」 180天淘寶備戰內幕〉。《商業周刊》特別企劃，1409期。

黃志宏（2004）。〈植物固醇及其生理活性介紹〉。《食品工業》，36（7），3-9。

黃宥寧（2007/12/3）。〈改善出餐動線 提高翻桌率 草根問診-高朋滿座為何還是虧本？〉。《商業周刊》，1045，104。

黃宥寧（2007/7/9）。〈王品集團 透過體驗式遊戲、連坐法，強化向心力-鐵血魔鬼營 挖出冰山下潛能〉。《商業周刊》，1024，100-102。

黃惠君（2004）。〈食藥用菇的營養與藥用價值〉。《食品工業》，36（5），25-31。

黃鈺茹等（2005）。〈酸性電解水於食品工業上之應用〉。《食品工業》，37
　　（4），51-54。

黃錦城（2003）。〈綜論食品安全管制系統〉。《食品工業》，35（4），1-2。

黃錦城（2004）。〈食品微生物之控制〉。《食品工業》，36（4），1-4。

黃錦城（2005）。〈截切蔬果之酵素對褐變質地和風味之影響〉。《食品工
　　業》，37（4），25-29。

楊之瑜（2008/8/25）。〈貨物事故發生率 兩年半降近八成 五崧捷運三大制度，減
　　少科技產品運送失誤〉。《商業周刊》，1083，132-134。

經理人月刊（2006）。培養高EQ人才 王品餐飲集團「魔鬼式訓練營」，《經理人
　　月刊》。https://www.managertoday.com.tw/articles/view/274。

維基百科。瘦肉精。https://zh.wikipedia.org/wiki/%E7%98%A6%E8%82%89%E7%B
　　2%BE。

臺南市政府教育局（2015）。http://boe.tn.edu.tw/boe/wSite/ct?xItem=6271&ctNode
　　=411&mp=20，「臺南市高級中等以下學校辦理學校午餐及校園食品工作手冊
　　（第二版）」。

劉于甄（2012）。〈不只瘦肉精　美牛根本是合成怪物〉，《商業周刊》。1269
　　（3）。

歐陽莉（2012）。〈歐盟為何拒絕瘦肉精─肉品安全與動物福利〉，《消費者報
　　導》。373：60-65。

歐陽鍾美（2013）。〈餐具大小、顏色　影響進食感覺〉。《健康世界》，333，
　　15。

衛生福利部（2016/5/12）。轉引自行政院公報資訊網，部授食字第1052000998
　　號，http://gazette.nat.gov.tw/EG_FileManager/eguploadpub/eg022087/ch08/type1/
　　gov70/num26/images/Eg02.pdf。

衛生福利部食品藥物管理署（2016）。「餐飲從業人員衛生操作指引手冊」，
　　http://www.fda.gov.tw/TC/siteContent.aspx?sid=2795#.V3OvZLh96Co。

衛生福利部食品藥物管理署（2016）。「餐飲業食品安全管制系統介紹」，http://
　　www.fda.gov.tw/TC/siteContent.aspx?sid=327#.V2uyp7h96Co。

衛生福利部食品藥物管理署（2016）。食品，http://www.fda.gov.tw/TC/site.
　　aspx?sid=37。

衛生福利部食品藥物管理署（2016）。食品用洗潔劑衛生標準，https://consumer.

fda.gov.tw/Law/Detail.aspx?nodeID=518&lawid=118&k=%u6D17%u6F54%u5291 [accessed 06-29, 2016]。

盧宏昌、洪榮斌（2015）。〈浪費！RO逆滲透濾水器　喝1杯約倒4杯水〉，TVBS新聞網，http://news.tvbs.com.tw/life/576404。

聯合報（2016/6/1）。〈重組肉全熟才能吃〉，轉引自食品藥物管理署廣告。《聯合報》A6．生活版。

謝俊傑（2000）。〈硒對人體健康與疾病之影響〉。《食品工業》，32（3），48-55。

顏榕霈（2012）。《餐飲品牌經營策略之個案研究──以東東餐飲集團為例》。臺南：長榮大學經營管理研究所學位論文。

魏賢卿（1999）。〈空間殺菌〉，《經濟部工業區八十八年度工業技術人才培訓計畫講義》。食品工業發展研究所，8-1-25。

羅國仁、余立文（2004）。〈固態發酵製程的開發與應用〉。《食品工業》，36（10），2-9。

餐飲旅館系列

餐飲安全與衛生

作　　者／李義川
出 版 者／揚智文化事業股份有限公司
發 行 人／葉忠賢
總 編 輯／閻富萍
特約執編／范湘渝
地　　址／22204 新北市深坑區北深路三段 258 號 8 樓
電　　話／02-8662-6826
傳　　真／02-2664-7633
網　　址／http://www.ycrc.com.tw
 E-mail ／service@ycrc.com.tw
 I S B N ／978-986-298-264-8
三版一刷／2017 年 9 月
三版二刷／2020 年 9 月
定　　價／新台幣 480 元

國家圖書館出版品預行編目（CIP）資料

餐飲安全與衛生／李義川著. -- 三版. --新北
市：揚智文化, 2017. 09
　面；　公分. -- （餐飲旅館系列）

ISBN　978-986-298-264-8（平裝）

1. 食品衛生管理　2. 餐飲業管理

412.25　　　　　　　　　　　　　　106012530